細胞診断学

中村仁志夫・井上勝一［編著］

北海道大学出版会

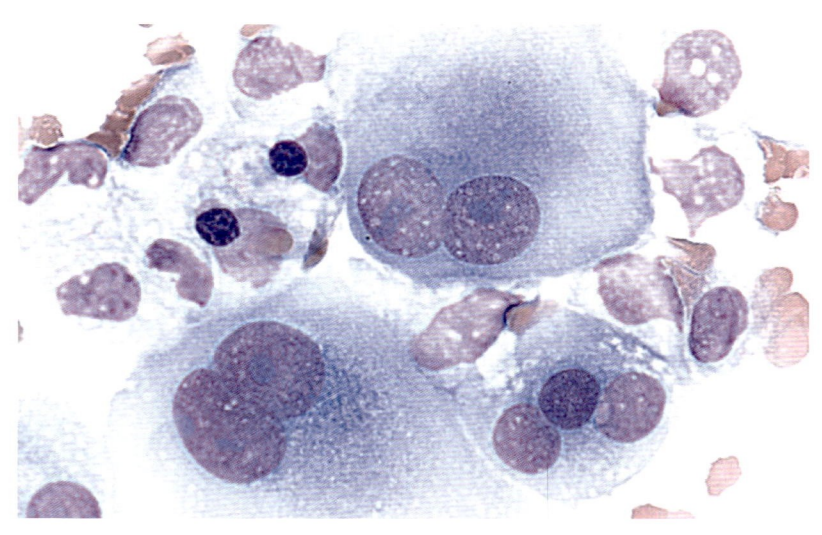

扉表：コイロサイトーシス（頸腟部擦過，Pap染色，×100）。
核の腫大，核膜の薄層化，核質の微細化と核周囲にみられる
大きな明庭を特徴とする。

扉裏：悪性中皮腫（胸水，Giemsa染色，×100）。
核は一様な好塩基性を示す。2核ないし3核の細胞が目立つ。

口絵写真の倍率について
基本的に写真倍率は対物レンズのものであり実効倍率ではない。一般的に対物レンズ
にない倍率は編集過程で拡大修正が加わったことを示唆している。

口絵 1

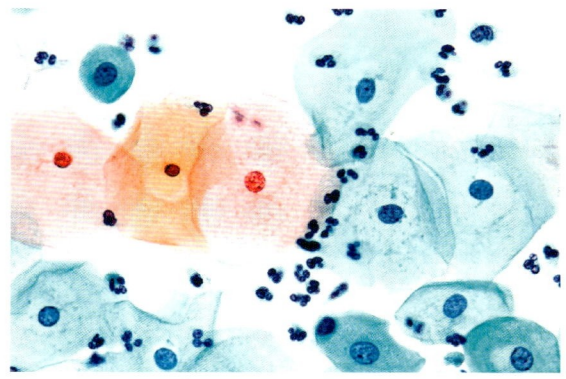

口絵 1　正常扁平上皮細胞（頸腟部擦過，Pap 染色，×40）。正常の表層細胞・中層細胞。小型円形細胞は傍基底細胞。

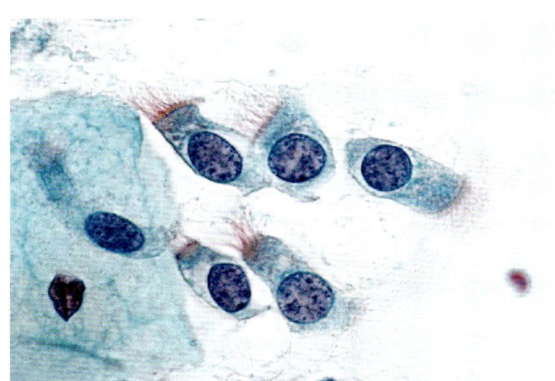

口絵 2　線毛円柱上皮細胞（頸腟部擦過，Pap 染色，×100）。エオジン好性の線毛がみられる。

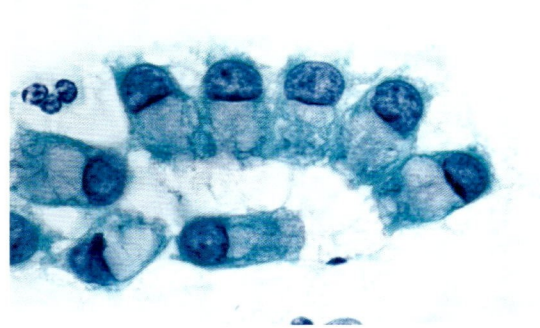

口絵 3　細胞質が淡染性の分泌円柱上皮細胞（頸腟部擦過，Pap 染色，×100）。シート状の細胞配列を横方向からみたもの。細胞質は淡紫色に染っている。

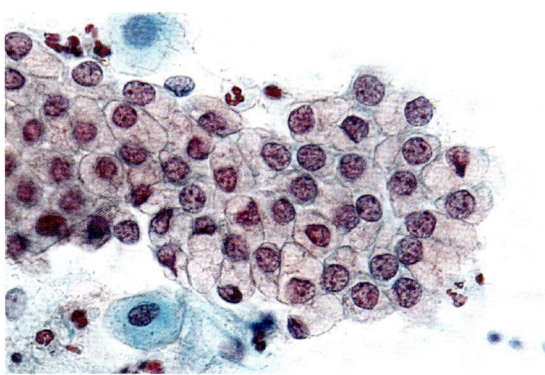

口絵 4　分泌円柱上皮細胞（頸腟部擦過，Pap 染色，×40）。シート状の集団は蜂巣状（honeycomb）を呈する。

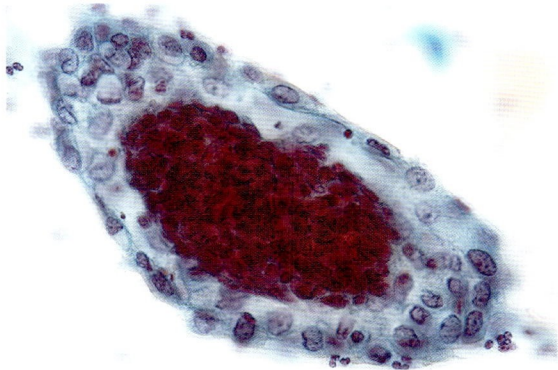

口絵 5　エクソダス（頸腟部擦過，Pap 染色，×40）。月経期から 10 日前後までみられる。中心は間質細胞。外側を内膜腺細胞が取り囲む。

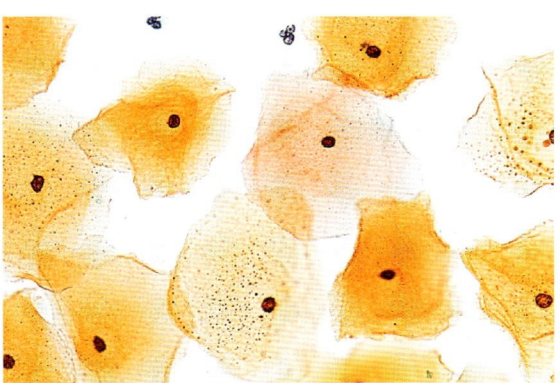

口絵 6　卵胞期後期（腟壁擦過，Pap 染色，×40）。背景はきれいで表層細胞主体。ケラトヒアリン顆粒がみられる。

2　口　絵

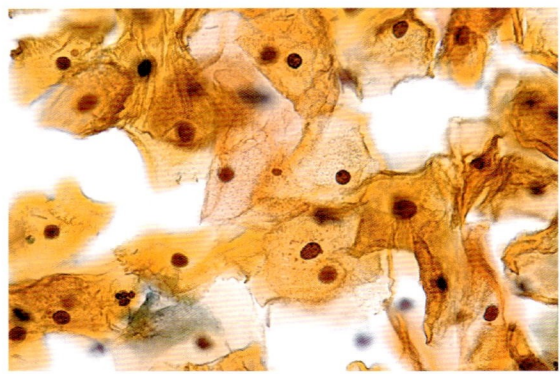

口絵 7　黄体期前期(腟壁擦過，Pap 染色，×40)。表層細胞辺縁に curling がみられる。細胞間は密である。

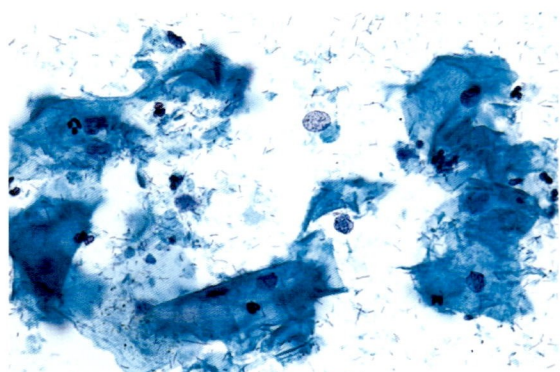

口絵 8　黄体期後期(腟壁擦過，Pap 染色，×40)。中層細胞が主体。デーデルライン桿菌による細胞融解がみられる。

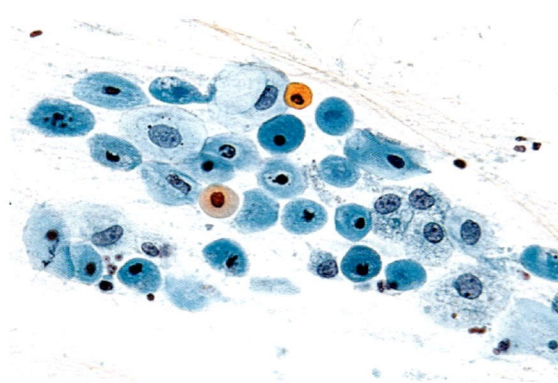

口絵 9　閉経期(腟壁擦過，Pap 染色，×40)。傍基底細胞の核は濃縮し，オレンジ G 好性の細胞もみられる。

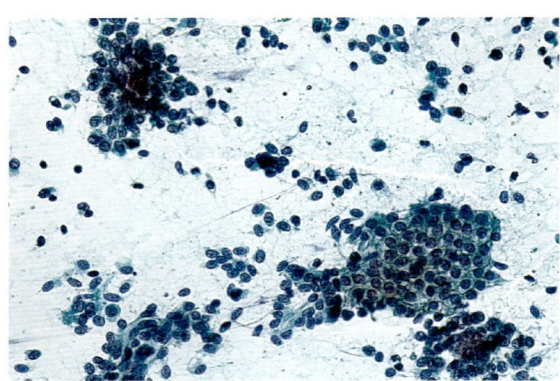

口絵 10　月経期(体部擦過，Pap 染色，×20)。血性背景に間質細胞集塊，変性を伴う分泌期の内膜腺細胞がみられる。

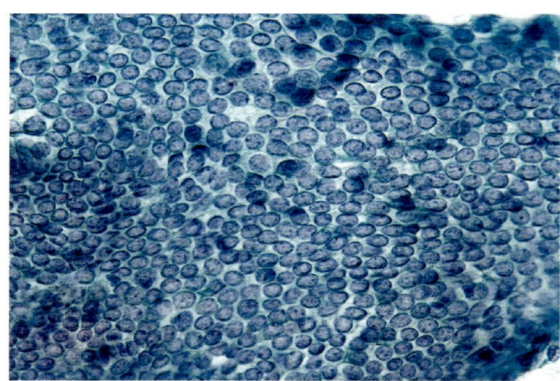

口絵 11　増殖期内膜腺細胞(体部擦過，Pap 染色，×40)。細胞配列は単層シート状で，細胞質に乏しく，核間は密である。

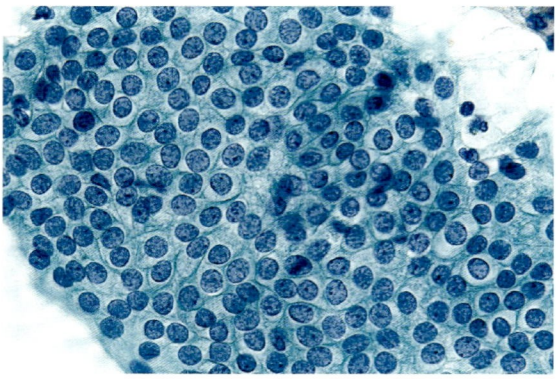

口絵 12　分泌期内膜腺細胞(体部擦過，Pap 染色，×40)。レース状で豊富な細胞質は蜂巣状を呈し，核周囲に空胞がみられる。

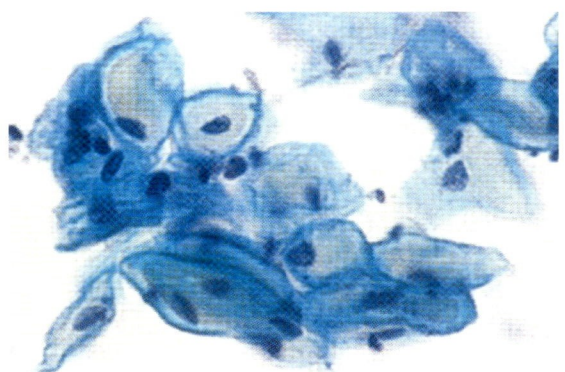

口絵 13　舟状細胞（腟壁擦過，Pap 染色，×40）。グリコーゲンに富む中層細胞。舟形を呈する。

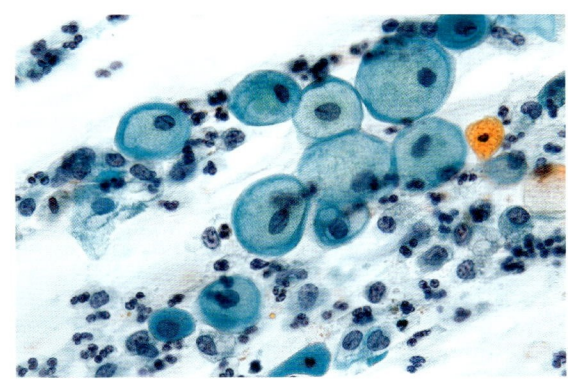

口絵 14　産褥期（頸腟部擦過，Pap 染色，×40）。白血球出現を背景にして，肥厚した細胞質にグリコーゲンを含む傍基底細胞がみられる。

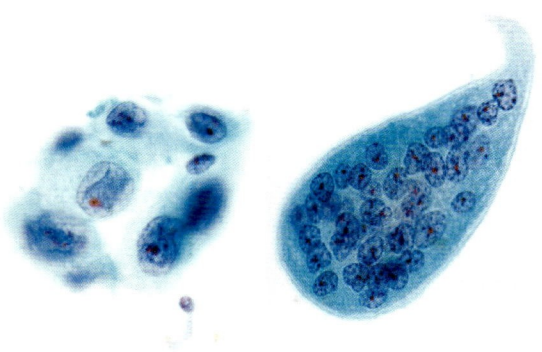

口絵 15　絨毛細胞（子宮内容物捺印，Pap 染色，×40）。ラングハンス型トロホブラスト（左）とジンチジウム型トロホブラスト（右）。

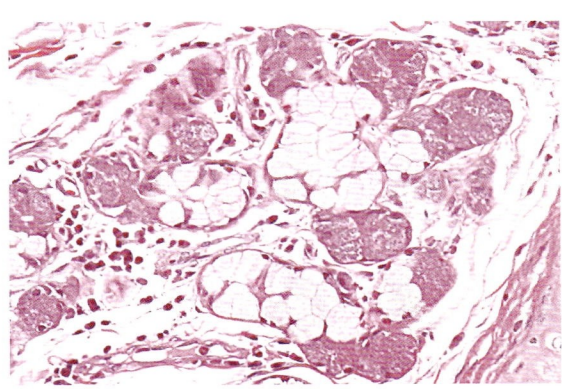

口絵 16　気管支腺（HE 染色，×40）。細胞質が明るい粘液産生細胞と濃染する漿液産生細胞が混在している。

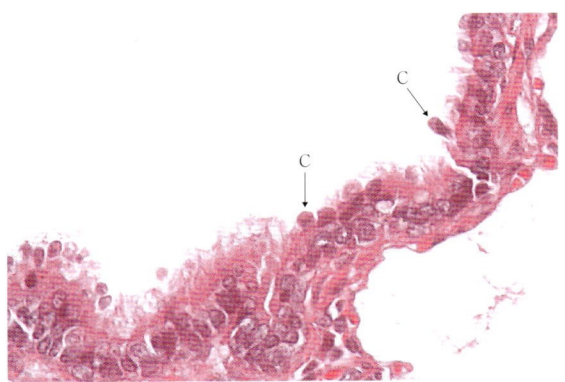

口絵 17　細気管支上皮（HE 染色，×40）。おしなべて短い微絨毛を有する細胞がみられるが，その間に線毛がなく多数の分泌顆粒をもつクララ細胞（C）がある。

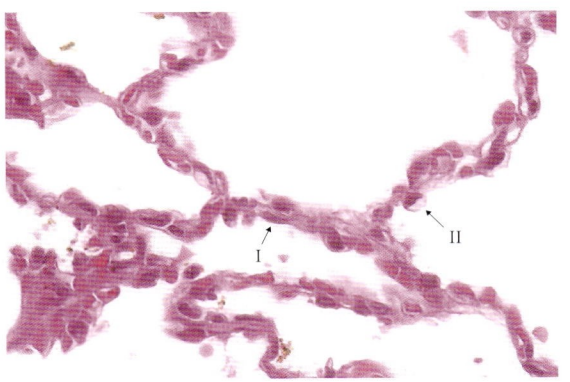

口絵 18　肺胞上皮（HE 染色，×40）。Ⅰ型肺胞上皮細胞（Ⅰ）とⅡ型肺胞上皮細胞（Ⅱ）が区別される。

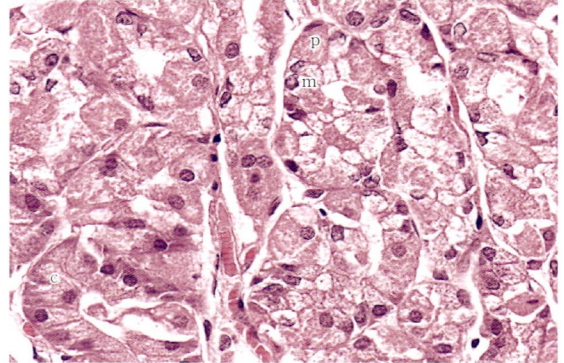

口絵 19　胃粘膜上皮(HE 染色, ×40)。主細胞(c), 副細胞(m), 壁細胞(p)を区別できる。

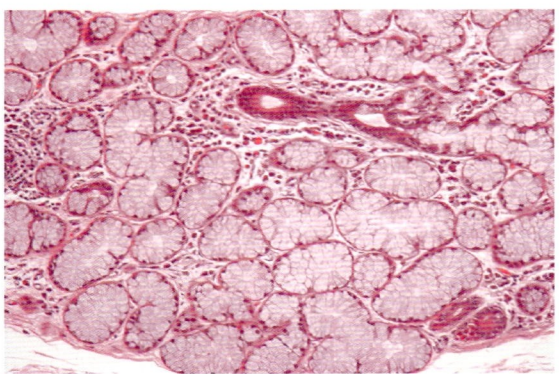

口絵 20　食道腺(HE 染色, ×40)。食物の運搬が主な機能である食道の固有腺は粘液腺優位である。

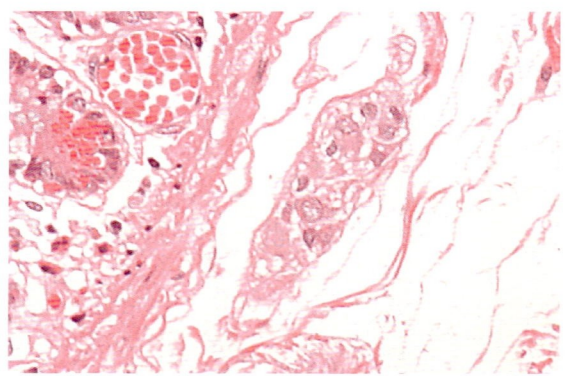

口絵 21　マイスネル神経叢(HE 染色, ×40)。10 個以上の神経細胞体がみられる小腸粘膜下層のマイスナー神経叢。

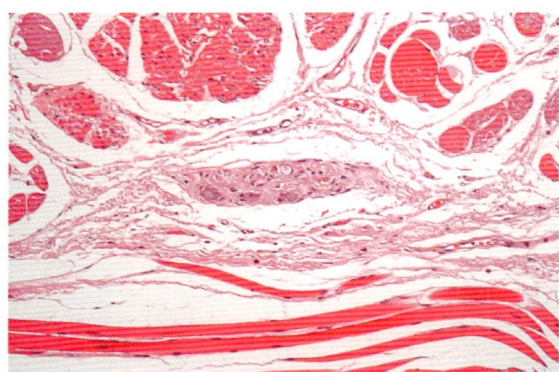

口絵 22　アウエルバッハ神経叢(HE 染色, ×20)。3 個以上の神経細胞体がみえている食道の筋層間アウエルバッハ神経叢。

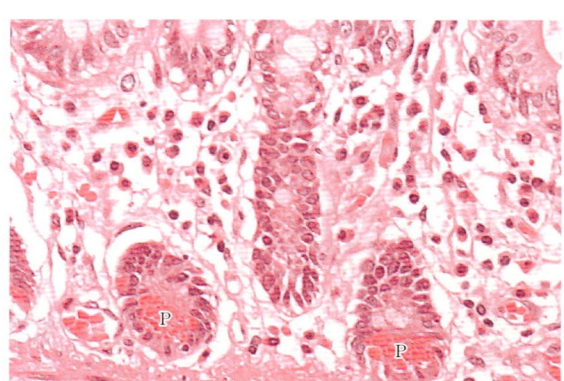

口絵 23　パネート細胞(HE 染色, ×40)。腸腺の底部に好酸性のリゾチームを含むパネート細胞(P)がみられる。

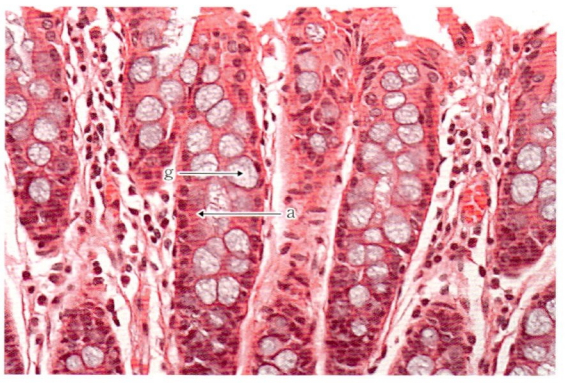

口絵 24　大腸の杯細胞(HE 染色, ×40)。吸収上皮細胞(a)と杯細胞(g)がみられる。

口絵 5

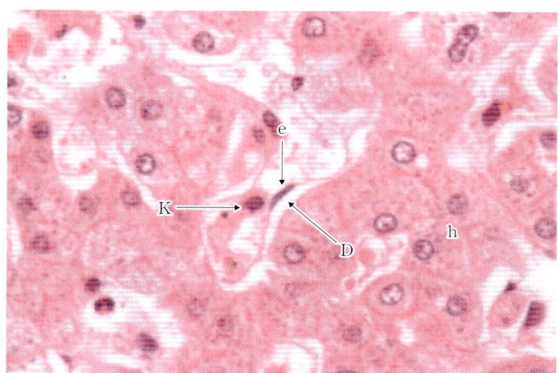

口絵25 洞様毛細血管とディッセ腔(HE染色, ×120)。肝細胞(h), Kupfer星細胞(K), 内皮細胞(e), ディッセ腔(D)が観察される。

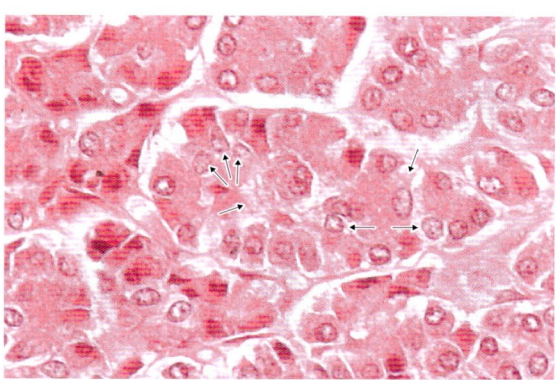

口絵26 膵臓腺房細胞(HE染色, ×120)。細胞質がやや濃染する腺細胞とやや淡染して核周囲が明るい腺房中心細胞(矢印)とがみられる。

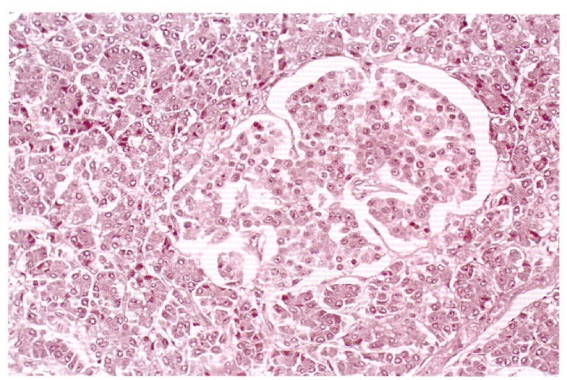

口絵27 膵島(HE染色, ×40)。膵の外分泌部に囲まれ, 毛細血管に富むランゲルハンス島。

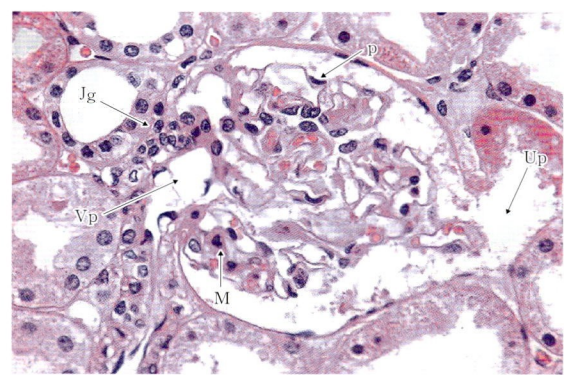

口絵28 腎小体(HE染色, ×100)。血管極(Vp)と尿管極(Up)があり, 糸球体にはメサンギウム細胞(M)や足細胞(p)がみられる。血管極に傍糸球体装置(Jg)がある。

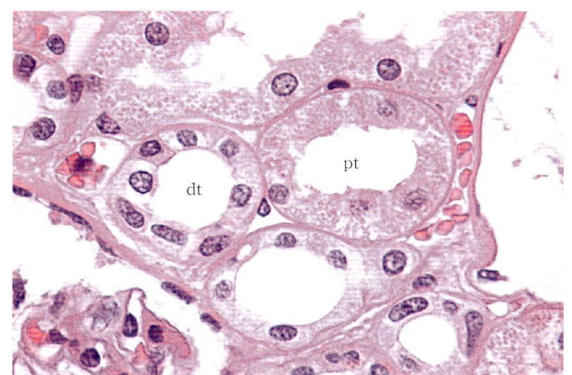

口絵29 腎皮質尿細管(HE染色, ×120)。近位尿細管(pt), 遠位尿細管(dt)が区別される。

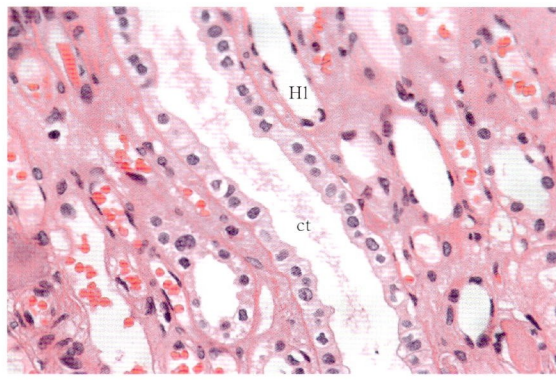

口絵30 腎髄質集合管(HE染色, ×80)。ヘンレのループの細い部(Hl), 集合管(ct)が区別される。

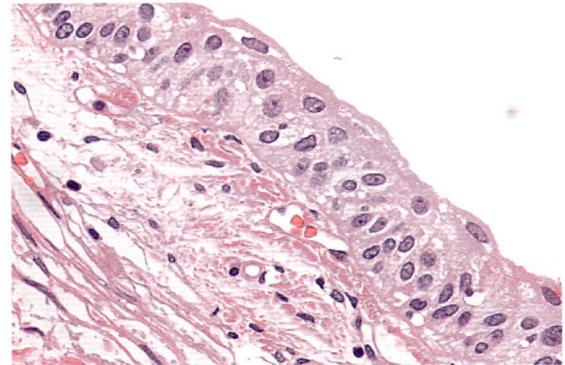

口絵 31　腎盂(HE 染色, ×100)。腎杯・腎盂の粘膜上皮は移行上皮で覆われ, 粘膜下には薄い平滑筋層がある。

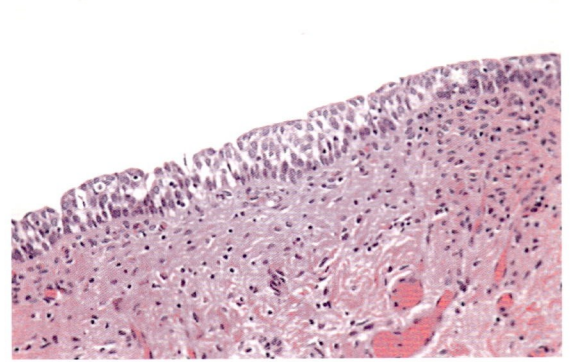

口絵 32　膀胱粘膜(HE 染色, ×40)。膀胱粘膜には移行上皮で覆われたひだがあり, 尿が充満したときひだは伸展する。

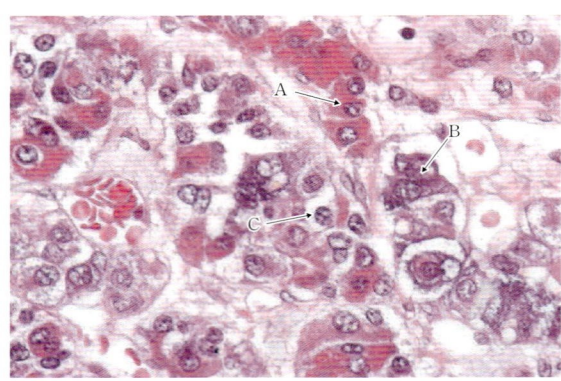

口絵 33　下垂体前葉(HE 染色, ×120)。好酸性細胞(A), 好塩基性細胞(B), 色素嫌性細胞(C)がみられる。

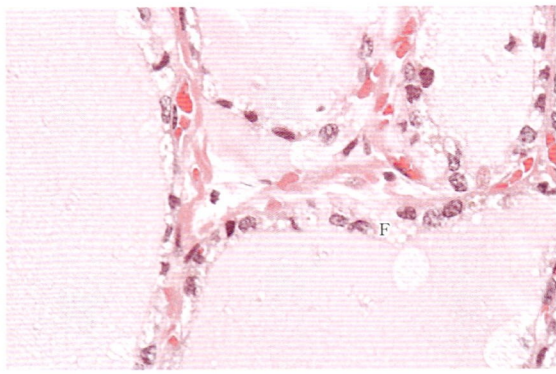

口絵 34　甲状腺濾胞細胞(HE 染色, ×80)。濾胞に面して濾胞上皮細胞(F)がこれを取り囲んでいる。

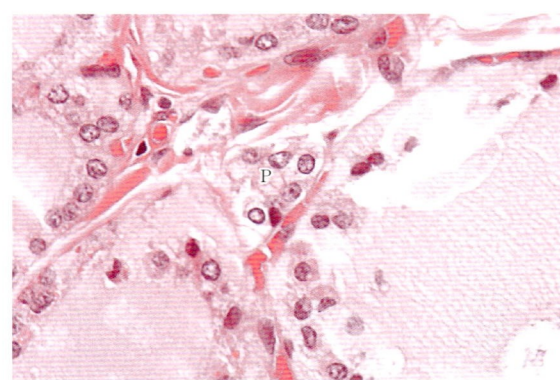

口絵 35　甲状腺濾胞傍細胞(HE 染色, ×100)。濾胞傍細胞(P)は濾胞間の結合組織間にみられる。

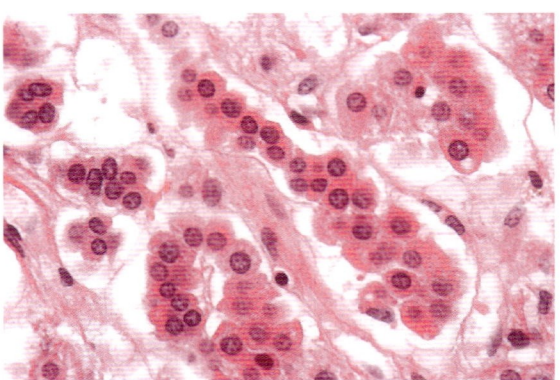

口絵 36　副腎皮質球状帯細胞(HE 染色, ×120)。小型の円柱状の細胞が全体として球状に集まる。脂肪滴は比較的少ない。

口絵 7

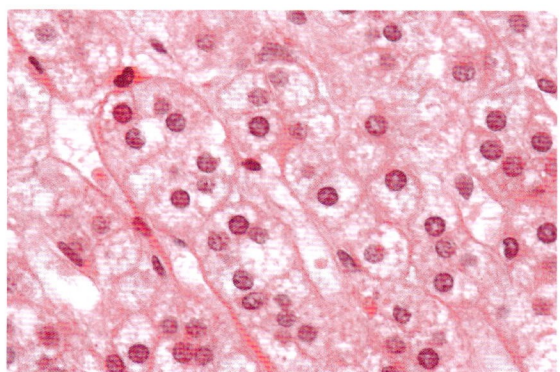

口絵37 副腎皮質束状帯の細胞(HE染色, ×120)。核は小円形で細胞質内に多量の小脂肪滴を有する細胞が全体として束状に並ぶ。

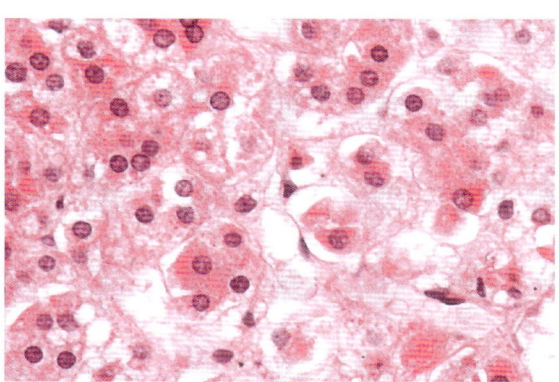

口絵38 副腎皮質網状帯の細胞(HE染色, ×120)。束状帯より小脂肪滴が少なくやや小さい細胞が不規則に集合している。

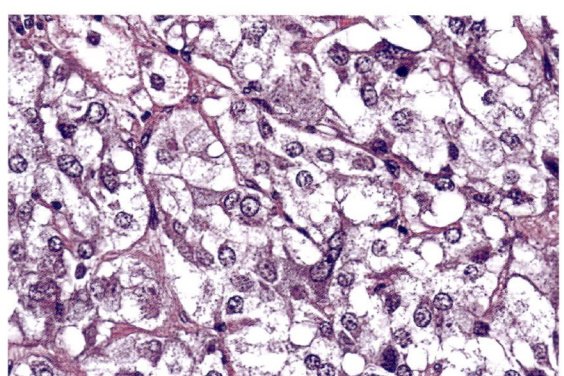

口絵39 副腎髄質の細胞(HE染色, ×120)。核小体が目立ち核・胞体とも大きめの細胞(ノルアドレナリン分泌)とやや小型で濃染性の細胞(アドレナリン分泌)がある。

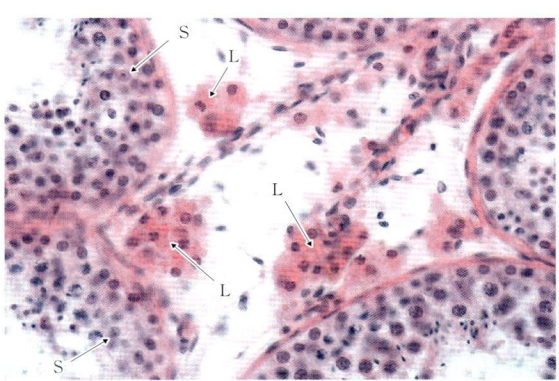

口絵40 ライディッヒ細胞とセルトリ細胞(HE染色, ×80)。精細管間質の毛細血管に接してライディッヒ細胞(L)があり, 精細管内にセルトリ細胞(S)がみられる。

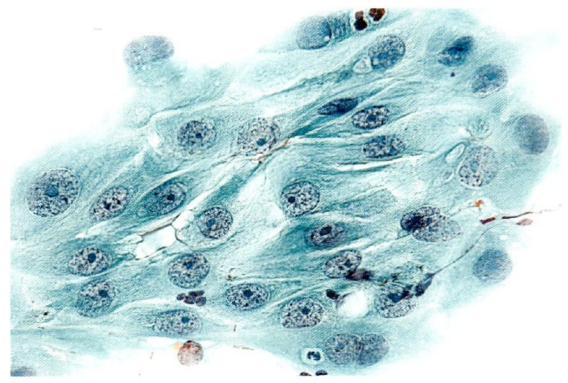

口絵41 修復細胞(頸腟部擦過, Pap染色, ×40)。細胞境界不明瞭, 細胞質はレース状で, ライトグリーン好性。核クロマチンは細顆粒状で均一。核小体著明。

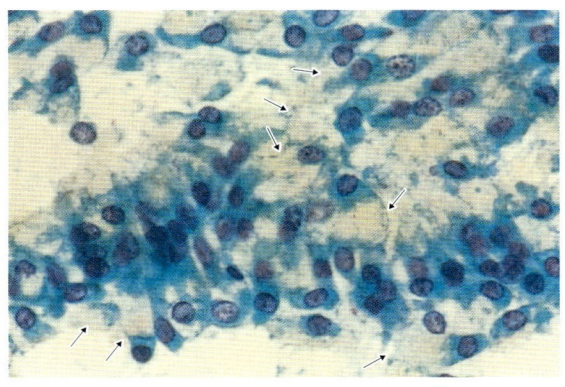

口絵42 胃の腸上皮化生細胞(擦過, Pap染色, ×40)。胞体内に粘液が著明な杯細胞(矢印)が多い。

8　口絵

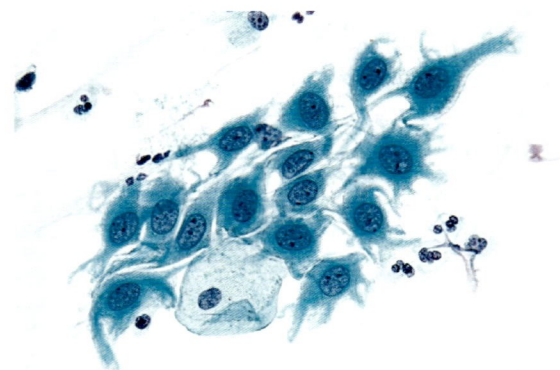

口絵 43　子宮扁平上皮化生細胞（頸腟部擦過，Pap 染色，×40）。敷石状に配列。核は類円形でやや大きく，細胞質は厚くライトグリーン好性（蜘蛛状細胞）。

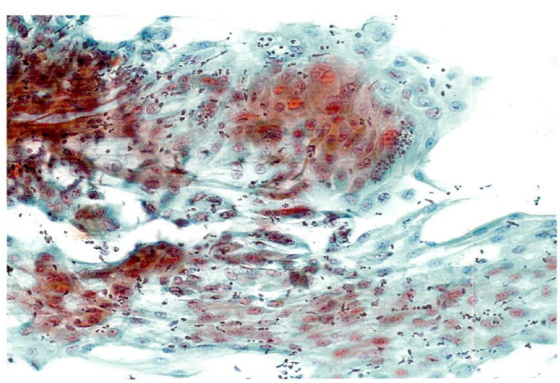

口絵 44　放射線による細胞の変化（子宮頸部スメア，Pap 染色，×20）。大型細胞の集団で，核の腫大をみる。細胞質に空胞や貪食像もみられる。

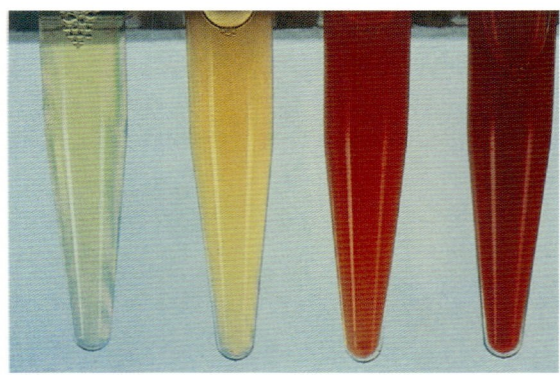

口絵 45　体腔液の色調。左から，漿液性，膿性，膿血性，血性。

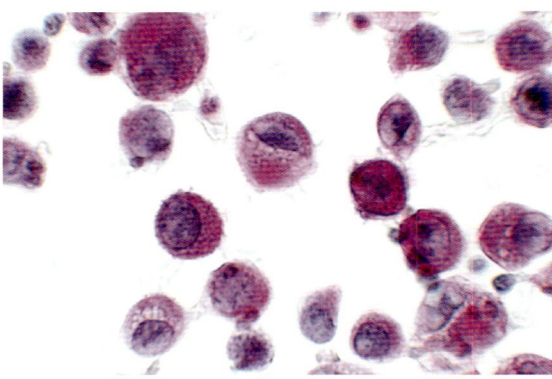

口絵 46　PAS 反応陽性（腹水，塗沫，×40）。核が偏在し，PAS 反応を示す腹水中の悪性腫瘍細胞（胃癌）。

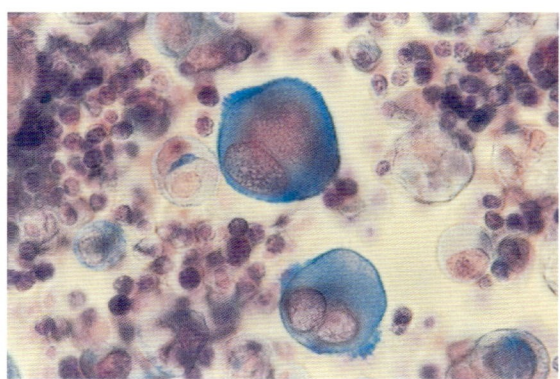

口絵 47　アルシャンブルー染色（腹水，塗沫，×40）。アルシャンブルー染色で陽性を示す腹水中の悪性腫瘍細胞（胃癌）。

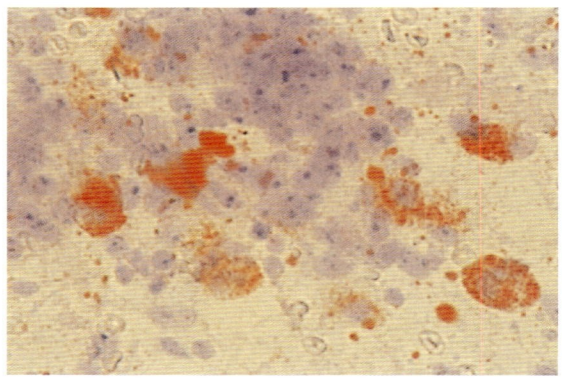

口絵 48　ズダンIII染色（脂肪肉腫；捺印，×40）。腫瘍細胞の脂肪がズダンIIIで赤橙色に染色されている。

口絵 9

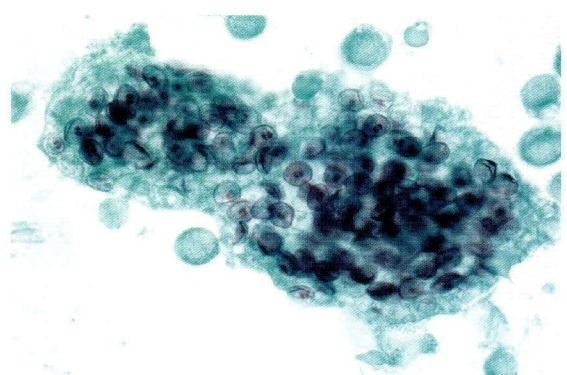

口絵49　グロコット染色(喀痰,塗沫,×100)。黒色に染色されるニューモチスティス・ジロウェッチ。

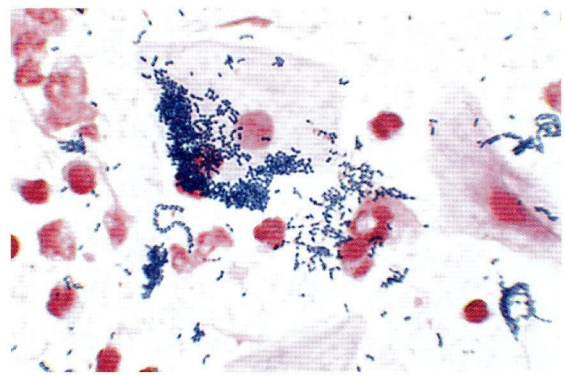

口絵50　グラム陽性菌(喀痰,グラム染色,×100)。扁平上皮やリンパ球など細胞体の内外にグラム陽性菌(紫色,一部は連鎖状)を多数認める。

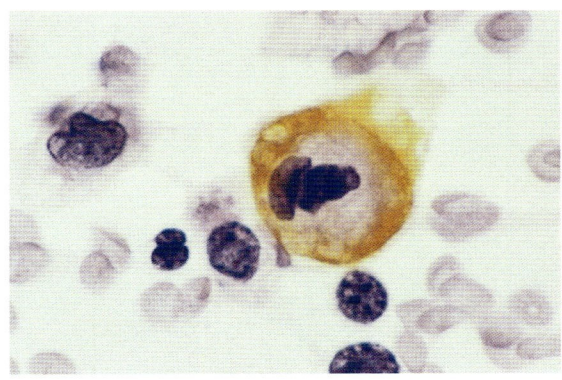

口絵51　免疫染色(塗沫,ABC染色,×100,DAB発色)。体腔液中の扁平上皮癌細胞。抗CEA抗体陽性細胞は扁平上皮細胞にもみられる。

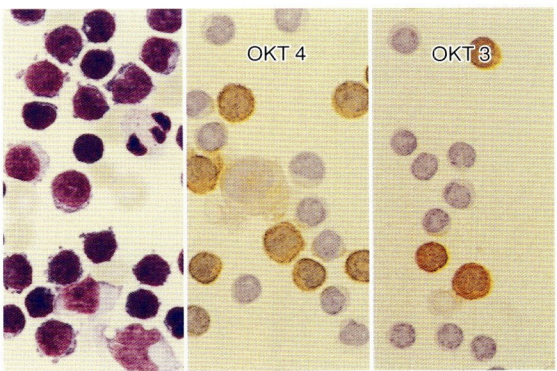

口絵52　免疫染色(塗沫,ABC染色,×40,DAB発色)。体腔液中のリンパ球表面マーカーCD4(OKT4)とCD3(OKT3)が陽性でT細胞とわかる。

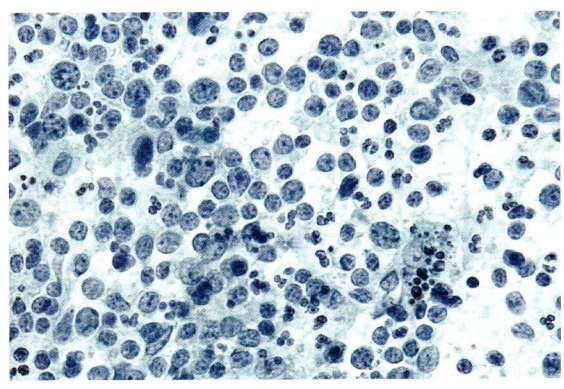

口絵53　濾胞性頸管炎(頸腟部擦過,Pap染色,×40)。小型のリンパ球や,幼若リンパ球が多数みられる中に,異物を貪食した大食細胞もみられる。

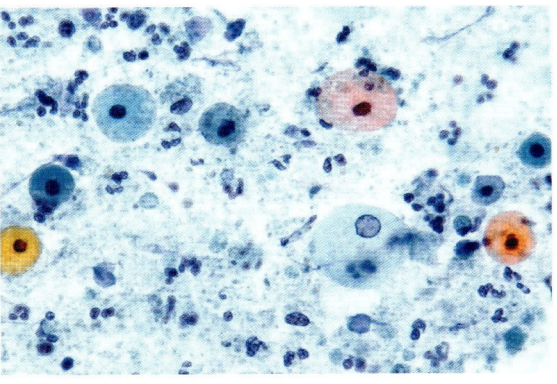

口絵54　萎縮性腟炎(頸腟部擦過,Pap染色,×40)。背景に好中球,組織球がみられる。エオジン,オレンジG好性,核の濃縮した傍基底細胞が主体である。

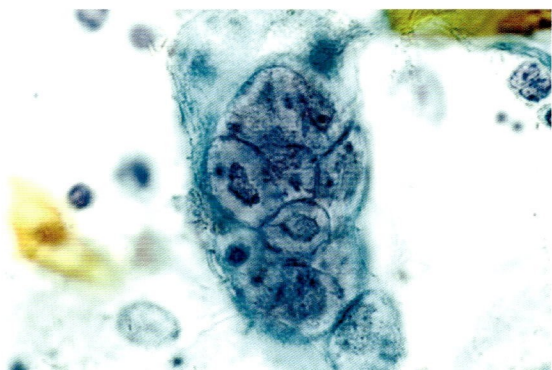

口絵 55　ヘルペス感染細胞（頸腟部擦過, Pap 染色, ×100）。多核で, 細胞質圧排像を示す。核内封入体もみられる。

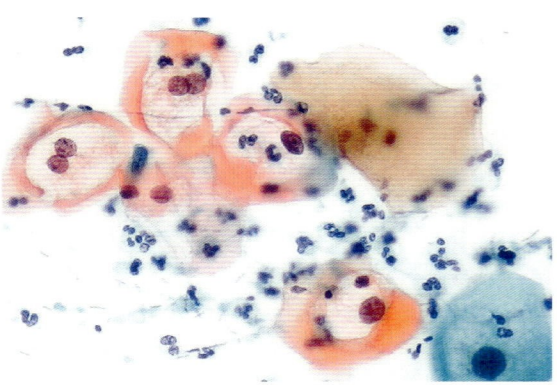

口絵 56　HPV 感染細胞（頸腟部擦過, Pap 染色, ×40）。コイロサイトーシス。核周囲に大きな明庭（halo）がみられる。

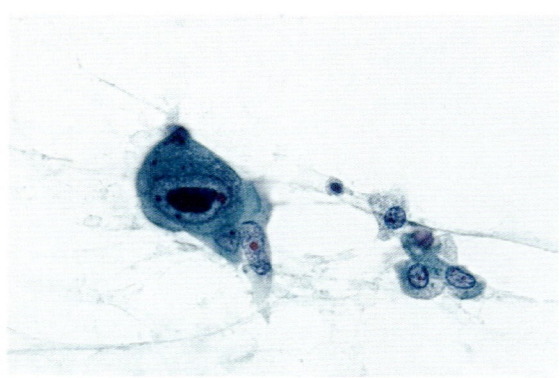

口絵 57　サイトメガロウイルス感染細胞（胸水, Pap 染色, ×40）。感染細胞は好塩基性の核内封入体を有し, 著明な核の腫大を示す。

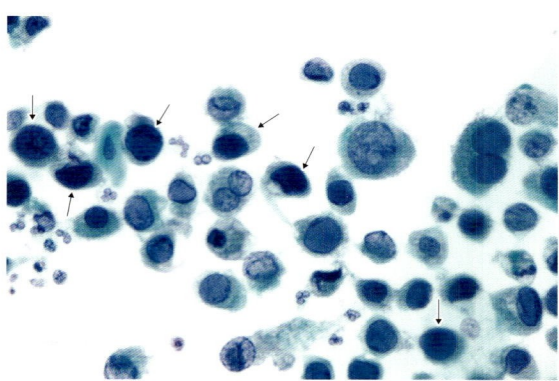

口絵 58　ポリオーマウイルス感染細胞（自排尿, Pap 染色, ×40）。N/C 比が大きく, 核クロマチンがやや濃いすりガラス状ないし魚網状を呈する（デコイ細胞：矢印）。

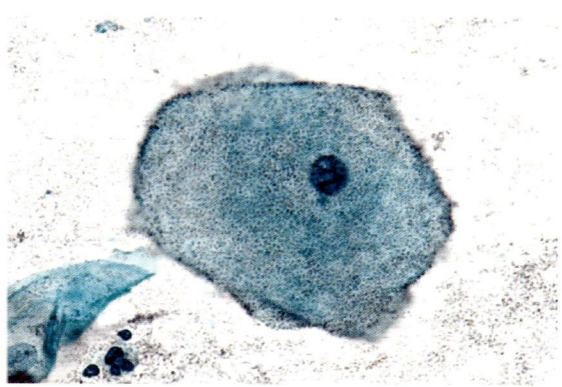

口絵 59　クルーセル,（頸腟部擦過, Pap 染色, ×100）。中層細胞の細胞質に多数のガードネレラ菌が侵入しているクルーセル（糸玉状細胞）。

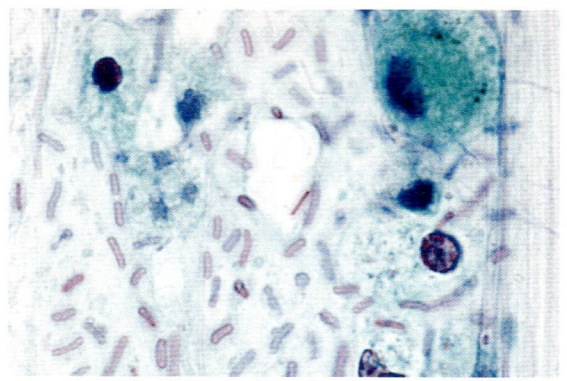

口絵 60　肺炎桿菌（喀痰, Pap 染色, ×100）。肺胞マクロファージの周囲（一部は細胞質内）に多数のピンク色に染まる桿菌が出現している。

口絵 11

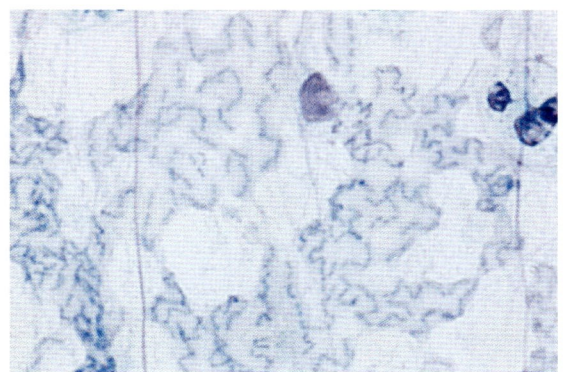

口絵 61 緑膿菌（喀痰，Pap 染色，×100）。ヘマトキシリンに薄く染まるムコイド物質に包まれ，曲がりくねった菌体の連なりがみられる。

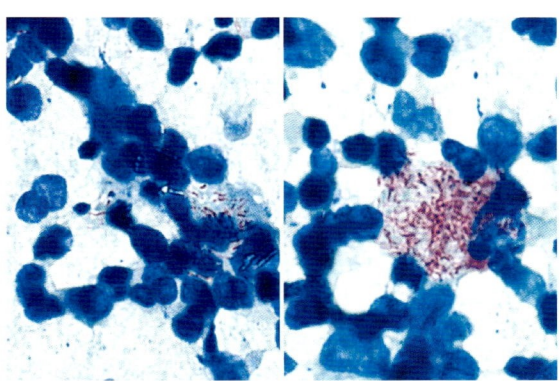

口絵 62 抗酸菌（喀痰，ZN 染色，×100）。左：赤く染まる棍棒ないし Y 字形の結核菌をみる。右：非定型抗酸菌 M. avium は結核菌に比して太く大型の桿菌である。

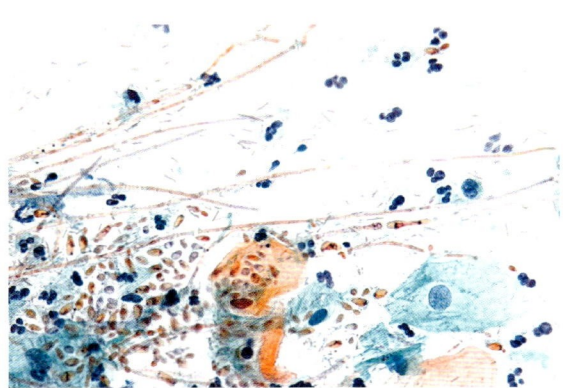

口絵 63 カンジダ（頸腟部擦過，Pap 染色，×40）。赤褐色の仮性菌糸が枝分かれし，酵母状の胞子もみられる。

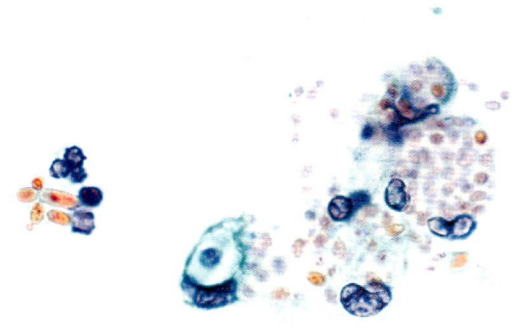

口絵 64 カンジダ・クラブラータ（自排尿，Pap 染色，×100）。マクロファージによる貪食像（右）。カンジダ・アルビカンス（左）に比して，やや小型である。

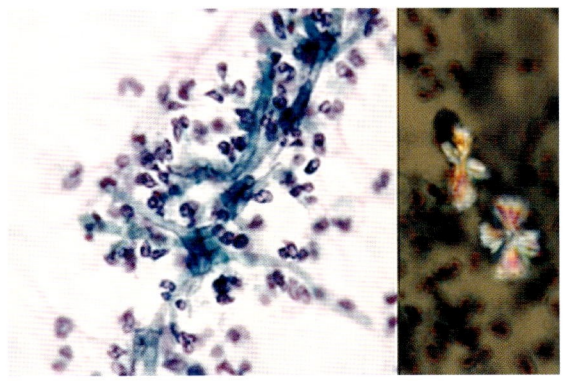

口絵 65 アスペルギルス・フミガトス（喀痰，左：Pap 染色，右：偏光像，×40）。左：好中球の間に隔壁を有し分岐した菌糸。右：偏光を発する蓚酸カルシウム結晶。

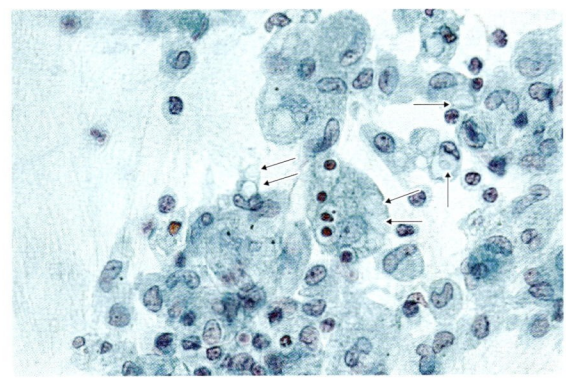

口絵 66 クリプトコッカス・ネオフォルマンス（喀痰，Pap 染色，×100）。マクロファージに貪食された半透明の菌体（矢印）を認める。

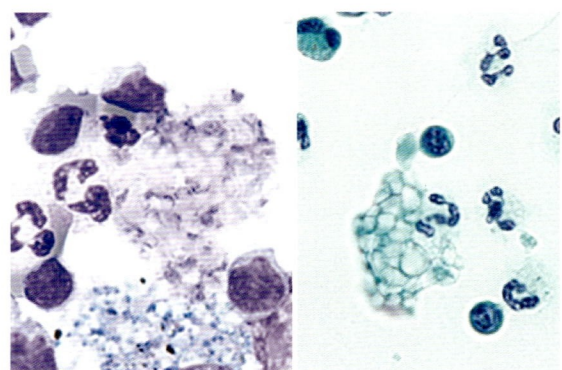

口絵67 ニューモシスチス・ジロヴェッチ(BALF，左：Giemsa染色，右：Pap染色，×100)。左：嚢子内小体と栄養体がイチゴのつぶ状に。右：嚢子壁が淡染し泡沫状に。

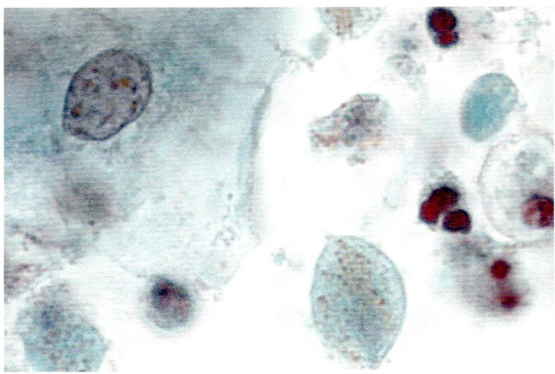

口絵68 トリコモナス(頸腟部擦過，Pap染色，×100)。扁平上皮周囲に集まる虫体内に，赤褐色の顆粒がみられる。

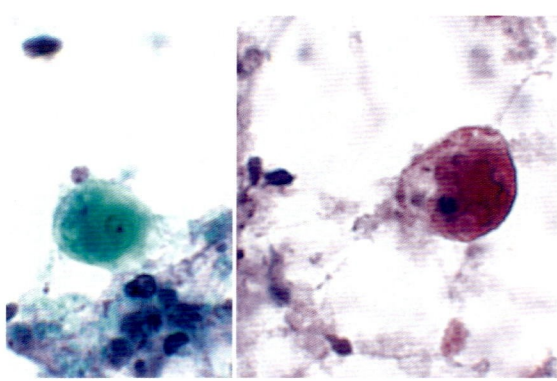

口絵69 赤痢アメーバ(肝膿瘍，左：Pap染色，右：PAS染色，×100)。左：Pap染色では赤血球の貪食をみる。右：虫体が赤紫にPAS反応強陽性を示す。

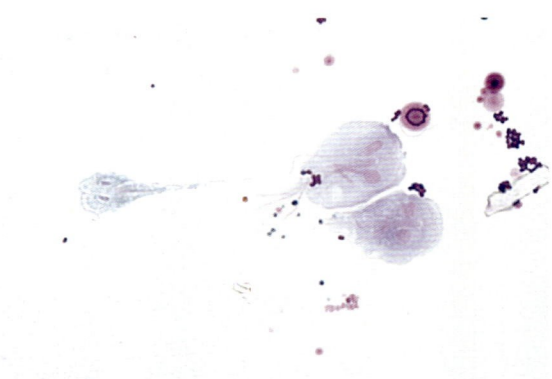

口絵70 ランブル鞭毛虫(胆汁，左：Pap染色，右：Giemsa染色，×40)。左：行司の軍配状で，1対の核を有する。右：虫体の外側には鞭毛もみられる。

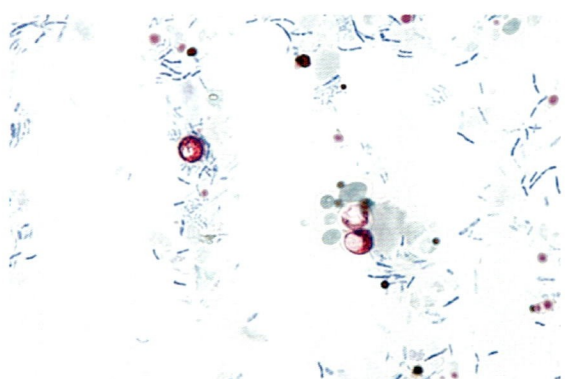

口絵71 クリプトスポリジウム(糞便，Ziehl-Neelsen染色，×100)。オーシストが明るい赤に染色され，中央部が白くぬけた馬蹄形を示す。

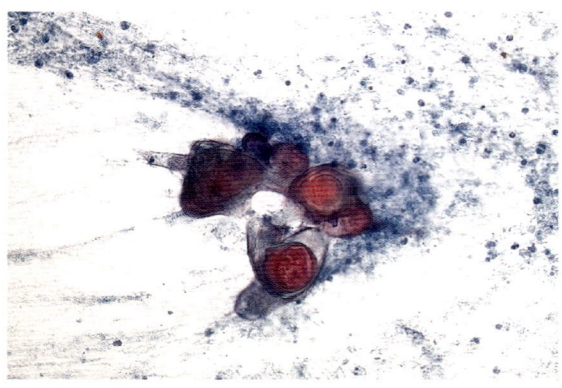

口絵72 エキノコックス(肝嚢胞液，Pap染色，×40)。虫体はエオジン好性またはライトグリーン好性の大小様々の無構造物質としてみられる。

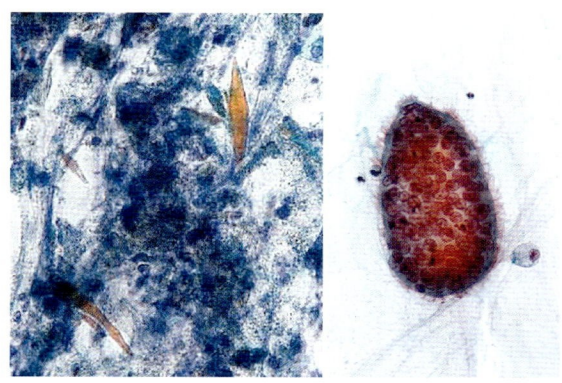

口絵73 シャルコーライデン結晶(左)とクレモナ体(右)(喀痰,Pap 染色,×40)。左:オレンジ G 好性の結晶。右:気管支上皮細胞の球状集合(クレモナ体)。

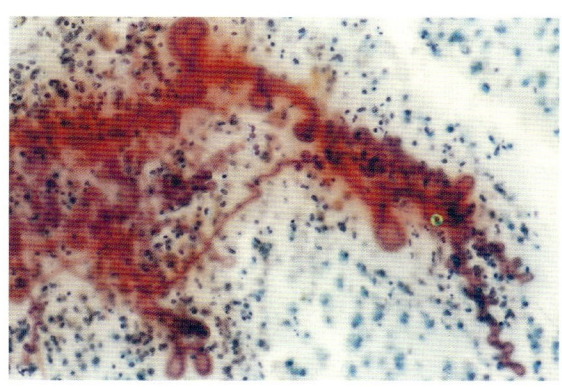

口絵74 クルシュマンらせん体(喀痰,Pap 染色,×10)。渦巻き状構造物は細気管支に充満した分泌物の凝縮を反映している。

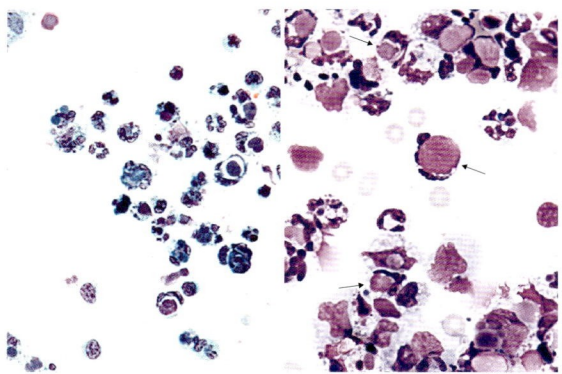

口絵75 LE 細胞(SLE 胸水,Pap 染色,×40,Giemsa 染色,×100)。左:Pap ではヘマトキシリンに好染。右:Giemsa では紫紅色の球状無構造物質を貪食(矢印)。

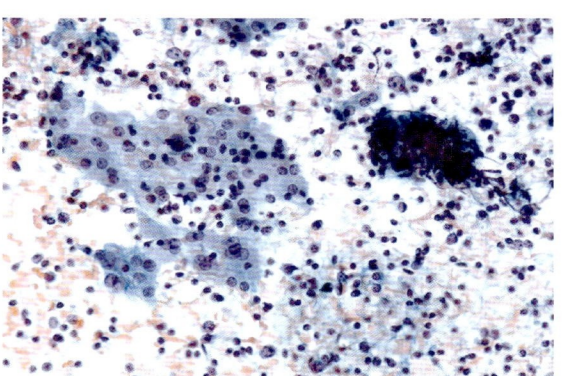

口絵76 慢性甲状腺炎(穿刺吸引,Pap 染色,×40)。大小のリンパ球浸潤を背景に核の大小不同を伴い核小体の目立つ細胞(ヒュルトレ細胞)をみる。

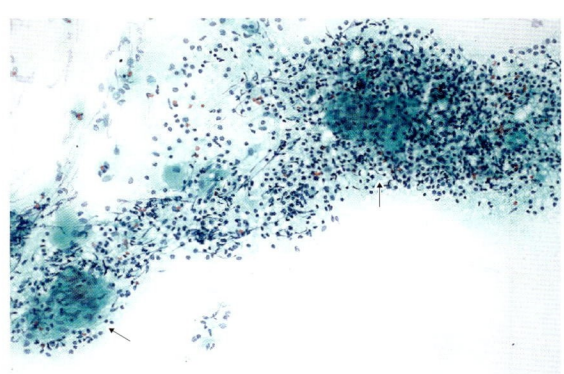

口絵77 サルコイドーシス(気管支肺胞洗浄液,Pap 染色,×20)。リンパ球優位な細胞浸潤像の中に類上皮細胞(ライトグリーン好染)の集簇(矢印)がみられる。

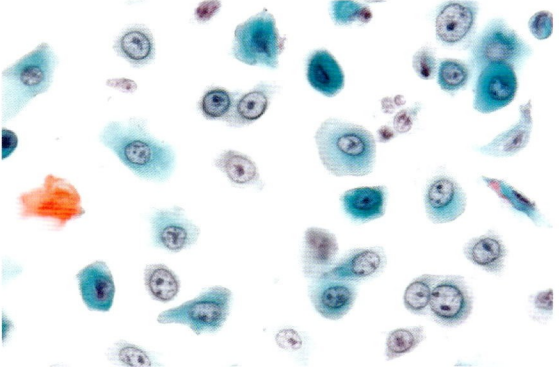

口絵78 ツァンク細胞(尋常性天疱瘡口腔擦過,Pap 染色,×40)。N/C 比の増大と著明な核小体を有する異型扁平上皮細胞がみられる。

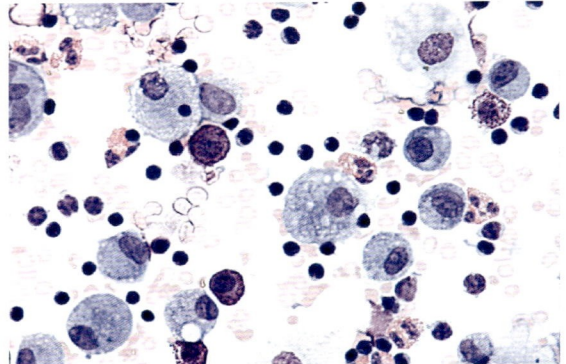

口絵79　薬剤性肺炎（気管支肺胞洗浄液，Giemsa染色，×100）。リンパ球および好酸球，好塩基球の増加をみる。

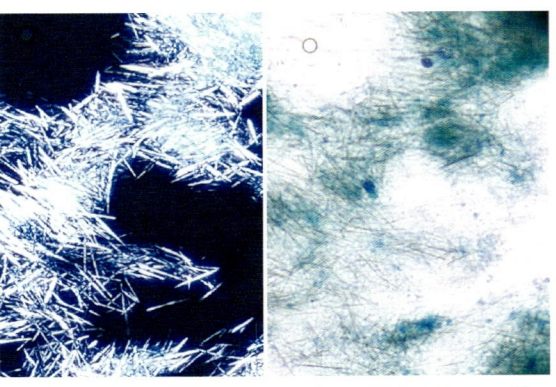

口絵80　痛風（結節穿刺吸引，左：偏光像，右：Pap染色，×40）。痛風結節にみられた，尿酸モノナトリウム塩の複屈折性の針状結晶。

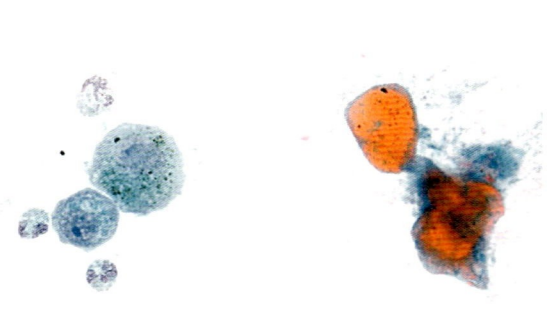

口絵81　肺胞タンパク症（気管支肺胞洗浄液，Pap染色，×100）。ライトグリーン好染の微細顆粒状物質とオレンジ〜赤色に染まる厚みのある球状体をみる。

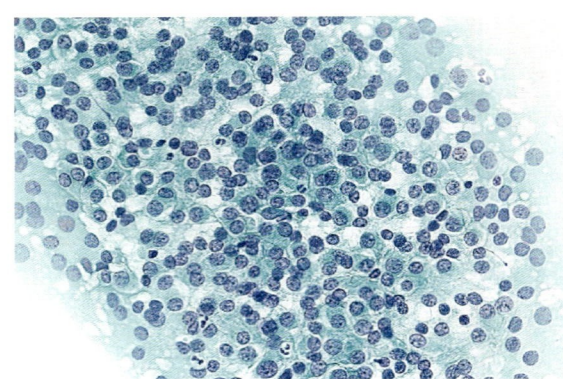

口絵82　下垂体腺腫（腫瘍捺印，Pap染色，×40）。やや核の大小不同がある細胞群に腺房状のまとまりがみられる。微細顆粒状のやや広い細胞質を有する。

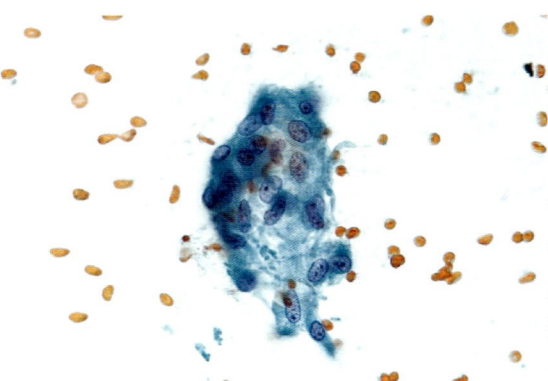

口絵83　亜急性甲状腺炎穿刺吸引，Pap染色，×40）。大型の多核巨細胞をみる。

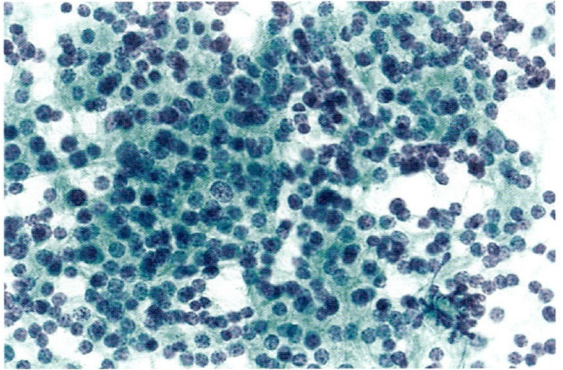

口絵84　副甲状腺腺腫（腫瘍捺印，Pap染色，×40）。小型で均一な細胞の敷石状配列が認められる。甲状腺由来の細胞と鑑別が難しい場合がある。

口 絵 15

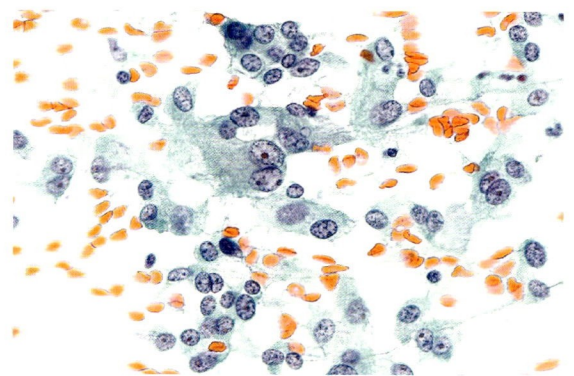

口絵 85 褐色細胞腫(腫瘍捺印, Pap 染色, ×40)。多辺形異型細胞の平面的集塊, 細胞質に薄い黄褐色の顆粒をみる。

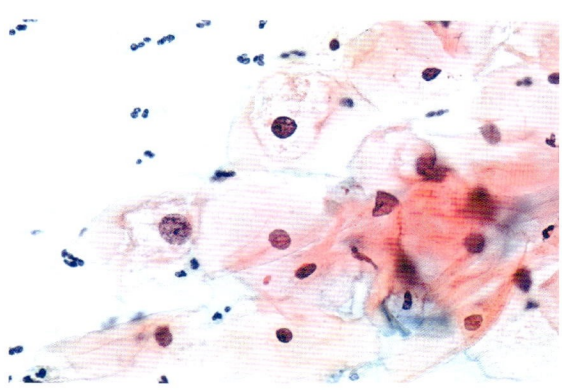

口絵 86 軽度異形成(頸腟部擦過, Pap 染色, ×40)。表層細胞に核の腫大がみられる。

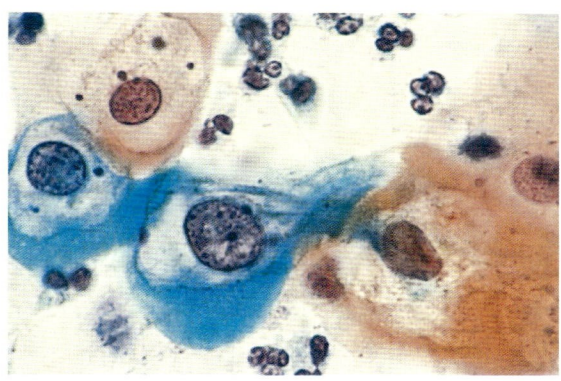

口絵 87 コイロサイトーシス(頸腟部擦過, Pap 染色, ×100)。核の腫大, 核膜の薄層化, 核質の微細化と核周囲にみられる大きな明庭を特徴とする。

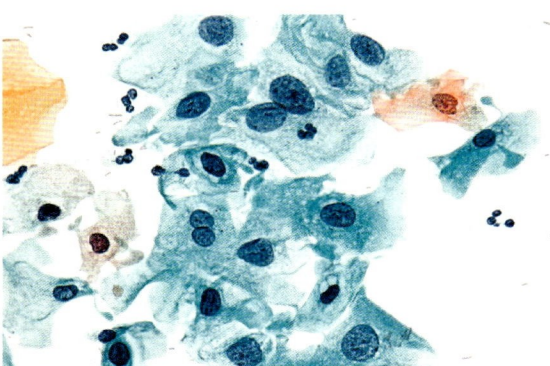

口絵 88 中等度異形成(頸腟部擦過, Pap 染色, ×40)。中層細胞に核の腫大と, 核形不整をみる。

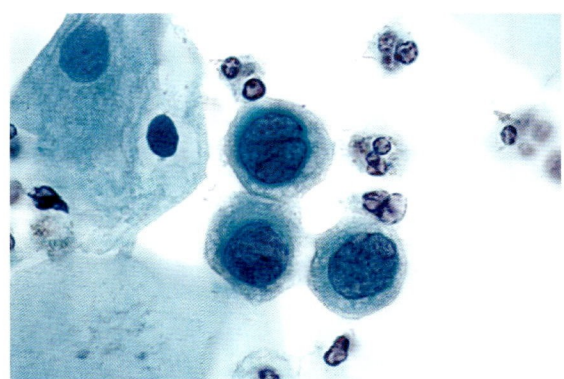

口絵 89 高度異形成(頸腟部擦過, Pap 染色, ×100)。核が増大し, 核縁に切れ込みや皺を伴った傍基底細胞がみられる。クロマチンパターンは均一である。

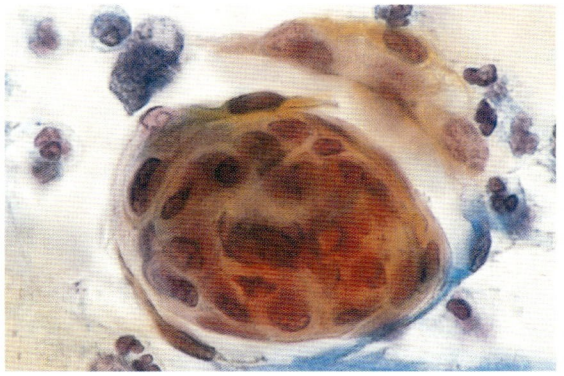

口絵 90 角化型扁平上皮癌細胞(頸腟部擦過, Pap 染色, ×100)。オレンジ G 好性の扁平上皮癌の玉ネギ様細胞集団(癌真珠)。

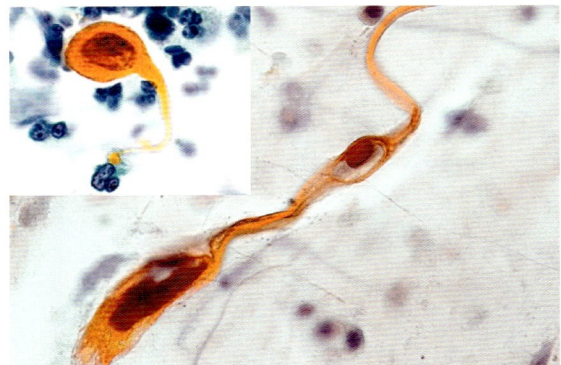

口絵 91 角化型扁平上皮癌細胞（喀痰，Pap染色，×40）。角化（オレンジG好性）を示し，奇怪な形状（ヘビ様，オタマジャクシ様）の細胞が出現する。

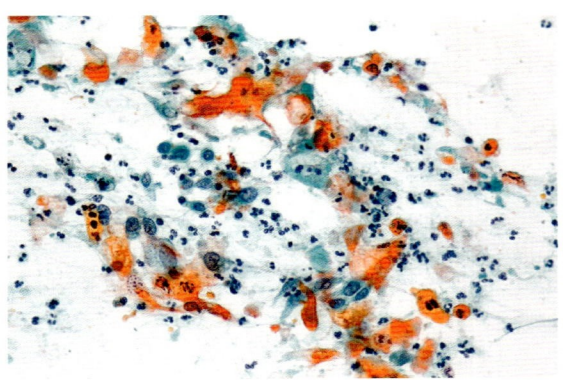

口絵 92 無核細胞（頸腟部擦過，Pap染色，×20）。角化型扁平上皮癌症例にみられた無核細胞（ghost cell）。

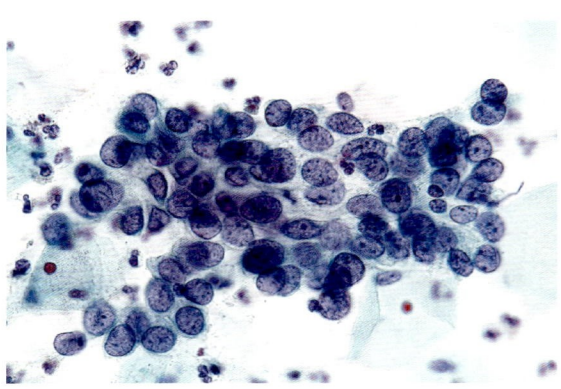

口絵 93 上皮内癌（頸腟部擦過，Pap染色，×40）。N/C比の高い傍基底型の悪性細胞を集塊状にみる。背景は比較的きれいである。

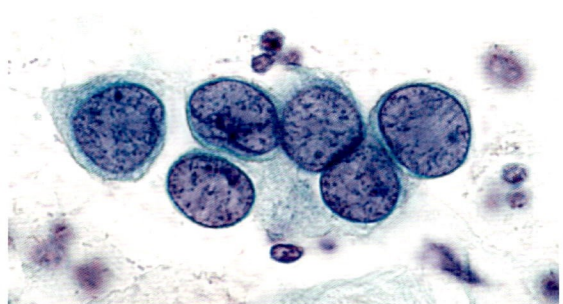

口絵 94 上皮内癌（頸腟部擦過，Pap染色，×100）。裸核様細胞。核縁は肥厚し，核に緊満感がある。クロマチンは顆粒状を呈する。

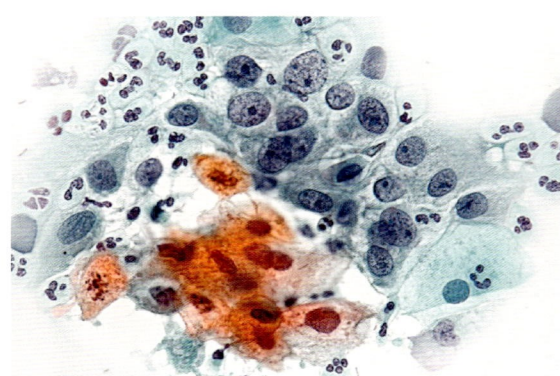

口絵 95 微小浸潤扁平上皮癌（頸腟部擦過，Pap染色，×40）。上皮内癌相当の細胞を主体として，扁平上皮への分化傾向を示す異型細胞もみられる。

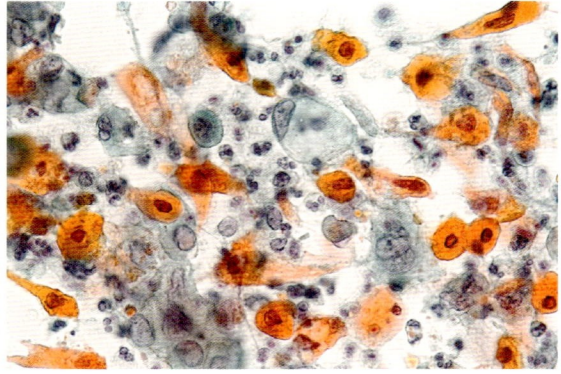

口絵 96 角化型扁平上皮癌（頸腟部擦過，Pap染色，×40）。背景に，好中球に混じってオレンジG好性の多彩な形状を示す細胞が多数みられる。

口絵　17

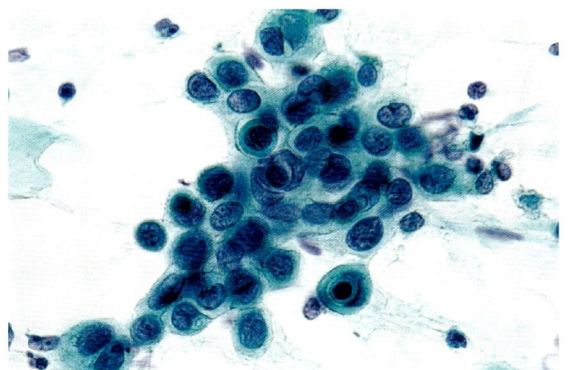

口絵97　非角化型扁平上皮癌(頸腟部擦過，Pap染色，×40)。ライトグリーン好性の細胞質は比較的広く，核に大小不同がみられ，クロマチンは粗大顆粒状である。

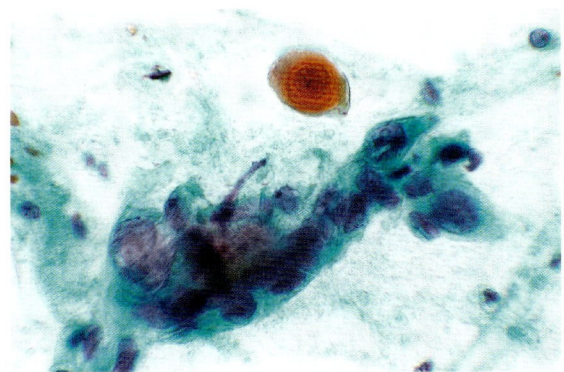

口絵98　扁平上皮癌(口腔底擦過，Pap染色，×100)。細胞質が厚く，層状構造を認める。核は中心性に位置し不整形を呈している。

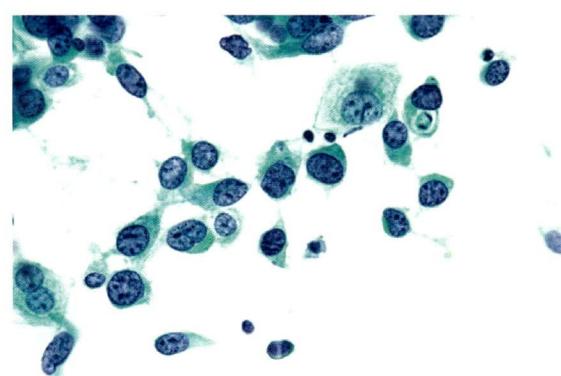

口絵99　尿路上皮内癌CIS(尿，Pap染色，×40)。クロマチン量がやや増加し大小不同を示す類円形の核(ときに2核)の細胞が出現。細胞質が一方に伸びる形が特徴。

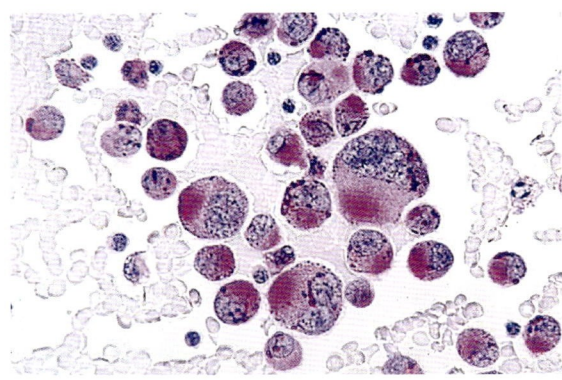

口絵100　胃癌(PAS反応，×100)。細胞質内のPAS陽性物質のうち粘液は胞体のゴルジ野でびまん性に陽性，グリコーゲンは胞体辺縁で顆粒状に陽性を示す。

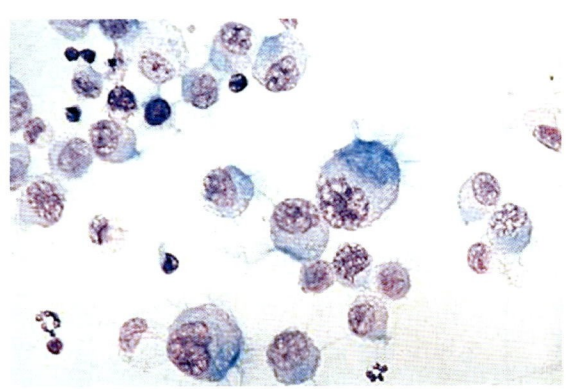

口絵101　印環細胞癌(腹水，アルシャンブルー染色，×100)。胞体のゴルジ野および辺縁が青く染まっている。

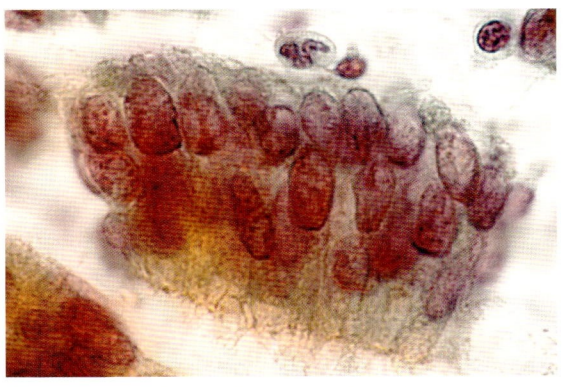

口絵102　子宮頸部腺異形成(頸腟部擦過，Pap染色，×100)。核は2～3層の重積を示し，軽度に増大している。細胞質の構築は保たれている。

18　口　絵

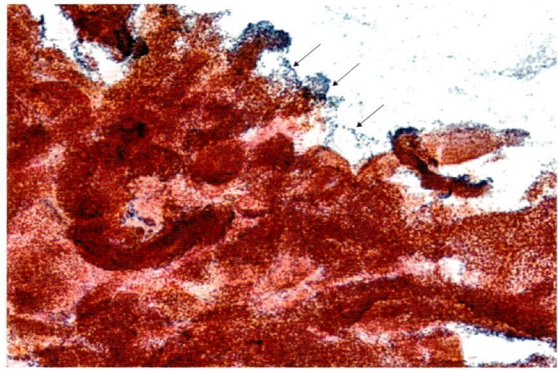

口絵103　複雑型子宮内膜増殖症(体部擦過, Pap染色, ×4)。大型の細胞集塊から, 多数の有端分岐がみられる。集塊周囲に間質細胞をみる(矢印)。

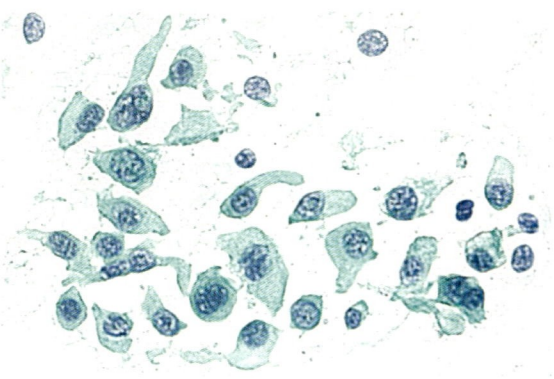

口絵104　肺異型腺腫様過形成(肺腫瘍捺印, Pap染色, ×100)。核の大小不同と軽度の異型性はあるが, クロマチン量は少なく, 核小体もあまり目立たない。

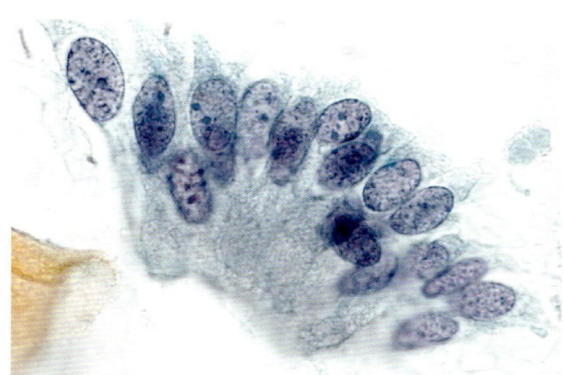

口絵105　子宮頸部上皮内腺癌(頸腟部擦過, Pap染色, ×40)。極性を有する細胞の柵状配列。核は大小不同を示し, クロマチンは細顆粒状である。

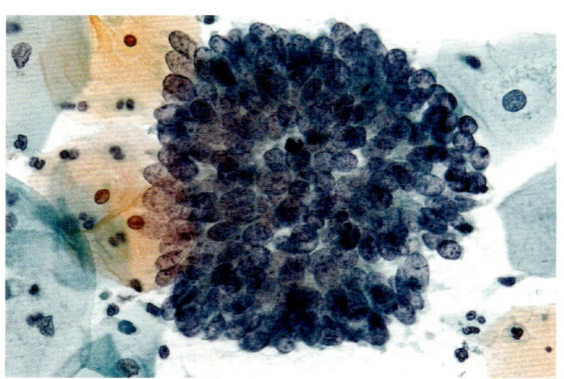

口絵106　微小浸潤腺癌(頸腟部擦過, Pap染色, ×40)。菊花様の細胞集団。重積性が強く立体構造を示す。

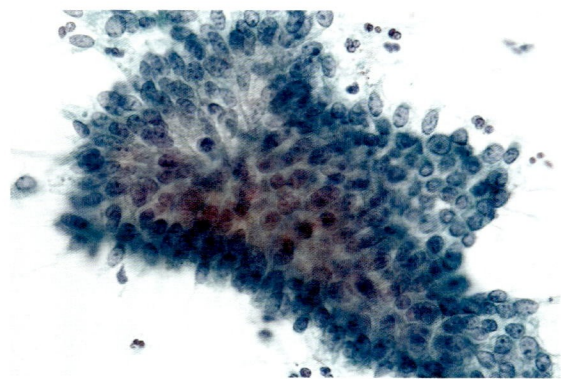

口絵107　頸部腺癌(高分化型)(頸腟部擦過, Pap染色, ×40)。高円柱状の細胞よりなる細胞集塊。核の重積, 辺縁からの突出がみられる。

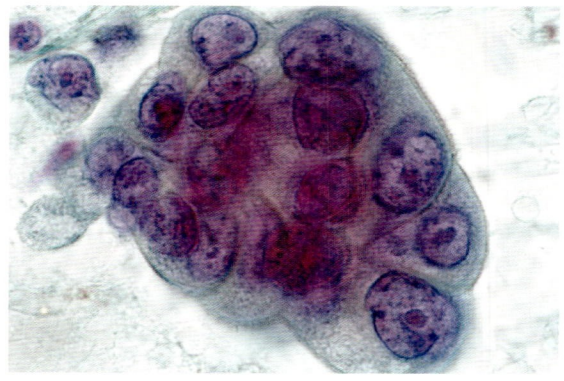

口絵108　頸部腺癌(中分化型)(頸腟部擦過, Pap染色, ×40)。ブドウの房状の細胞集塊。核の偏在, 著明な核小体がみられる。

口絵 19

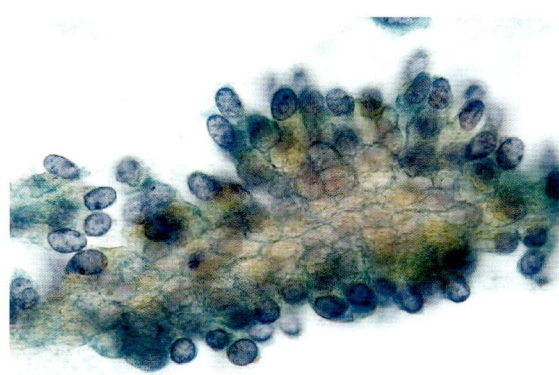

口絵 109　悪性腺腫(頸膣部擦過, Pap 染色, ×40)。黄色調粘液を含む高円柱状細胞が柵状配列を示す。核異型は弱いが, 偏在核に軽度重積がみられる。

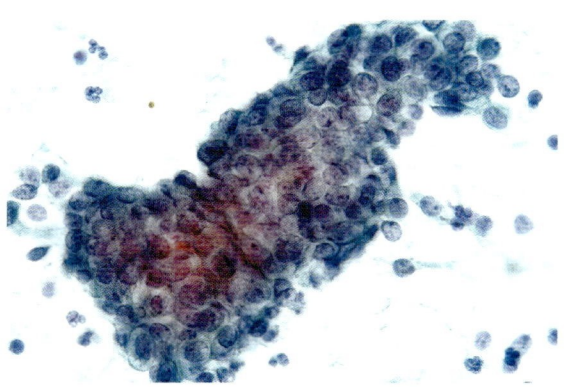

口絵 110　類内膜腺癌(高分化型)(体部擦過, Pap 染色, ×40)。核径がやや増大し不規則重積を示す細胞集塊。集塊辺縁は不整で, 核の突出もみられる。

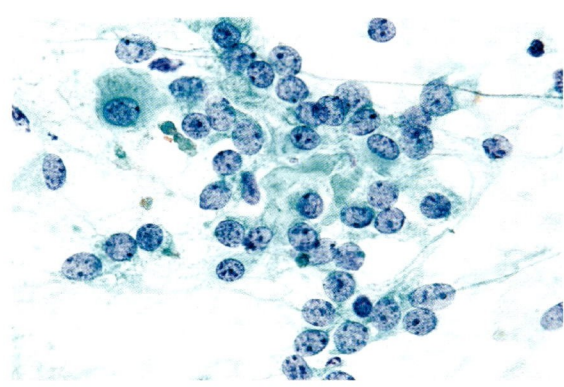

口絵 111　類内膜腺癌(低分化型)(体部擦過, Pap 染色, ×40)。細胞の結合性に乏しく, 腺様配列がみられない。核は大小不同を示し, 核小体も腫大している。

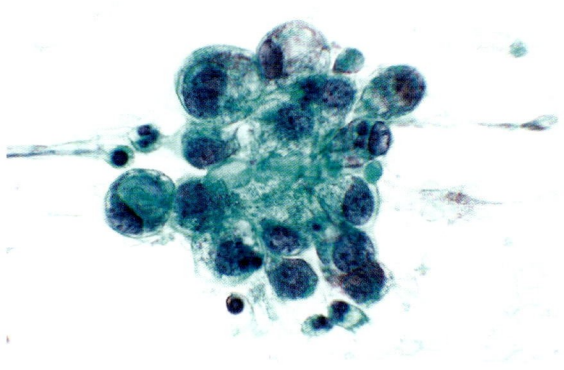

口絵 112　明細胞腺癌(開腹時腹水, Pap 染色, ×100)。結合性の強い細胞集塊で, 核クロマチン増量の一方, 細胞質は明るく染まる。

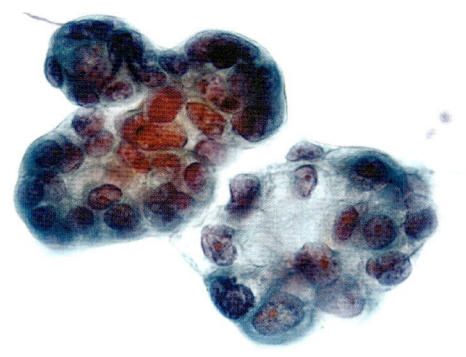

口絵 113　転移性子宮内膜癌(卵巣癌の転移)(体部擦過, Pap 染色, ×40)。比較的きれいな背景に核小体著明な腺癌細胞集塊をみる。

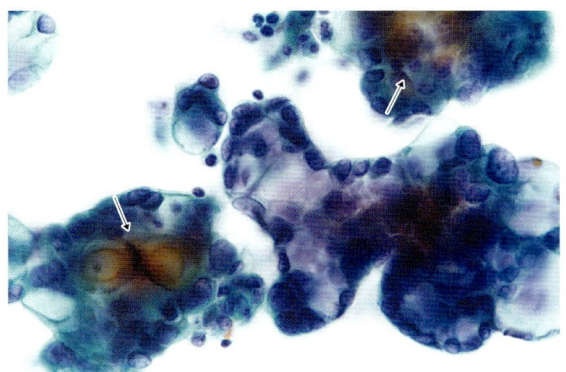

口絵 114　卵巣漿液性腺癌(卵巣腫瘍捺印, Pap 染色, ×40)。結合性の強いブドウの房状に集合する細胞集塊。核が液の貯留で偏在し, 石灰化小体も認める(矢印)。

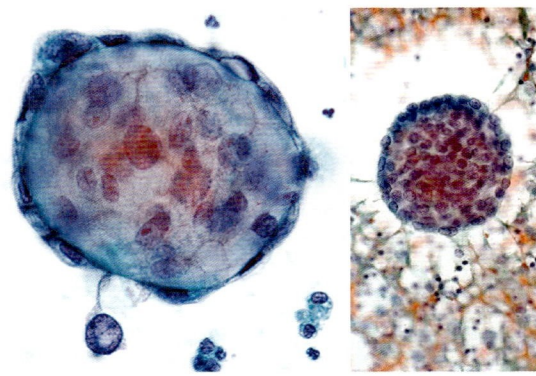

口絵 115　ミラーボール状集塊(左：卵巣明細胞癌)とマリモ状集塊(右：卵巣乳頭状腺癌)(Pap染色，×40，×20)。左の集塊は中空状，右は充実胞巣状。

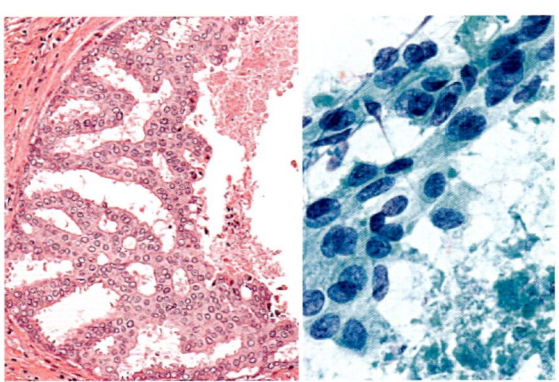

口絵 116　乳腺乳頭腺管癌(左：HE染色，×20，右：Pap染色，×40)。左：低乳頭状増殖。画面右に壊死。右：壊死物質を背景に細胞同士の接着性と遊離縁が併存。

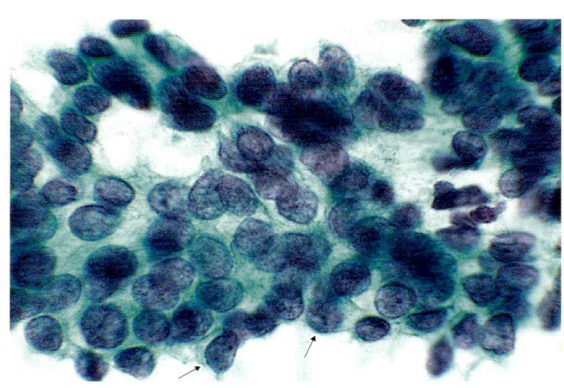

口絵 117　乳腺充実腺管癌(Pap染色，×100)。充実性集塊の中で，上部に腺管様配列，左下に腺房状配列，一部にリボン状配列(矢印)がみられる。

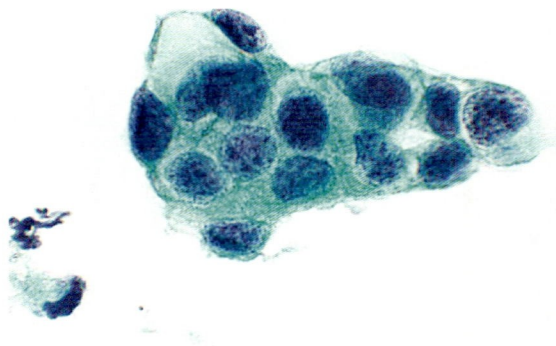

口絵 118　硬癌(乳腺穿刺，Pap染色，×100)。比較的小型細胞からなるくさび状集塊。細胞相互封入体像もみられる。

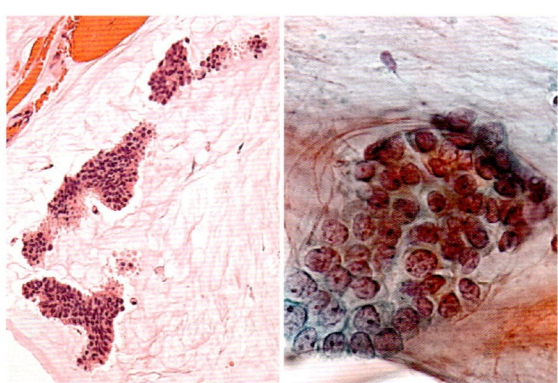

口絵 119　粘液癌(左：HE染色，×20，右：Pap染色，×80)。左：粘液内に腫瘍細胞の集塊が浮遊。右：細胞質にも粘液を含む結合性の強い異型細胞の島状集塊。

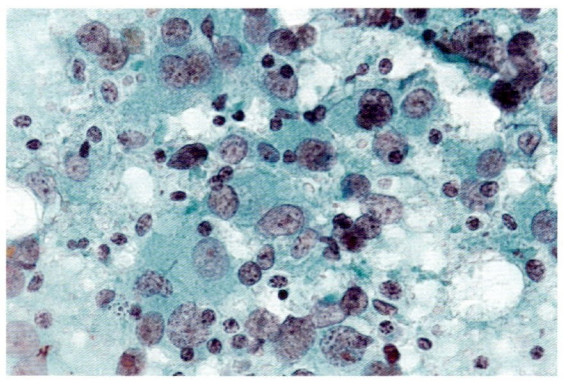

口絵 120　乳腺髄様癌(Pap染色，×100)。核クロマチン増量を示し，核小体の目立つ異型性の強い細胞が展開。背景にリンパ球が混在する。

口絵　21

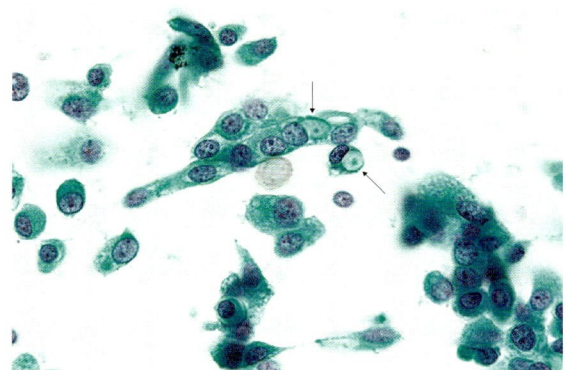

口絵121　乳腺小葉癌(乳腺穿刺，Pap染色，×40)。類円形の核を有する小型細胞が索状に配列。一部に細胞質内小腺腔(矢印)をみる。

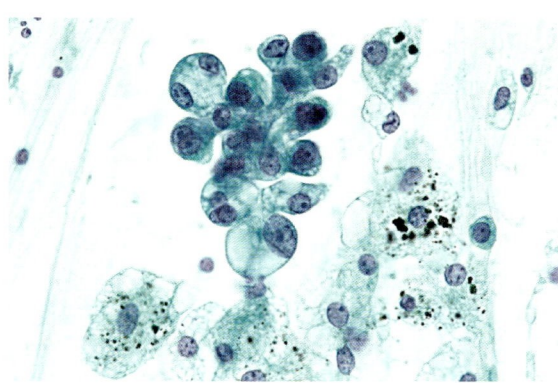

口絵122　肺腺癌細胞(喀痰，Pap染色，×40)。細胞質内の分泌液に圧排されて核が偏在しつつブドウの房状に集合。背景に炭粉貪食のマクロファージが10数個。

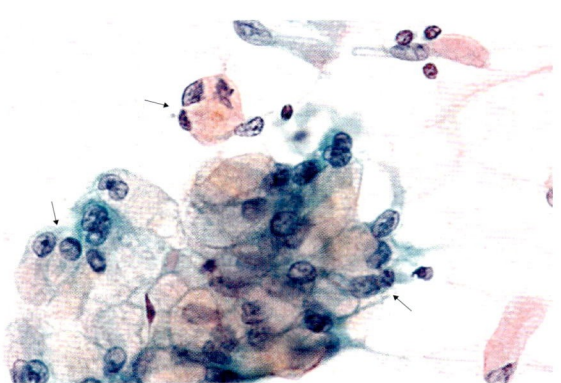

口絵123　細気管支肺胞上皮癌(Pap染色，×40)。類円形核で小型核小体の目立つ異型細胞の集塊。細胞質に粘液を含む。細胞の相互貪食像(矢印)がみられる。

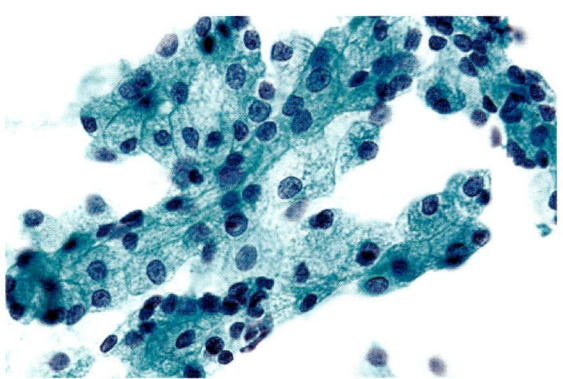

口絵124　唾液腺腺房細胞癌(Pap染色，×40)。分泌顆粒を含む細胞質を有し小型核小体の目立つ細胞が腺房様配列を示している。細胞境界は不明瞭である。

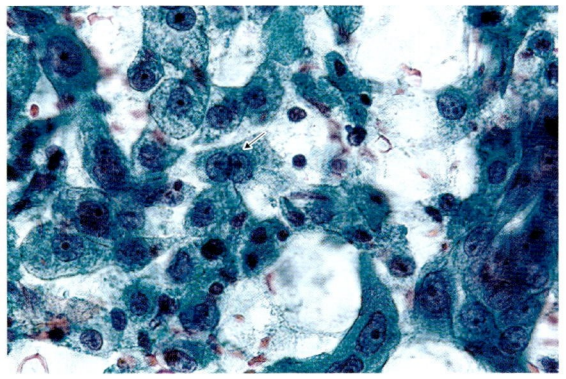

口絵125　唾液腺導管癌(Pap染色，×80)。壊死性背景に著明な核小体を有する多辺形の異型細胞がみられる。管腔様の細胞配列が目立つ。対細胞(矢印)もみられる。

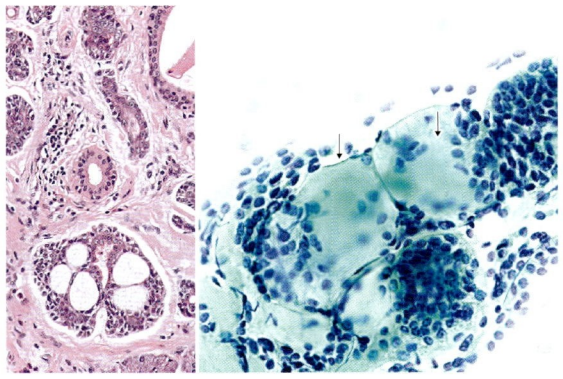

口絵126　唾液腺腺様嚢胞癌(唾液腺穿刺，Pap染色，左：×20，右：×40)。組織像(左)は特徴的。球状集塊辺縁にも細胞重積。一部に粘液球(矢印)が重なる(右)。

22　口絵

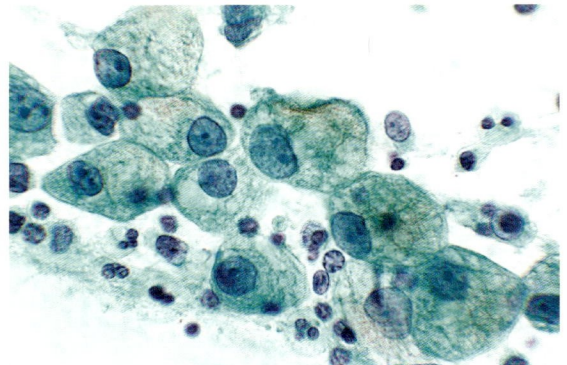

口絵 127　胃低分化腺癌(胃腫瘍捺印，Pap 染色，×100)。核は類円形で偏在し，細胞質に豊富な分泌顆粒を有する細胞が認められる。

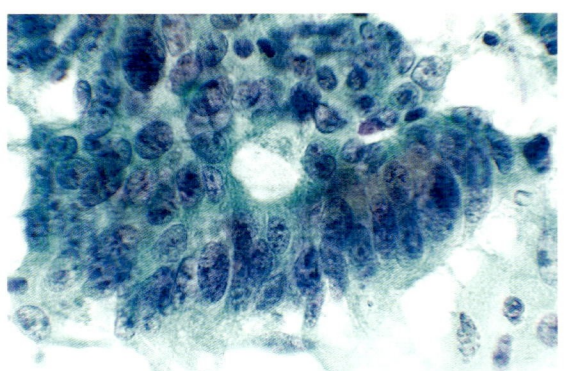

口絵 128　大腸高分化腺癌(高分化；結腸腫瘍捺印，Pap 染色，×100)。高円柱状細胞集団が重列でならぶ。一部に細胞質内小腺腔を伴う。

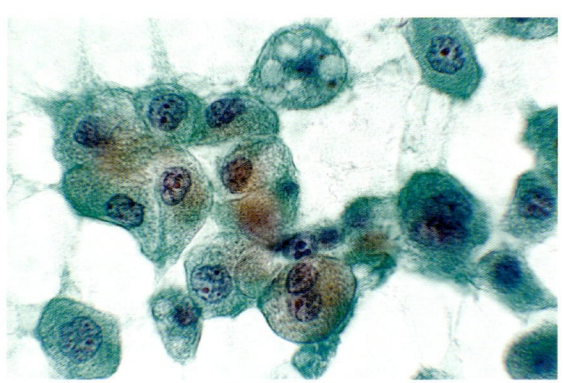

口絵 129　肝細胞癌(高分化；肝腫瘍捺印，Pap 染色，×100)。細胞質が広い多稜形の細胞の一部は合胞体様にみえ，核の多くは中心性で核小体が目立つ。

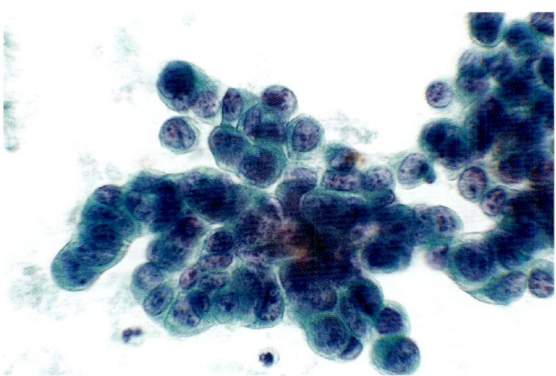

口絵 130　胆管癌捺印(総胆管腫瘍捺印，Pap 染色，×100)。重積性が著明でライトグリーン好性の細胞質は隣接細胞同士の接着が強い。

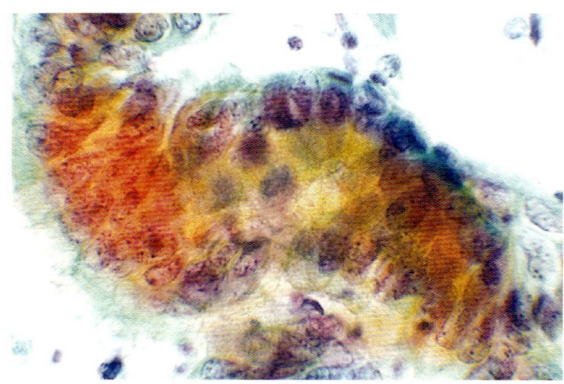

口絵 131　膵癌(膵腫瘍捺印，Pap 染色，×100)。結合性が強い細胞集団。重積性が著明で極性にやや乱れがある。

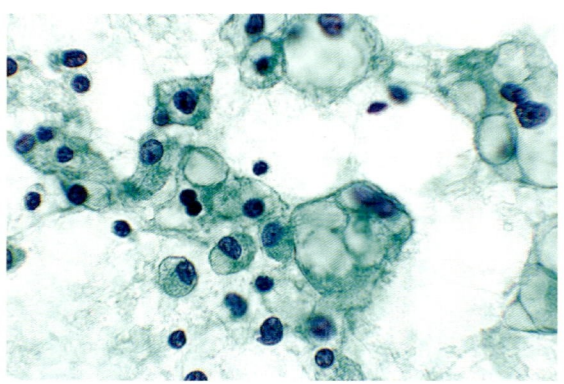

口絵 132　腎細胞癌(淡明細胞型；腎腫瘍捺印，Pap 染色，×100)。核は類円形でやや偏在する。細胞質は淡明，一部空胞状で細胞境界は明瞭。

口 絵　23

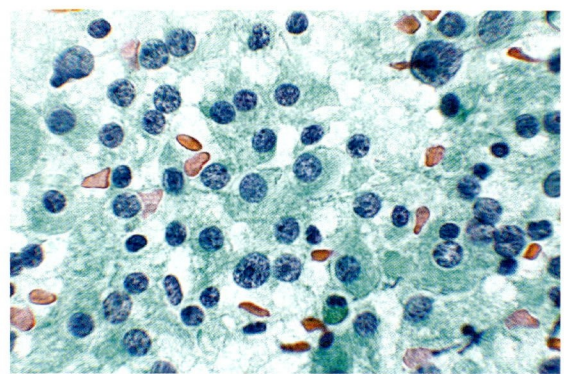

口絵 133　腎癌(顆粒細胞型；腎腫瘍捺印，Pap 染色，×100)。核は軽度の大小不同を呈し，細胞質は顆粒状を示している。

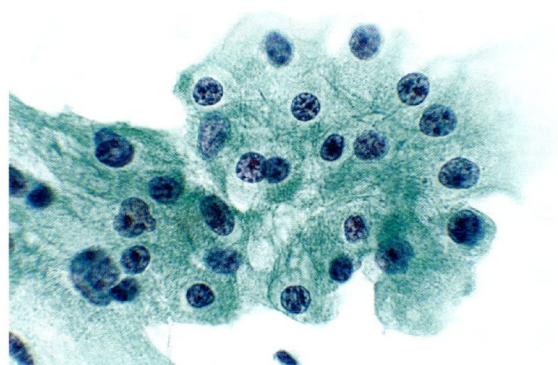

口絵 134　腎癌(嫌色素細胞型；腎腫瘍捺印，Pap 染色，×100)。細胞境界は明瞭で細胞質は細顆粒状を呈する。核クロマチン増量を認める。

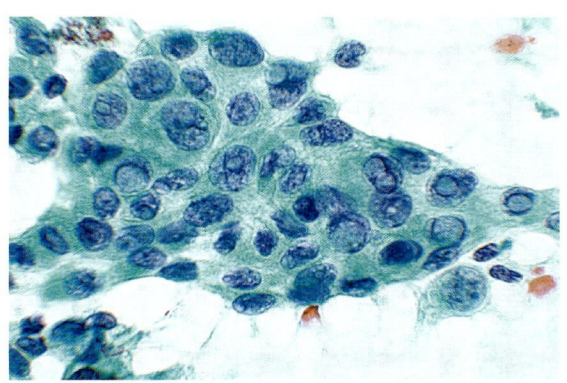

口絵 135　乳頭癌(甲状腺穿刺，Pap 染色，×100)。細胞質はライトグリーンに淡染。核の大小不同，核内細胞質封入体，核溝を認める。

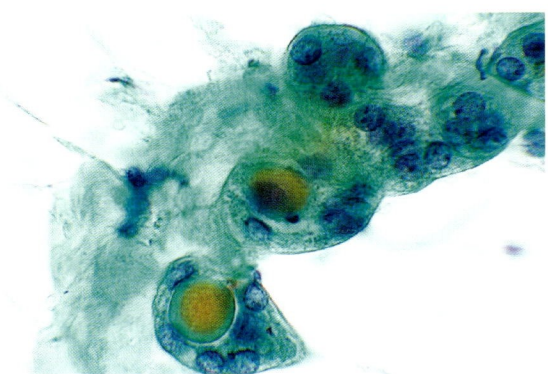

口絵 136　濾胞癌(甲状腺穿刺，Pap 染色，×100)。濾胞構造を示す小型細胞集塊を認め，一部にコロイドを含む。軽度の重積性がある。

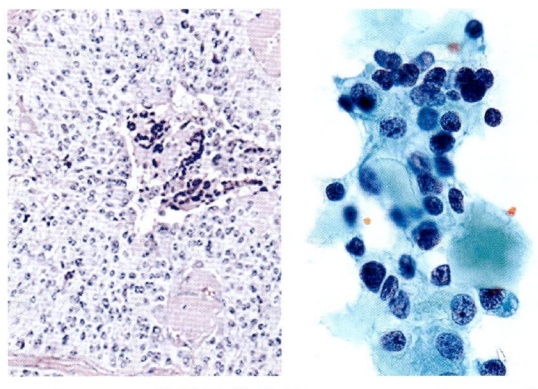

口絵 137　甲状腺髄様癌(左：HE，×20，右：Pap 染色，×100)。左：腫瘍細胞の充実性増殖。アミロイドはエオジン好性。右：アミロイドはライトグリーンに濃染。

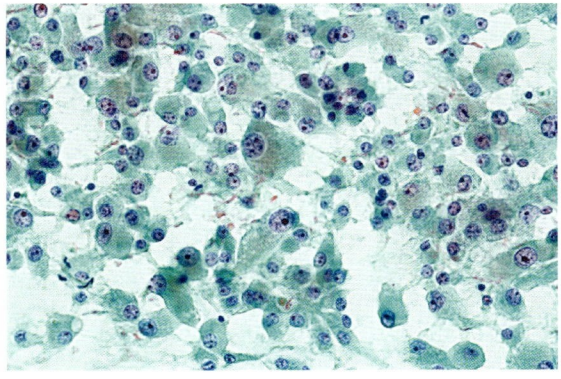

口絵 138　副腎皮質癌(腫瘍捺印，Pap 染色，×40)。核の大小不同が著しく，核小体が目立つ細胞が多い。細胞質は充実し，好酸性顆粒を含む。核の偏在がある。

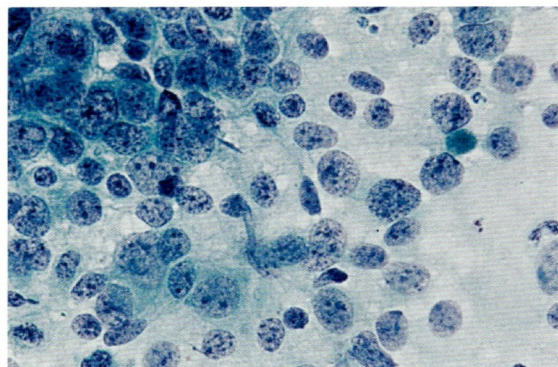
口絵139　大細胞性神経内分泌癌(Pap染色,×40)。類円形,多稜形,紡錘形など核形は多彩で核小体が目立つ。柵状,リボン状,ロゼット(花冠配列)などの配列がある。

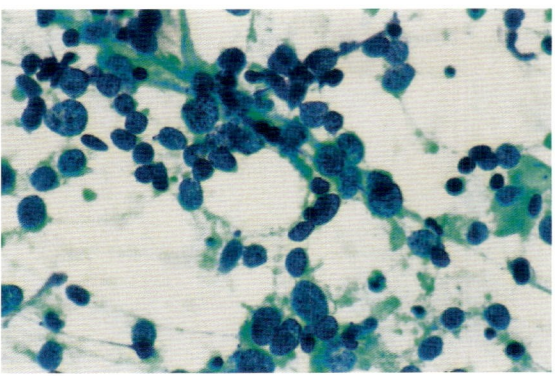
口絵140　小細胞癌(平面的な細胞集団；気管支擦過,Pap染色,×40)。核形は円形から細長形まで不揃いで大小不同があり,癌細胞に由来する核線がみられる。

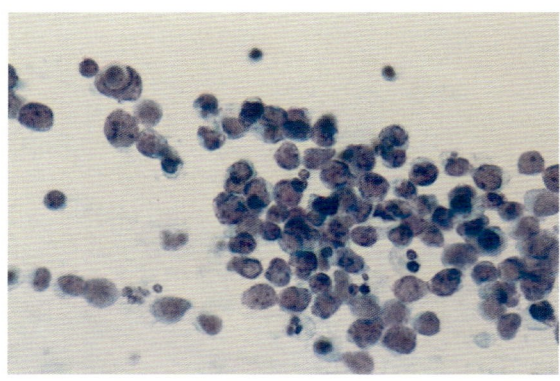
口絵141　小細胞癌裸核細胞(喀痰,Pap染色,×40)。核形は円形ないし多稜形でやや淡染性。インディアンファイル(一列縦隊)配列がある。

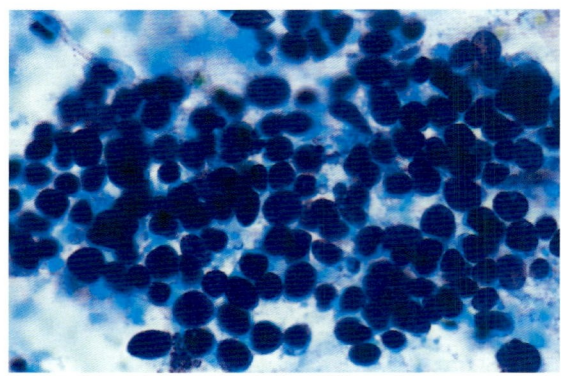
口絵142　小細胞癌(喀痰,Pap染色,×40)。核形は類円形,多稜形,紡錘形と多彩かつ濃染性(インディア・インク状)。裸核に近いものが多い。

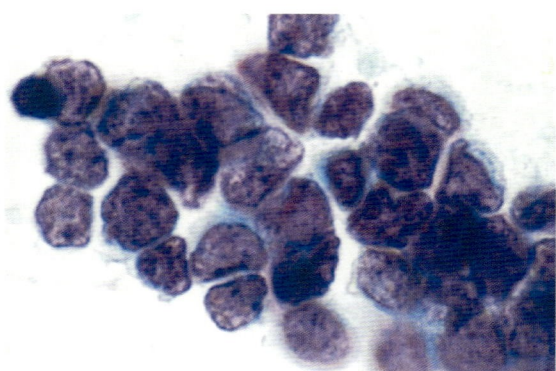
口絵143　小細胞癌(喀痰,Pap染色,×100)。対細胞があり,淡染性だが正円形の核は少なく,核縁はやや不整,胞体は乏しく裸核に近い。

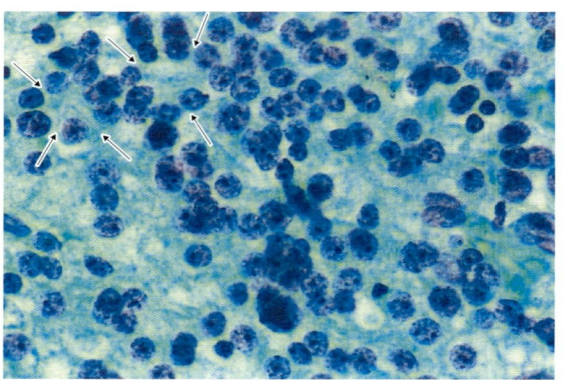
口絵144　カルチノイド(気管支擦過,Pap染色,×40)。細胞境界は不明瞭,円形核の大小不同は軽度で,核質の濃淡は明瞭。ロゼット様配列(矢印の囲み)が散見される。

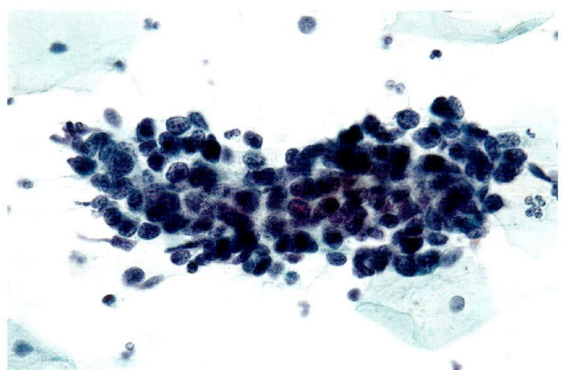

口絵 145 子宮頸部の小細胞癌(頸腟部擦過,Pap 染色,×40)。核は小型で粗大顆粒状のクロマチンを有し,核形は多彩。画面周辺に正常扁平上皮が散開。

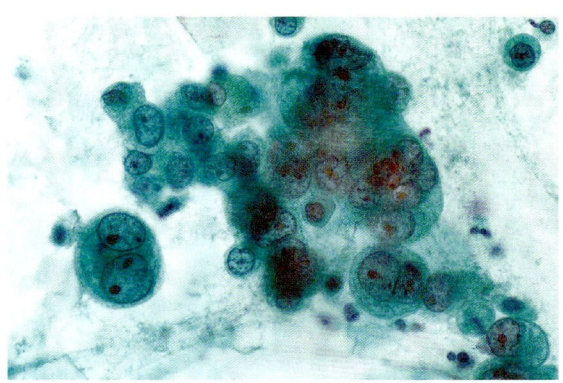

口絵 146 肺未分化癌(Pap 染色,×40)。小型の核だけでなく,中型ないし大型の核がみられ,顕著な核小体をもつ。中等量の細胞質がある。

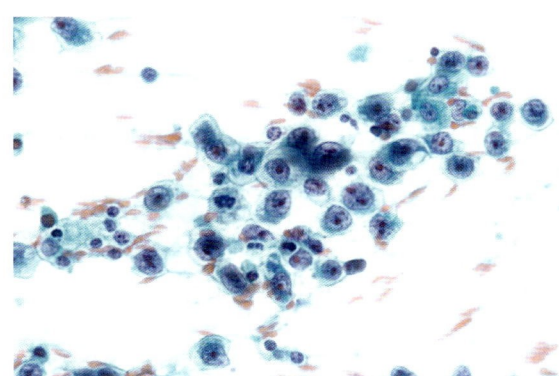

口絵 147 未分化胚細胞腫(精巣腫瘍捺印,Pap 染色,×40)。大きな核小体が目立ち裸核に近い細胞が疎な結合で散開。背景にリンパ球も認める。

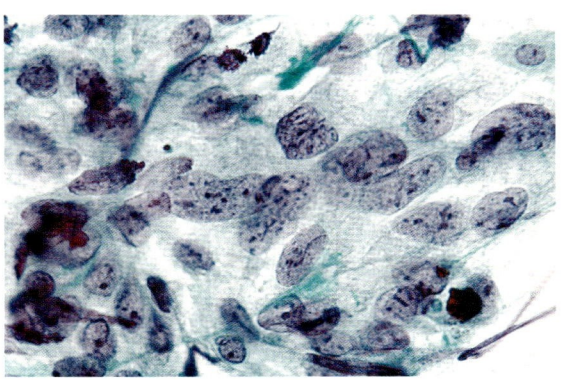

口絵 148 卵黄嚢腫瘍(Pap 染色,×100)。核形不整で著明な核小体を有する異型細胞。多辺形の細胞質は淡染する。ライトグリーンに濃染する硝子様小体も混在。

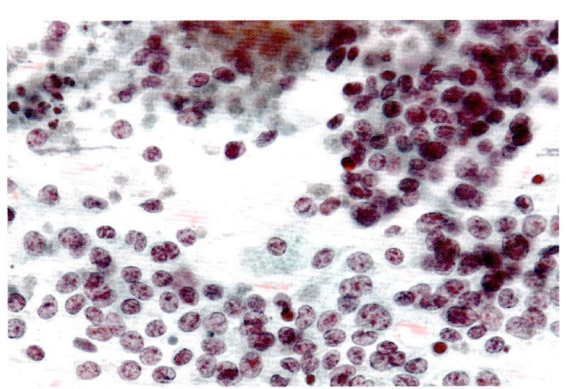

口絵 149 腎芽腫(腫瘍捺印,Pap 染色,×40)。核の大小不同を示す小型異型細胞の緩い結合性集塊が散在。N/C 比大の異型細胞配列に目立った特徴はない。

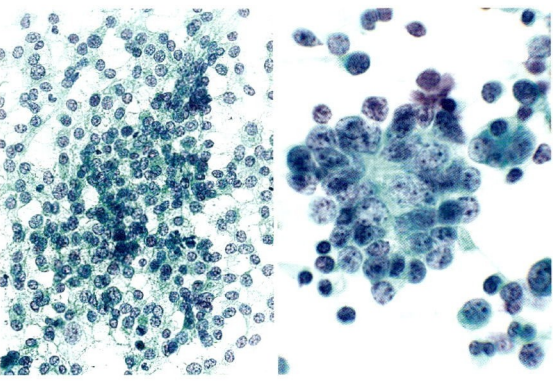

口絵 150 神経芽腫(Pap 染色,左:×20,右:×40)。小型円形核を有し細胞質に乏しい細胞が連珠状に配列。大型の細胞も混在。ロゼット(花冠配列)を認める(右)。

26　口絵

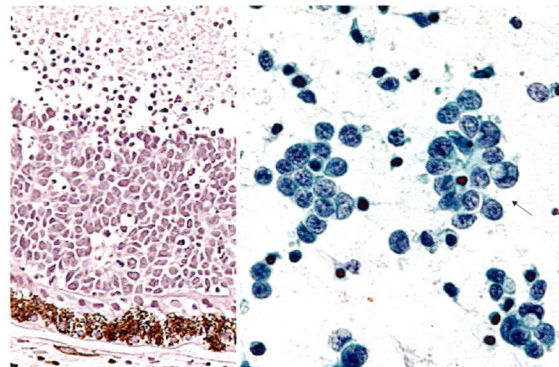

口絵 151　網膜芽腫(左：HE 染色, ×20, 右：Pap 染色, ×40)。左：N/C 比大の小型異型細胞が充実性に増殖。右：Necrosis を背景にロゼット様配列(矢印)がある。

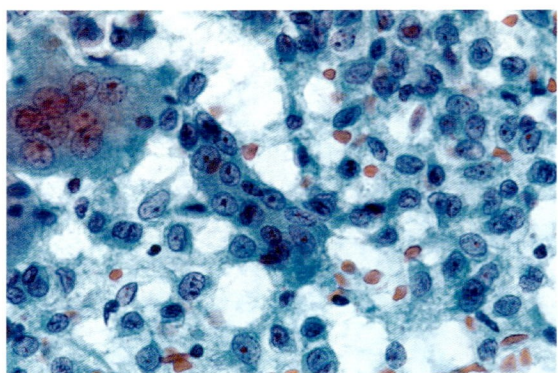

口絵 152　軟骨芽腫(腫瘍捺印, Pap 染色, ×100)。核形不整な単核細胞と多核巨細胞が混在してみられる。細胞境界が不明瞭なものもある。

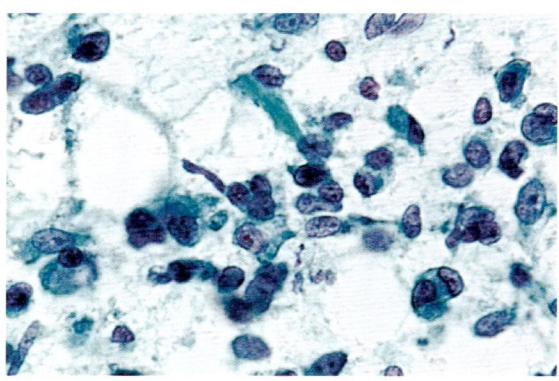

口絵 153　骨芽腫(腫瘍捺印, Pap 染色, ×100)。小型の核は濃く, 中型の核はやや明るく核小体が目立つ。ときに細胞質が濃くライトグリーンに染まる。

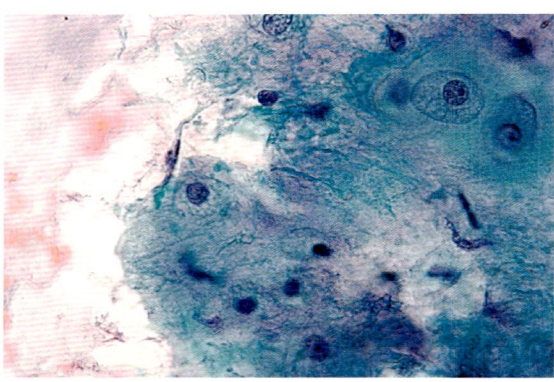

口絵 154　軟骨肉腫(腫瘍捺印, Pap 染色, ×100)。軟骨基質(ライトグリーン好性)を背景に類円形の核と空胞状の細胞質をもつ細胞がみられる。

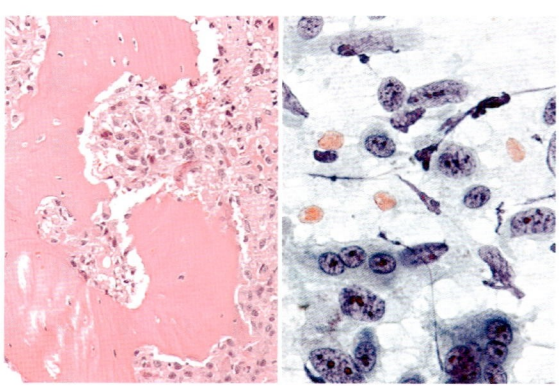

口絵 155　骨肉腫(腫瘍捺印, 左：HE 染色, ×20, 右：Pap 染色, ×80)。巨細胞, 多核細胞が骨質辺縁に散在性に出現し, 顕著な核小体を有する多彩な細胞像。

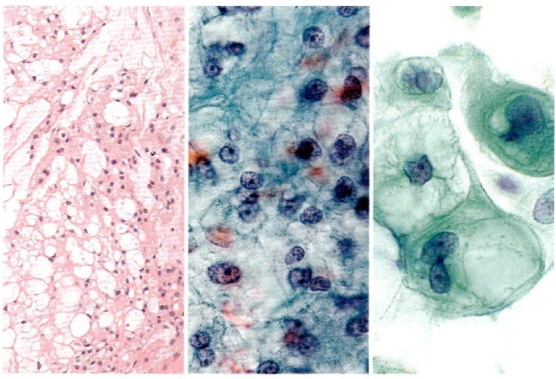

口絵 156　脊索腫(腫瘍捺印, 左：HE 染色, ×10, 中・右：Pap 染色, ×100)。類円形核を有する細胞が索状に配列し, 細胞質には大小の空胞を含む(担空胞細胞)。

口 絵　27

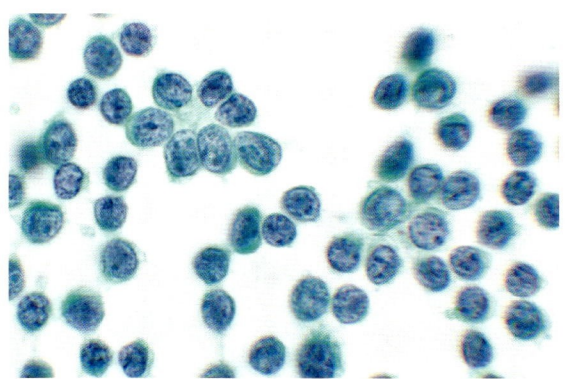

口絵 157　Ewing 肉腫/PNET（腫瘍捺印，Pap 染色，×80）。N/C 比の高い小型の細胞が出現。一部に連珠状ないしロゼット様の緩やかな結合性を有する。

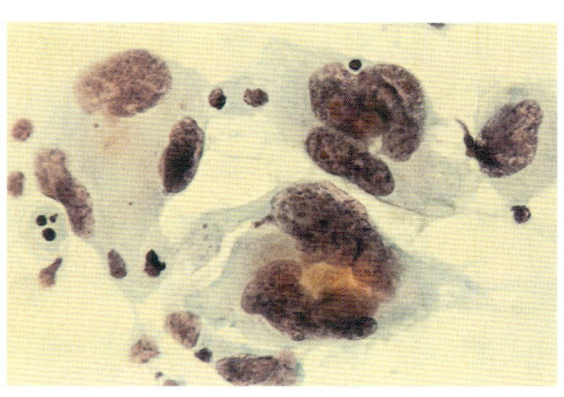

口絵 158　悪性線維性組織球腫（MFH；捺印，Pap 染色，×100）。大型で異様な核の細胞だが，細胞質の一部に線維状構造がみられる。

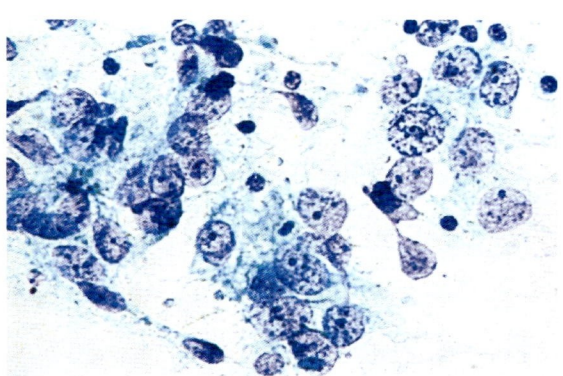

口絵 159　脂肪肉腫（捺印，Pap 染色，×40）。細胞質はライトグリーンに淡染し，レース状に透けてみえる。

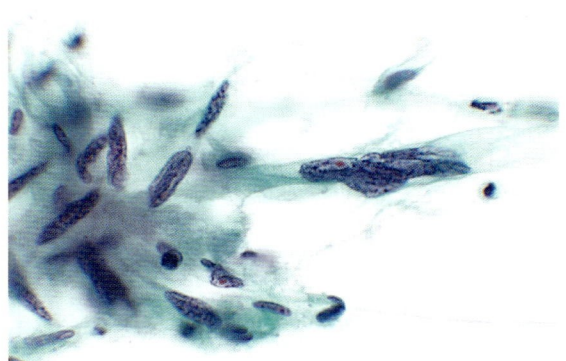

口絵 160　平滑筋肉腫（腫瘍捺印，Pap 染色，×100）。細長形の核を有し，これに沿って双極性に伸びる細胞質が特徴的。多核細胞もみる。

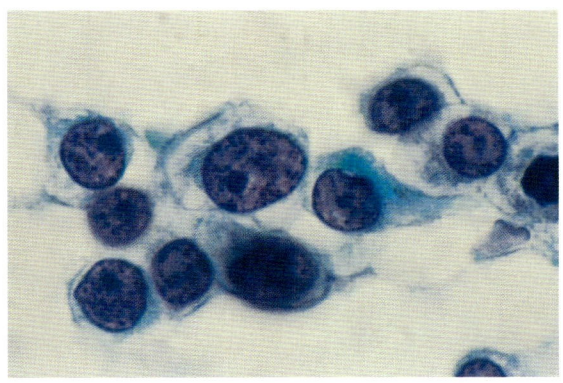

口絵 161　横紋筋肉腫（捺印，Pap 染色，×100）。胎児型横紋筋肉腫細胞で小型類円形細胞が主体。

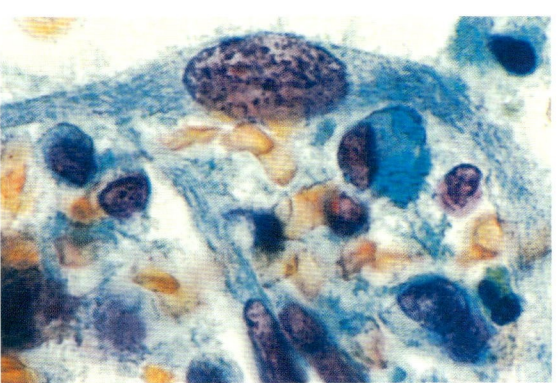

口絵 162　横紋筋肉腫（捺印，Pap 染色，×100）。多形型横紋筋肉腫細胞で大型紡錘形細胞など多彩。ときに横紋構造がみられる。

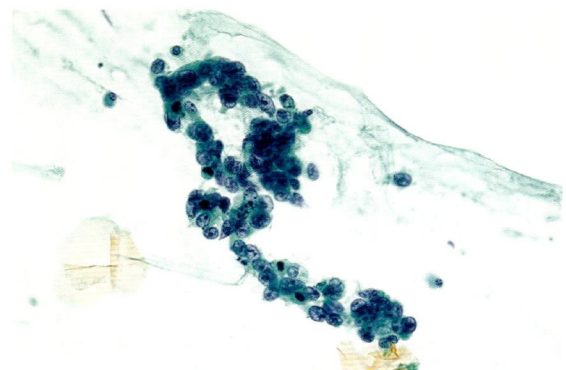

口絵 163　血管肉腫(腫瘍捺印, Pap 染色, ×20)。一部重積性で索状配列をみる。軽度の大小不同を呈し, 核小体が目立つ細胞もある。

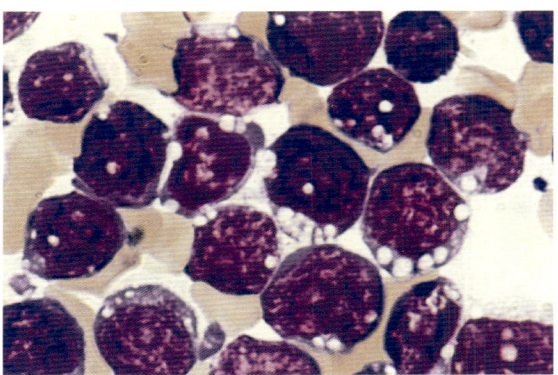

口絵 164　バーキット型びまん性リンパ腫(塗沫, May-Giemsa 染色, ×120)。核は類円形で大きさは均等。核破砕像あり, 細胞質に明瞭な脂肪滴を認めるのが特徴。

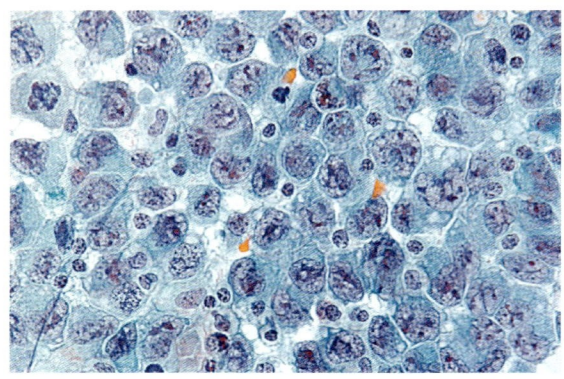

口絵 165　未分化大細胞型リンパ腫(腫瘍捺印, Pap 染色, ×40)。核形が多彩で, 細胞質が比較的広い大型細胞をみる。

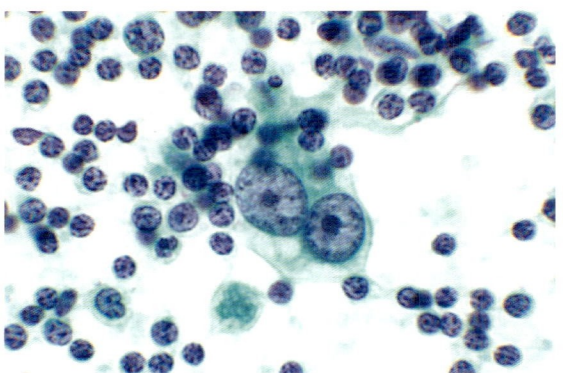

口絵 166　ホジキンリンパ腫(腫瘍捺印, Pap 染色, ×100)。成熟リンパ球に混じって大型核小体を有する, リード・ステルンベルグ(巨)細胞をみる。

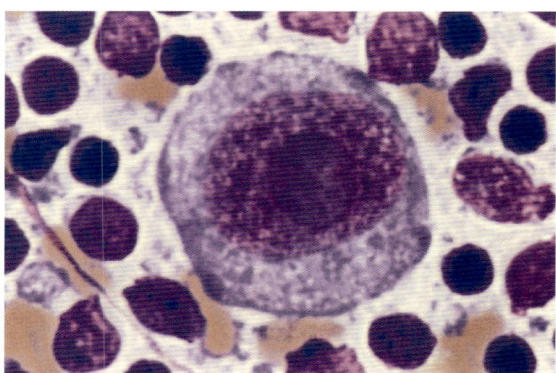

口絵 167　ホジキンリンパ腫(捺印, Giemsa 染色, ×100)。大きな単核の細胞で, 核の中心に巨大な核小体がある(ホジキン細胞)。

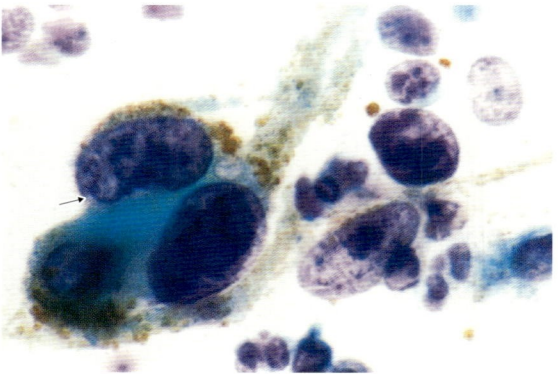

口絵 168　悪性黒色腫(頸腟部擦過, Pap 染色, ×100)。細胞質には黒褐色のメラニン顆粒を含む。核内細胞質封入体(矢印)がみられる。

口 絵　29

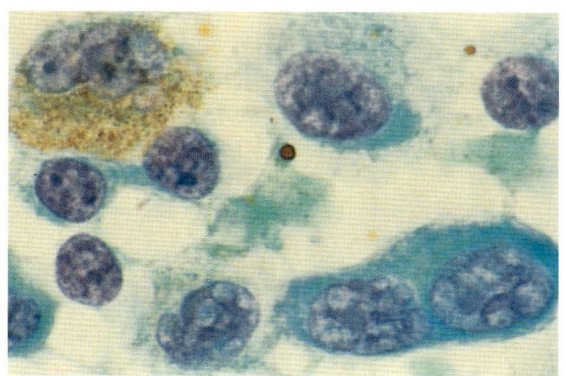

口絵 169　悪性黒色腫(捺印，Pap染色，×100)。細胞質内にはメラニン顆粒を含み，核内空胞がみられる。

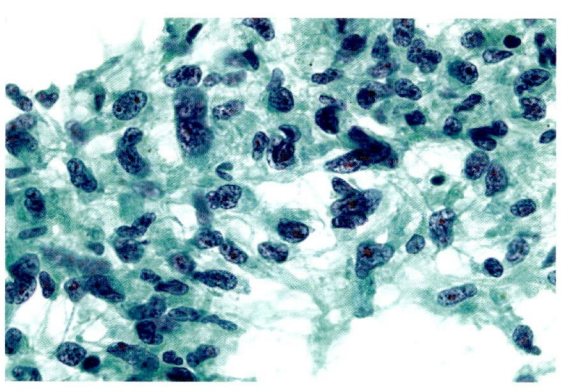

口絵 170　悪性末梢性神経鞘腫(腫瘍捺印，Pap染色，×100)。異型を示す長紡錘形の核をもつ細胞が種々の方向を向く。波状で細長い細胞質をみる。

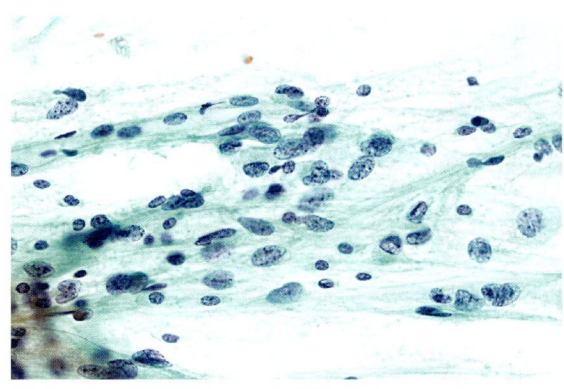

口絵 171　星細胞腫(腫瘍捺印，Pap染色，×40)。線維状の細胞質が周辺に広がり星芒状を呈する。核クロマチンは細顆粒状である。

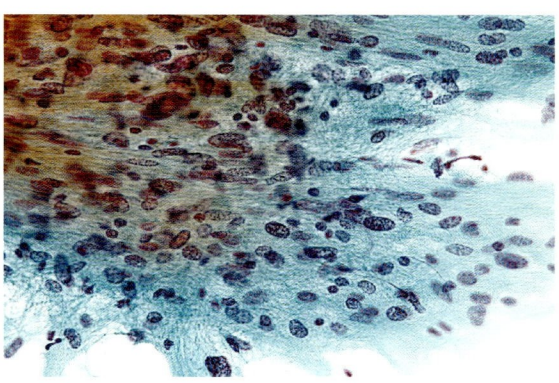

口絵 172　多形膠芽腫(腫瘍捺印，Pap染色，×40)。細胞境界不明瞭，核多形性が強い一方で繊細な細胞質突起を有する。

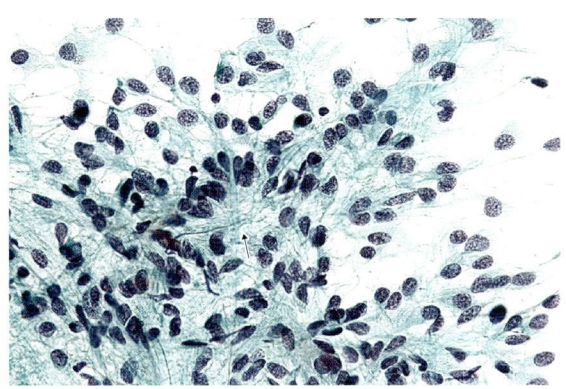

口絵 173　上衣腫(腫瘍捺印，Pap染色，×40)。先細りの細胞質突起を中心部に向ける偽ロゼット様配列(矢印)をみる。上衣腫では血管周囲性ロゼットが特徴的である。

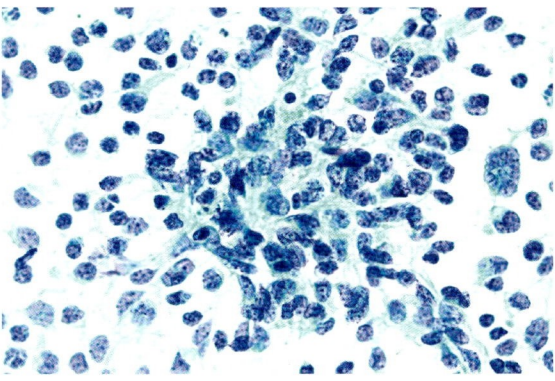

口絵 174　髄芽腫(腫瘍捺印，Pap染色，×40)。細胞質に乏しく，裸核状細胞もみる。核は円形のほかにくさび形のものがある。一部に分裂像をみる。

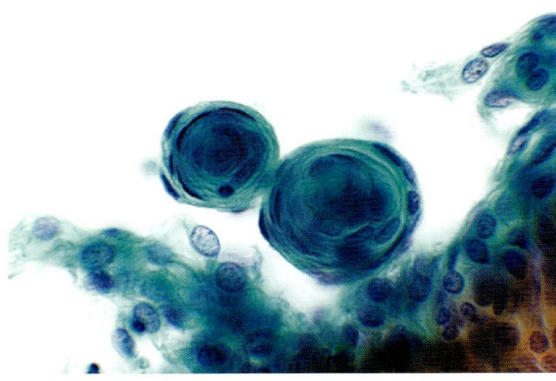

口絵 175　髄膜腫（腫瘍捺印，Pap 染色，×100）。楕円形核を有する紡錘形細胞（三次元では円盤状）が同心円状の渦巻き配列を示す。

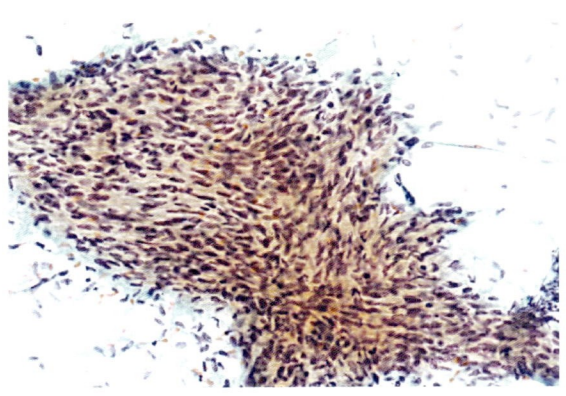

口絵 176　GIST（胃腫瘍捺印擦過，Pap 染色，×20）。紡錘形の細胞が束になって走行。核形は細長形ないし卵円体形で，染色性の濃淡はあるが異型性は乏しい。

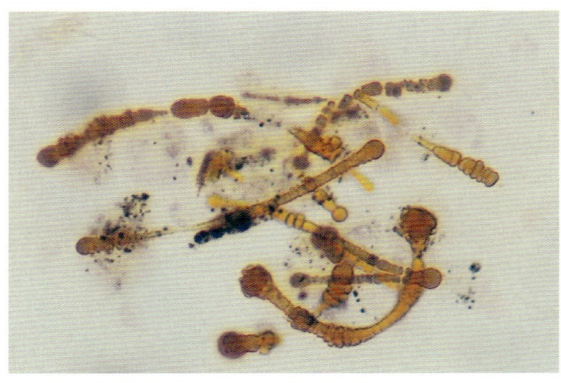

口絵 177　アスベスト小体（喀痰，Pap 染色，×40）。結晶は褐色で半透明。ところどころにくびれができ，伸展して太鼓のばち状を呈する。

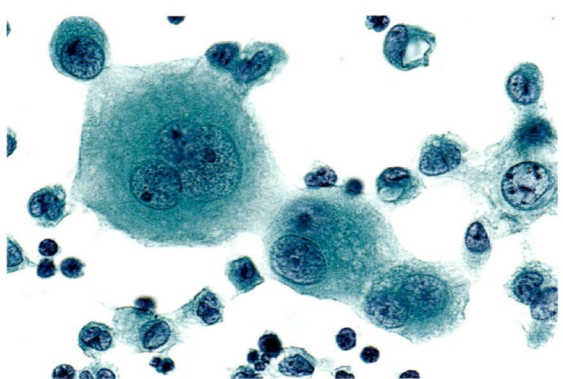

口絵 178　悪性中皮腫（胸水，Pap 染色，×100）。ときに核小体の目立つ大型の多核巨細胞が出現する。

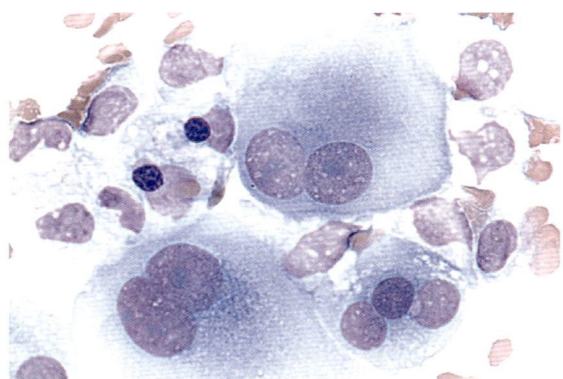

口絵 179　悪性中皮腫（胸水，Giemsa 染色，×100）。Giemsa 染色では核は一様な好塩基性を示す。2核ないし3核の細胞が目立つ。

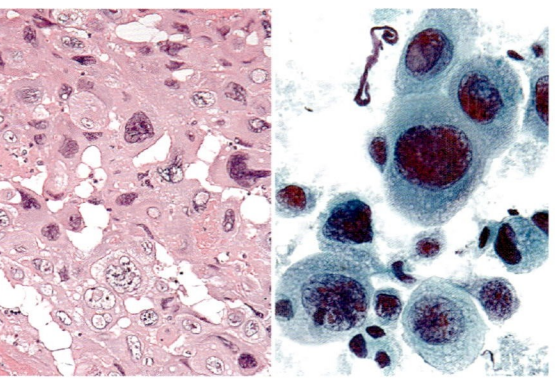

口絵 180　絨毛癌（左：腫瘍捺印，HE 染色，×40，右：子宮内容物捺印，Pap 染色，×40）。左：核の大小不同顕著。核内細胞質封入体が頻発。右：核は増大し，濃染。

はじめに

　細胞診断学は究極の病理形態学である。目標となる細胞所見の特徴を把握し正確な診断を下すためには，その起源と背景との関係を有機的に認識し，少ない情報の中で確実な所見をあぶり出して行くための基本的知識を修めていなくてはならない。それにはまず人体の解剖学・組織学の土台を細胞レベルで固め直す必要があり，そのうえで多くの実例を通して経験を積み重ねて行くことが肝要である。

　本書の前身『細胞診の手引』(1994年発行)が教科書として用いられてきた臨床検査技師養成課程の教育は多くの教育施設で行われているが，大学においては3年制の医療技術短期大学部から4年制の医学部保健学科検査技術科学専攻に様変わりする流れが，最終的に北海道大学など4大学の昇格が実現することで収束した。そして，2004年から保健学科学生が入学することとなったが，その頃から教科書改版の模索は始まっていた。おりしもそれは21世紀を迎えて国際細胞学会が婦人科領域における細胞診標本の取扱い基準にベセスダシステム(TBS)2001なる改定を加えたことの影響が，わが国の細胞診の診断基準にも微妙な変化として現れ始めた時期でもあった。

　この新しい時代に対応するための基本方針として，私どもの間では『細胞診の手引』のスタイルを踏襲して改訂第2版を作るのか，それともまったく新しい形のものとするのかが大きな議論となった。そうした中で，類書ではほとんど見られてこなかった新たな視点で教科書を作り直すことに挑戦しようという機運が高まってきた。その挑戦は，これまでの教科書における病変の記述が概ね臓器系ごとに縦断した形で行われてきたことに対して，臓器は異なるが同類の病変をまとめて論じる臓器系横断的な記載を基本とすることであった。具体的には，例えば扁平上皮癌であれば扁平上皮癌としての臓器系を超越する共通所見を挙げたうえで，臓器系ごとの特異的所見を付加する形を基本として章立てを考えることにしたのである。

　このような背景のもとで前書の執筆者を大幅に入れ替えてスタートしたのではあったが，まず乗り越えなければならなかったのは，いかに前書の記述との視点を変えるかについての執筆者自身の意識改革であった。同時に私どもは北海道外の医学教育関係の先生方にも参加をよびかけ，幸いにも最も基礎的な部分である第2章「細胞の基本構造」を新潟大学牛木辰男教授にご担当いただけることとなり，冒頭に掲げた基本的知識の再修得を重視する本書の価値を大いに高めることができたと自負している。

　具体的な作業に入ったのは2005年後半であり，当初は編著者2人が相次いで北海道大学の勤務を終える2007年までに刊行の予定であった。しかし，編著者の定年前後の残務整理その他様々な事情が重なって，ついに4年の歳月を費やすこととなった。

　この間の危機的状況をなんとか乗り越えてこのたびの刊行に漕ぎつけられたのは若手の

執筆陣の粘り強い奮闘と新しい教科書を待ち望む学生諸氏および旧同僚の先生方や卒業生諸氏の温かい声援のおかげであり，あらためて関係各位に感謝の意を捧げる次第である。

なお，本書の口絵には可能な限り新しいものを採用したが，一部前書のものを用いていることをご了承願いたい。基本的に写真の倍率は対物レンズのものであり実効倍率ではないこと，およびトリミングなどの作業過程でやや拡大が変わり修正が加わったものがあることを念頭においていただけると幸いである。また，従来から染色法の教科書の中で正統的に用いられているPAS反応については，国家試験の中で用いられている頻度に鑑みてPAS染色と表現することにした。それらのことを含めて道外の先生方からも貴重なご意見と写真をお送りいただいたが，編集の都合上，最終的には割愛させていただいた場合があることもご報告かたがたお詫び申し上げる。

本書はあくまでも教科書である。ただし，これ以上高価にできないという経済的制約の中で写真の数は十分とは言えず，これまでにないスタイルに挑戦したことの評価はこれからであり，また専門用語の説明も必ずしも初学者にこなれやすい状態にはなっていないかもしれない。それらを含めた本書の問題点については，実際に教育をご担当下さる指導者にご指摘，ご批判をいただいて，将来の改版ないし補遺に備えたいと考えている。

何はともあれ学生諸氏には，既に履修を終えた解剖学・組織学を再度細胞レベルから見直しながら，1枚ずつ地道に標本と向き合う作業を重ねていただきたい。その中から多くの俊英がこれからの医療を支える臨床細胞検査の担い手として育つことを切に願うものである。

最後に，『細胞診の手引』から引き続き担当し，難産の苦しみをともに味わいながら，辛抱強く支えていただいた北海道大学出版会・成田和男氏の適切な助言と尽力に厚く感謝したい。また校正でお世話になった杉浦具子氏と添田之美氏にもお礼申し上げる。

2009年7月25日

編者を代表して　中村仁志夫

目　　次

口　絵
はじめに

第Ⅰ部　総　論

第1章　細胞診の意義　3

第2章　細胞の基本構造　7

1. 細胞膜　7
2. 細胞質　8
3. 細胞小器官　8
   ミトコンドリア 8/リボゾーム 9/小胞体 9/ゴルジ装置 9/ライソゾーム（リソゾーム，水解小体）10/ペルオキシゾーム 10
4. 細胞骨格　10
   微細管 10/マイクロフィラメント 10/中間径フィラメント 11
5. 核　11
   核膜 11/クロマチン 11/核小体 11
6. 接着装置　12
   タイト結合 12/中間結合 12/デスモゾーム 13/ギャップ結合 13
7. 細胞周期とそれに伴う細胞の変化　13
   G_1 期 13/S 期 14/G_2 期 14/分裂期（M 期）14

第3章　組織の基本構造　15

1. 上皮組織　15
   単層扁平上皮および内皮と中皮 15/単層立方上皮 16/単層円柱上皮 16/重層扁平上皮 16/重層立方上皮 16/重層円柱上皮 17/移行上皮（尿路上皮）17/多列円柱上皮 17
2. 結合組織　17
   疎性結合組織 17/密性結合組織 18/細網組織 18/脂肪組織 18/軟骨組織 19/骨組織 19/血液細胞（血球）19/筋組織 20/神経組織 21
3. 女性生殖器の細胞・組織の基本構造　23
   女性生殖器の構造 23/女性生殖器の細胞 24/女性ホルモンの変化が腟，子宮頸部の細胞に及ぼす影響 26/月経周期が子宮内膜に及ぼす影響 26/妊娠に伴う細胞の変化 27/内分泌細胞診の評価 28
4. 呼吸器系の基本構造　29
   呼吸器の組織 29/呼吸器の細胞 29

5. 消化器系の基本構造　30
   口腔の概要 30/消化管の概要 31/消化管の細胞・組織の基本構造 31/肝・胆道・膵の細胞・組織の基本構造 33
6. 泌尿器系の細胞・組織の基本構造　34
   腎 34/尿管 36/膀胱 36/尿道 36
7. 内分泌系の細胞・組織の基本構造　37
   松果体 37/下垂体 37/甲状腺 37/上皮小体 37/副腎 38/精巣と付属性腺 38

第4章　細胞・組織の傷害・障害に伴う変化　41

1. 変性・萎縮・壊死　41
   変性 41/萎縮 41/壊死 41
2. 修復と再生　41
   修復細胞(再生上皮) 42/予備細胞とその過形成 42/肉芽 42
3. 化生　42
   一般的化生 43/女性生殖器系の扁平上皮化生 43/化生と腫瘍 43/炎症性変化 43
4. 放射線による細胞・組織の変化　44
   急性効果 44/遅延性効果 44/照射後異形成 45/癌再発 45
5. 薬剤による細胞・組織の変化　45
   薬剤性肝障害 45/薬剤性腎障害 45/薬剤性肺障害 45/経口避妊薬などホルモン薬の女性生殖器系細胞診への影響 46/ホルモン以外の薬剤が女性生殖器に及ぼす影響 46/化学療法による癌細胞の変化 46/ネクローシス 46/アポトーシス 46

第5章　検体採取法　49

1. 自然検体　49
   喀痰 49/自然尿 49/乳頭分泌物と皮膚病変 49
2. 吸引検体　49
   洗浄尿とカテーテル尿 50/消化管の分泌物，吸引液 50/気管支肺胞洗浄(BAL) 50/体腔液(胸水，腹水，心囊液など) 51/脳脊髄液 51/骨髄，リンパ節 52
3. 新鮮材料細胞診　52
   針穿刺吸引法 52/擦過法 53/生検組織捺印(スタンプ法) 54/液体処理標本と塗抹標本 54

第6章　標本作製・固定・染色　57

1. 標本作製　57
   ひきガラス法(末梢血液式塗抹法) 57/捺印塗抹法 57/擦り合わせ塗抹法 58/集細胞塗抹法(オートスメア法) 58/圧挫塗抹法 58/セルブロック法 59/その他 59
2. 固　定　59
   湿固定 59/乾燥固定 59/コーティング固定 59

3. 細胞診検査における染色　59
　　細胞診検査で用いられる一般的染色 59/細胞診検査で用いられる特殊染色 59/細胞診検査における免疫組織(細胞)化学染色 59

第7章　標本観察法　67

1. 顕微鏡観察の基本　67
　　顕微鏡の扱い方 67/スクリーニングの基本的考え方 67/スクリーニングの実際 67
2. 所見の読み方の基本　68

第8章　細胞診の課題　69

1. 細胞診報告様式　69
　　婦人科(女性生殖器系) 69/呼吸器 75/乳腺・甲状腺・唾液腺など 76/泌尿器 77/その他 77

第II部　各　論

第9章　非悪性細胞の診断学　81

1. 感染症　81
　　ウイルス感染症 81/細菌感染症 84/真菌感染症 87/原虫・寄生虫感染症 89
2. アレルギー・免疫学的疾患　92
　　細胞診の対象となるアレルギー・免疫疾患 92/間質性肺炎 94
3. 代謝性疾患　95
4. 内分泌疾患　96

第10章　悪性腫瘍の細胞診断学　99

1. 癌　腫　99
　　扁平上皮癌 99/尿路上皮癌(移行上皮癌) 107/腺癌 109/神経内分泌細胞癌 129/未分化癌 136/胚細胞腫瘍と芽腫 138
2. 非上皮性悪性腫瘍(肉腫)　141
　　正常非上皮性細胞 141/非上皮性腫瘍 141/各組織の非上皮性腫瘍 144
3. 癌肉腫　162
　　定義 162/組織学的特徴 162/細胞診断学的特徴 162/各臓器の癌肉腫 162
4. 絨毛性疾患　163
　　胞状奇胎 163/絨毛癌 164/胎盤部トロホブラスト腫瘍 164/存続絨毛症 164

引用・参考文献　165
索　引　167
Index　179

第 I 部 総 論

第1章
細胞診の意義

　臨床診断は，詳細な病歴の聴取や診察ばかりでなく，内視鏡，放射線，超音波(エコー)，血液・尿化学，免疫学，細菌学，病理学など多くの分野の検査結果を総合して行われる。細胞診は，病理組織診とともに形態学的変化に重点をおき疾病を診断する重要な検査法であり，しばしば最終診断となることもある。病理組織診では主に組織構築の変化を観察対象とするが，細胞診では細胞形態の特徴的変化を主な観察対象とする。このため病理組織診では手術材料や生検材料の比較的大きな標本を必要とするが，細胞診では喀痰，尿，乳汁，胆汁，膵液といった自然分泌物や針穿刺吸引材料，擦過材料，組織のスタンプなど，病理組織診に比べれば少量の標本で用が足りる。したがって，検体の入手は病理組織診よりも比較的容易で，患者に対する侵襲は小さいが，診断能力には自ずと限界がある。このため，まず細胞診を行い，必要があれば病理組織診を追加することもしばしば行われる。病理組織診があらゆる疾患を対象とするのと同様に，細胞形態に特徴があれば，細胞診のみでもかなりの疾患を診断しうる。細胞診の対象としては，ウイルス，細菌，真菌，原虫，寄生虫などの感染症や免疫疾患，代謝性疾患，悪性腫瘍などが挙げられるが，細胞形態が正常細胞とは大きく異なる悪性腫瘍の診断に最も有用性がある。

　細胞診断学は確立された領域であるが，古典的な光学顕微鏡下の形態学にとどまらず，最近の細胞生物学や医用工学の進歩も取り入れられ発展しつつある領域でもある。細胞の癌化や悪性進展のメカニズムに関わる遺伝子異常やエピジェネティックな変化の解明が進み，Her2のようにそれらを表現する分子マーカーの検索が治療方針決定に応用されるようになっている。HPVの子宮頸癌との関係は確固としたものとなっており，これを踏まえた新しい細胞診断記述法であるベセスダシステムの導入が進められている。ベセスダシステムは細胞診断従事者と医療現場との間の双方向の情報交換をもたらすものであり，細胞診断の精度向上に大きく寄与することが期待される。またLiquid Based Cytology(LBC)すなわち液状処理検体を用いた細胞診断のための標本作製機器の開発は，細胞診断にパパニコロウ染色以外にも生物学的マーカーの検索や分子生物学的手法を取り入れることを容易にする道を開いたものとも考えられる。このように現在の細胞診断学，臨床細胞学は基礎的研究成果を臨床応用へと橋渡しする役目を負った，今後面白くなる領域であるといえよう。

　癌の自然史をみると，発癌に至る前には癌遺伝子や癌抑制遺伝子の変異や欠損が生じ，いわゆる前癌病変の時期を経る。この時期にも，細胞の形態変化や組織構築の変化がみられる。癌化後の癌はゆっくり発育し，剝離細胞診などで診断可能となるまでには長時間を要するが，その後は急速に発育し，癌死に至ると考えられている。この過程は，腫瘍の大きさや進展度(T)，リンパ節転移の程度(N)，遠隔転移の有無(M)により臨床病期に分けられる(基本的には，Ⅰ期，Ⅱ期，Ⅲ期，Ⅳ期)。主に臨床病期により治療法が選択されるが，一般的には，Ⅰ期からⅣ期に向かって病勢が進行すると考えられ，予後が悪くなる。

　臨床病期による5年相対生存率の差は原発臓器によってかなり異なる。主要臓器癌の中でも食道癌，肝癌，肺癌ではⅠ期の5年相対生存率はそれぞれ約80%，約56%，約77%で，Ⅱ期でもおおむね40%を超えているが，Ⅲ期，Ⅳ期のそれはいずれも約20%を切るという厳しい状況にある。一方，胃癌，大腸癌，女性の乳癌，および子宮頸部癌の5年相対生存率はⅠ期のみに限るといずれも90〜95%以上であり，Ⅱ期でもほぼ80%以上と高く，Ⅲ期，Ⅳ期と進むにつれて低くはなるが，全体では70%以上という値を示している。前立腺癌についてはⅠ期，Ⅱ期，Ⅲ期とも100%近い相対生存率を示すが，Ⅳ

期では50％を切っている（図1.1）。

　いずれにせよ，どの臓器原発の癌においても臨床病期Ⅰ期の早期に診断を行うことが生命予後に直結する大きな要素であり，このための手段として，細胞診の重要性はますます高まっている。

　癌の早期診断は大病院のみならず，一般の診療所での超音波診断やCT検査などの日常診療，職場ないし地域単位で行われる集団検診でのレントゲン検査および第1次スクリーニングとしての組織表面の擦過や分泌物の塗沫，あるいはそれに続く内視鏡下の生検などにより行われている。それらのうち，擦過標本や塗沫標本などの検体は，基幹病院の病理部または地域の医師会や対がん協会などの検査施設ないし病理組織検査センターなどに集められて細胞診が行われる。

　1928年パパニコロウ博士（Papanicolaou, 1883～1962）が腟スミアの細胞診による子宮頸癌の診断を発表し，今日の細胞診の歴史が始まった。

　しかし，細胞診が早期癌の発見に具体的に応用され効果を発揮するようになったのは，欧米でも1950年代になってからである。

　1957年国際婦人科細胞学会が創設された後，1961年に国際細胞学会（International Academy of Cytology, IAC）と改称されたのに伴い，1962（昭和37）年日本臨床細胞学会が設立された。その取り扱う内容は，婦人科領域，外科領域，内科領域，病理・病態領域にわたる細胞診であり，細胞診は癌検診の主要な実施手段の1つとして，子宮癌検診，肺癌検診，乳癌検診などで用いられてきている。こうした検診における細胞診の活用がこれらの癌の死亡率の減少に大きな役割を果たしていることは，まぎれもない事実である（図1.2）。

　また，これら体表から試料を得られる疾患に限らず，前立腺や甲状腺などを対象に穿刺吸引細胞診の手法も取り入れられ，そのための装置も考案された。その他にも内視鏡検査の際に採取される体液や組織片の一部も検索の対象となることがあり，細胞診の対象はけっして子宮癌や肺癌，乳癌に限定されたものではない。

　ちなみに部位別癌5年有病者推計においても，上記の癌の他，結腸癌，直腸癌などの増加が今後さらに見込まれていることから（図1.3），それらにも細胞診を応用していく必要性は十分にある。

　細胞診は細胞検査士と細胞診専門（指導）医との共

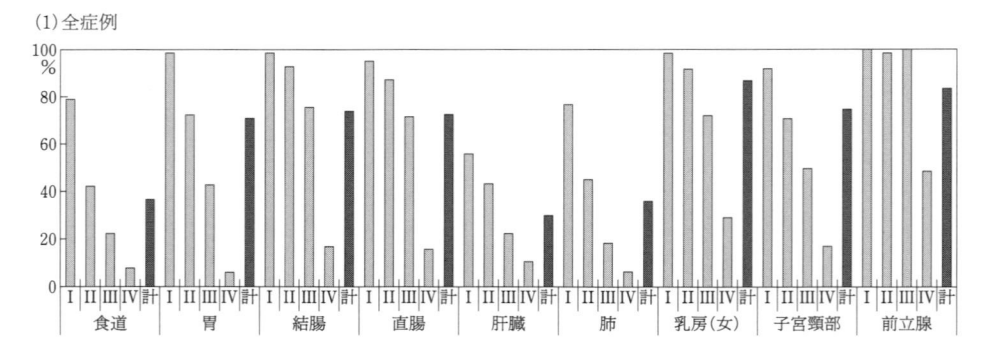

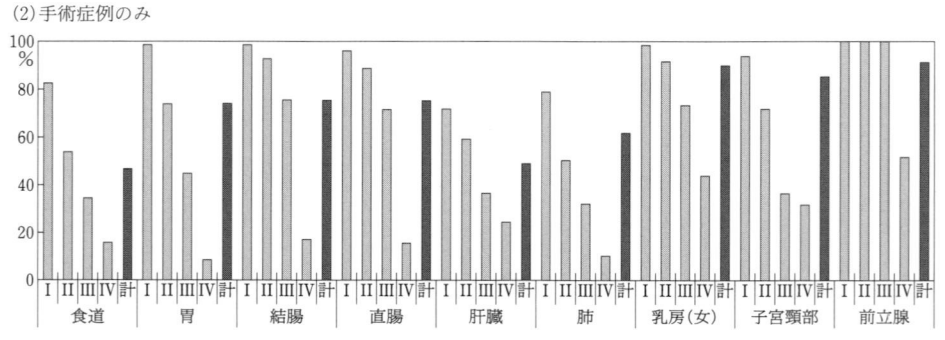

図1.1　臨床病期別男女計5年相対生存率（がん研究振興財団，2007より）

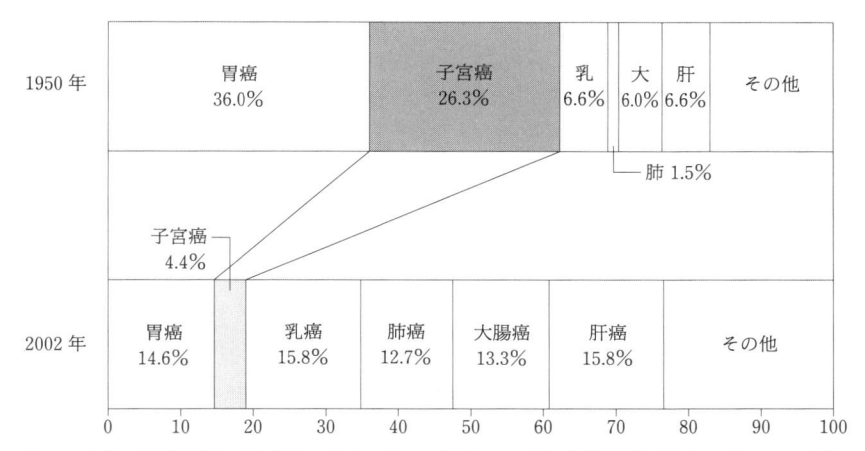

1950年では女性の悪性新生物死亡総数に対する率で子宮癌は26.3%,年齢調整死亡率31(人口10万比),死亡時年齢の平均は54.1歳であった.2002年度では子宮癌死亡は悪性新生物死亡総数の4.4%まで低下した.

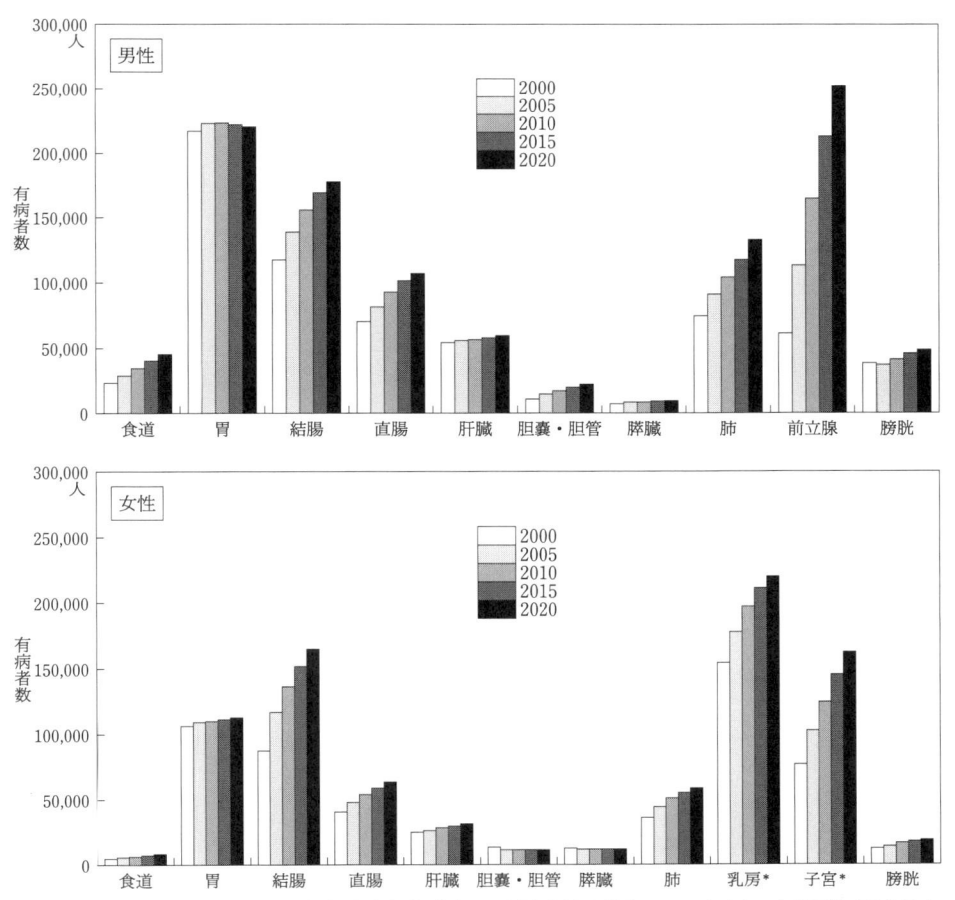

図1.2 癌死亡数の変遷(癌検診の効果:女性)

図1.3 15歳以上の部位別癌5年有病者数推計(がん研究振興財団,2007より).*乳房と子宮は上皮内癌を含む.

同作業によって日々行われる．細胞検査士資格は臨床検査技師の中で日本臨床細胞学会が認可している施設で教育を受けた者に細胞検査士試験が課され，これに合格した場合に与えられる．細胞診専門(指導)医資格は同学会が指定する研修を終えた医師(または歯科医師)に専門医試験を課し，その合格者が認定を受けることになっている．

　これらの専門資格にはいずれも国際免許の受験資格が付与されており，IAC が主催する資格認定試験は述語以外は日本語で受けることができ，わが国の資格認定試験をクリアした人たちの中から多くの合格者が生まれている．細胞診検査は機械処理の部分が少なく，時間と人手と熟練を要する検査である．したがって，少しの人為的ミスでも誤診につながるおそれがある．と同時に，患者の生命予後に直結する判定を自らの直接的責任において行う醍醐味を与えてくれる仕事でもある．

　最近では細胞形態診断ばかりではなく，遺伝子変異や癌遺伝子の発現に関する分子細胞学的な補助診断法も加えられ，治療法の選択や治療効果の判定にまでせまる努力が重ねられている．しかし，基本はあくまでも細胞の形態学的分析にあり，的確な方法で採取，固定，染色，保存が行われた多数の標本を綿密に観察した経験に基づいて得られる眼力にまさるものはない．

　現代のわが国の細胞診は，その担い手である病理医ないし細胞診専門医(指導医，約 2,000 名)と，トレーニングを積んだ細胞検査士(サイトスクリーナー，日本臨床細胞学会認定，約 6,000 名)によって年間 1,600 万件以上の検体が顕微鏡下に検索されている．これら細胞診検体の形態学的スクリーニングを行う細胞検査士には細胞診断技術向上のためのたゆまぬ研鑽が常に求められている．

第2章
細胞の基本構造

　細胞 cell は，生物における構造と機能の最小単位である．細胞の大きさは一般に直径 10〜30 μm 程度なので，単純計算をすると，人体は約60兆個の細胞で構成されていると考えられる．細胞の形は，周囲に影響されない場合は球形に近いものが多いが，実際には隣の細胞と接することで多面体をつくるものが多い．また精子のように鞭毛をもった細胞，神経細胞のように複雑な突起をたくさん出した細胞などもある．さらに白血球のように刺激や環境により形を自在に変える細胞もあるので，それぞれの細胞の特徴的な形を理解しておくことは重要である．

　個々の細胞は，いわば水袋のような構造をしており，基本的には原形質 protoplasm という液体が，細胞膜 cell membrane という薄い膜に包まれてできている．一般に細胞（いわゆる真核細胞）の内部には，さらに光学顕微鏡で識別できる核 nucleus という構造が存在しており，核の中の原形質を核質 nucleoplasm，それ以外の原形質を細胞質 cytoplasm と区別している（図 2.1）．

　細胞質は光学顕微鏡では比較的均質にみえるが，その中には様々な細胞小器官 cell organelles がつまっている．これらの細胞小器官の存在と微細構造は主に電子顕微鏡によって明らかにされたものである．しかし，現在では，各細胞小器官についての様々な標識物質がみつかってきており，光学顕微鏡でもその局在はある程度解析可能になってきている．

1　細胞膜 cell membrane

　細胞膜を電子顕微鏡でみると，厚さ 9 nm ほどの薄い膜でできている．強拡大でみると暗・明・暗の3層構造をしているようにみえるが，この膜の構造はミトコンドリアやゴルジ装置などの細胞小器官をつくる膜と共通しており，まとめて「単位膜 unit membrane」と呼ぶことがある．

　細胞膜は生化学的には脂質（リン脂質とコレステロール），タンパク質，糖質でできている．このうち，リン脂質が疎水基を内側に向けて2重層を形成し，その中にタンパク質が氷山のように埋まっている．タンパク質の多くは脂質2重層を貫通する内在

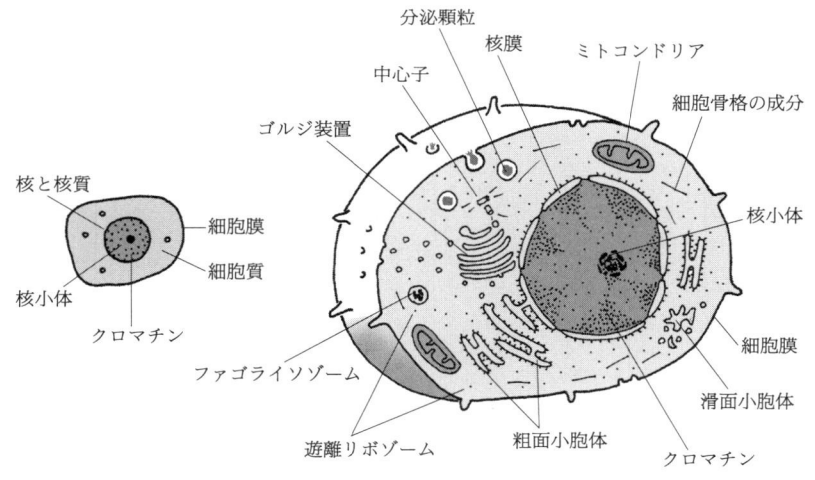

図 2.1　光学顕微鏡（左）と電子顕微鏡（右）で見た細胞

性の膜タンパク質で，イオンチャネルや輸送タンパク質を構成する。糖鎖は，細胞外に面する膜タンパク質や脂質の表面に付着しており，電子顕微鏡でも糖衣としてみえることが多い。

2　細胞質 cytoplasm

細胞内の核以外で液体の詰まった部分を細胞質と呼ぶ。細胞質は，水分に無機質や有機質が溶けたゾル状の物質（サイトゾル cytosol）でできており，その中に細胞小器官や細胞骨格成分が入っている。

3　細胞小器官 cell organelles

細胞小器官には，ミトコンドリア，リボゾーム，小胞体，ゴルジ装置，ライソゾーム，ペルオキシゾームなどが知られている（図2.2）。

3.1　ミトコンドリア
mitochondria（単数は mitochondrion）

ミトコンドリア（糸粒体）は細胞質中に散在する糸状や顆粒状の小器官である。生きた細胞を位相差顕微鏡で観察すると，このミトコンドリアが細胞内を動き回る様子が観察できる。また古典的な染色（ヤヌスグリーン，ルクソールファーストブルー染色など）や，最近では種々のミトコンドリアマーカー（MitoTracker など）により，普通の光学顕微鏡でも同定ができる。ミトコンドリアの大きさは，幅 $0.2〜0.5\,\mu m$，長さ $2〜5\,\mu m$ 程度のものが多い。

電子顕微鏡でみたミトコンドリアは，内外2枚の単位膜に包まれている（図2.3）。このうち内側の膜（内膜）は内方に向かってクリスタ crista（ラテン語で「櫛」の意）と呼ばれるひだ状の折れ込みをつくっている。内膜には電子伝達系や酸化的リン酸化に必要な酵素が埋め込まれており，基質（内膜の内側の部分）にはクエン酸回路の酵素が含まれている。これらの酵素により，ミトコンドリアは細胞活動のエネルギー源としてのATPを産生している。

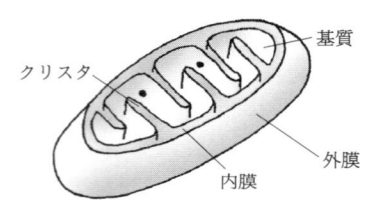

図2.3　ミトコンドリアの構造

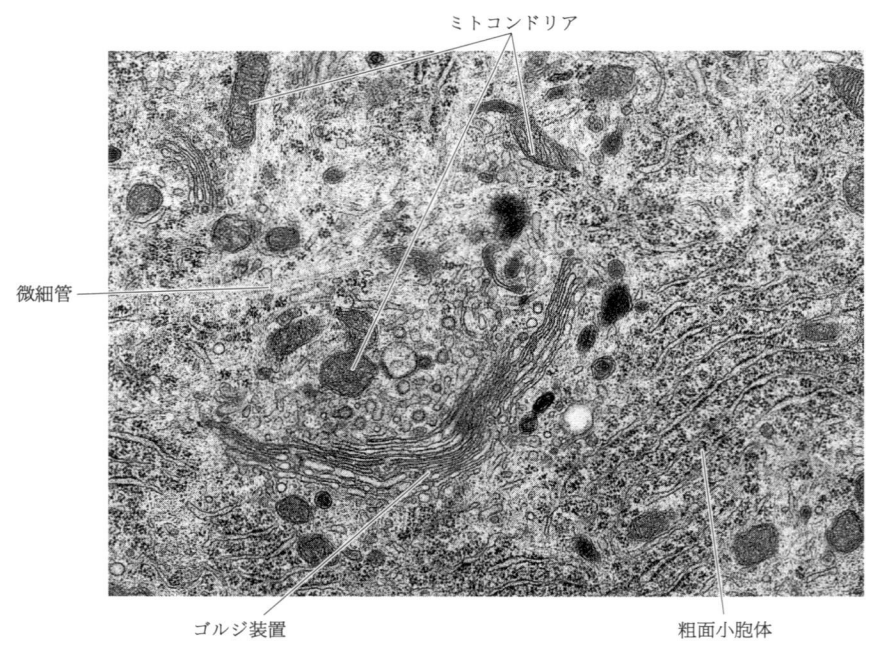

図2.2　電子顕微鏡でみた細胞小器官

1個の細胞に含まれるミトコンドリアの数は細胞の種類によって異なり、十数個から1,000個以上と様々である。一般に分泌細胞や吸収細胞などエネルギー消費が激しい細胞では数が多い。また、特にミトコンドリアが多い細胞（胃の壁細胞、破骨細胞など）では、HE染色でも細胞内にピンクの顆粒としてみえることがある。

3.2　リボゾーム ribosome

電子顕微鏡で細胞質を観察すると、直径15 nmの小顆粒が、砂をまいたようにみられる。これがリボゾームである。リボゾームは、細胞質に散在する遊離リボゾームと小胞体に付着する付着リボゾームとに分けることができる。いずれも大小の2個のサブユニットからなり、生化学的にはリボ核酸（RNA）とある種のタンパク質で構成されている。リボゾームはmRNAと結合し、その情報を翻訳しながらポリペプチドを合成する。遊離リボゾームも付着リボゾームも、電子顕微鏡では渦巻状に並んでみえることが多い。これはリボゾームがmRNAに数珠つなぎに結合し、タンパク質を合成する姿を現しており、ポリゾームとも呼ばれる。

このようにリボゾームはもともと電子顕微鏡で明らかになった構造であるが、リボゾームそのものは塩基性色素に強い親和性がある。そのため、細胞質にリボゾームが多く存在する細胞を光学顕微鏡で観察すると、ヘマトキシリンやトルイジンブルーで細胞質が青く染まってくる傾向がある。特に幼弱な細胞には遊離リボゾームが多いので、HE染色やギムザ染色で細胞質が青く染まってみえることが多い。

3.3　小胞体 endoplasmic reticulum（ER）

細胞内を電子顕微鏡でみると、細胞質内には単位膜で囲まれた管状ないし層状の構造物が存在する。この袋状構造物を小胞体と呼んでいる。小胞体は、粗面小胞体と滑面小胞体に分けることができる。

3.3.1　粗面小胞体
rough endoplasmic reticulum（rER）

小胞体の表面にリボゾームが付着しているものを、粗面小胞体という。粗面小胞体は通常扁平な袋のような形をしており、複数の袋が層状に重なっていることが多い。粗面小胞体において付着リボゾームが合成したペプチドは、粗面小胞体の膜の中に埋まるか、袋の中に蓄えられる。こうして、粗面小胞体は、膜の中で使うタンパク質や、細胞外に分泌されるタンパク質を合成するのに役立っている。したがって、粗面小胞体は、膵臓の外分泌細胞のように、タンパク質性の分泌物を活発に産生・分泌する細胞において非常によく発達している。こうした細胞では細胞質の中の粗面小胞体の密集部分がHE染色で青く（塩基性に）染まり、エルガストプラズム（「作業する原形質」の意）と呼ばれていた。

3.3.2　滑面小胞体
smooth endoplasmic reticulum（sER）

滑面小胞体は一般に複雑に分岐、吻合する小管状の構造をしている。滑面小胞体の機能は細胞の種類によって異なるが、これは膜に組み込まれた酵素の違いによるものと思われる。たとえば副腎皮質の細胞や精巣の間細胞などでは脂質の合成に、肝細胞では解毒に滑面小胞体が使われている。また、腎臓の尿細管上皮細胞ではイオン濃度の調節に、骨格筋細胞や心筋細胞では、筋収縮に重要なカルシウムイオンの貯蔵に使われている。光学顕微鏡では一般に識別ができない。

3.4　ゴルジ装置 Golgi apparatus

ゴルジ装置は、もともとイタリアの組織学者カミロ・ゴルジが1898年に銀染色法により発見したものである。その後、電子顕微鏡により存在が確かめられ、その微細構造が明らかになった。したがって、ゴルジ装置を光顕で観察するにはこれまでは硝酸銀やオスミウム酸による特殊な染色が行われてきた。しかし最近は、ゴルジ装置に特異的な抗体（golgin-97など）による免疫染色や、蛍光プローブによる生細胞での同定が可能である。

電子顕微鏡でみたゴルジ装置は、扁平な袋状の構造物が何層か積み重なった層板と、その周囲の小胞からなる（図2.4）。ゴルジ装置には極性があり、層板の片側には粗面小胞体から出芽した小胞が付着し、その反対側では小胞や分泌顆粒がつくられている。ゴルジ装置はタンパク質の加工、修飾、選別、濃縮を行う場である。つまり、粗面小胞体で合成されたタンパク質は、小胞としてゴルジ装置に運ばれてきて、ゴルジ層板の片側から反対側に向かって移動する間に、リン酸や糖が付加され、機能的な分子に修飾、加工される。これが分泌果粒、小胞、ライソ

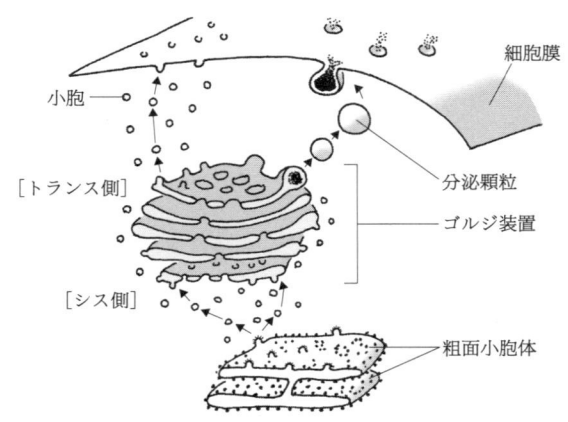

図2.4 粗面小胞体とゴルジ装置との関係

ゾームのいずれかに選別・梱包されて，ゴルジ装置を離れていくことになる。

3.5 ライソゾーム（リソゾーム，水解小体） lysosome

ライソゾームは膜で包まれた直径約 $0.5\,\mu m$ の袋で，その中にはグリコシダーゼ，酸性ホスファターゼ，エラスターゼ，カテプシン，カルボキシペプチダーゼなどの複数の加水分解酵素が含まれている。いずれも酸性領域で働く酵素であるため，袋の中は酸性になっている。このライソゾーム酵素は細胞の外から取り入れた異物や微生物の消化や，細胞自身の老朽化した部分の消化などに役立っている。

ライソゾームは，マクロファージ（大食細胞）や好中球のように異物を貪食する機能が大きい細胞で，特によく発達している。こうした細胞では，食作用により細胞内に取り込まれた袋（ファゴゾーム）とライソゾームが癒合したファゴライソゾームが多数認められる。

ライソゾームの同定にはライソゾーム酵素を組織化学的または免疫組織化学的に同定する必要がある。

3.6 ペルオキシゾーム peroxysome

電子顕微鏡ではライソゾームとよく似た構造であるが，袋の中に過酸化水素を合成するオキシダーゼ酵素や，分解するカタラーゼを含む膜小器官がある。これをペルオキシゾームという。ペルオキシゾームは，脂質代謝や解毒に関与していると考えられており，肝細胞や腎臓の尿細管の細胞に多くみられる。

4 細胞骨格 cytoskeleton

細胞の中には，上で述べた細胞小器官の他に，タンパク質でつくられた線維状の構造物が存在する。これらは，細胞内で三次元的な網目構造をつくり，細胞の形態保持に役立っているので細胞骨格と総称される。電子顕微鏡で明らかになった細胞骨格は，微細管，マイクロフィラメント，中間径フィラメントの3つの要素からできている。

4.1 微細管 microtubules

微細管は直径約 25 nm の中空性の細管で，チュブリンと呼ばれる球状タンパク質が規則正しく配列してできている。微細管にはプラス端とマイナス端があり，マイナス端は核の近くにある中心小体 centrosome と呼ばれる構造に付着している（図2.5）。この中心小体は2個の中心子 centriole でできており，それぞれの中心子は3本1組の短い微細管が9組束ねられた構造をしている。こうして中心小体は，細胞質内に広がる微細管を束ねて，その配列や維持の中心的な役割を担っている。また，中心小体は，細胞分裂の際の紡錘体の形成に関与する。

細胞内に分布する微細管そのものは，細胞の機械的な支持の他に，細胞小器官や小胞の細胞内輸送に役立っている。これには，モータータンパク質（キネシンやダイニン）が関与しており，小胞に結合したモータータンパク質が微細管の上を滑ることにより，能動的な輸送が行われる。また，微細管は，鞭毛，線毛の運動にも関わっている。

4.2 マイクロフィラメント microfilaments

マイクロフィラメントは太さ 6 nm の線維で，ア

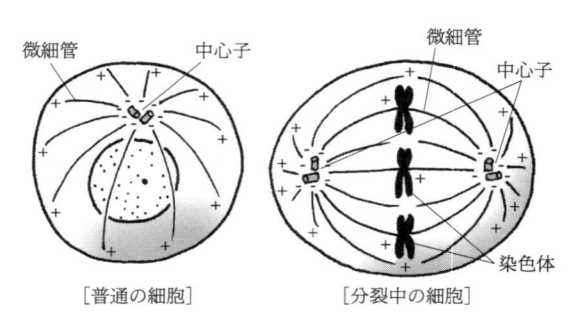

図2.5 微細管と中心子

クチンというタンパク質を主成分としているので，アクチンフィラメントとも呼ばれる。球状のアクチン分子（Gアクチン）が数珠状に連なって線維状タンパク質（Fアクチン）となり，これが2本らせん状にまきついてできている。マイクロフィラメントは，筋細胞ではミオシンとともに筋フィラメントをつくり，筋の収縮に関与する。一方で，マイクロフィラメントは様々な細胞の細胞質にも分布しており，微絨毛の芯をつくったり，細胞接着の機械的支持に使われたり，細胞突起の運動に関与したりしている。

4.3　中間径フィラメント
intermediate filaments

中間径フィラメントは，太さ約10 nmのフィラメントの総称で，微細管とマイクロフィラメントの中間の太さであることからこの名がある。中間径フィラメントは，細胞の三次元的な構造を構築し維持するのに役立っており，細胞間の接着装置（デスモゾーム）の補強としても使われる。

中間径フィラメントを構成するタンパク質は細胞によって異なっており，その種類を免疫組織化学的に区別することによって，腫瘍細胞の母組織を同定することにも役立つ。主な中間径フィラメントと細胞との組み合わせを挙げると，ケラチンは角化扁平上皮に，デスミンは筋細胞に，ビメンチンは線維芽細胞や内皮細胞に，グリア細線維酸性タンパク質（GFAP）は神経グリア細胞に，ニューロフィラメントタンパク質は神経細胞にそれぞれ存在している。

5　核 nucleus

分裂間期にある細胞では，細胞の内部に核が存在する。一般に核は細胞のほぼ中央に存在することが多いが，細胞本来の機能や状態によっては著しく偏在することもある。核はDNAを格納し，必要に応じてDNAからRNAを転写するのに役立っている。通常，1個の細胞には1個の核がある。しかし，骨格筋細胞や破骨細胞では複数の核が存在し，逆に成熟赤血球には核がない。また好中球（白血球の一種）の核は1個であるが，数箇所でくびれて分葉核をつくるので，複数の核があるようにみえる。

光学顕微鏡で核をみると，核膜とその内部の核質 nucleoplasm が区別できる。核質にはさらにクロマチン（染色質）と核小体が区別できる。

5.1　核膜 nuclear membrane

光学顕微鏡では核を包む1枚の膜にみえるが，電子顕微鏡では内核膜と外核膜という2枚の膜とその間にできた隙間（核膜腔）でできている（図2.6）。この内核膜と外核膜はところどころでつながり，核膜孔 nuclear pore という小さな孔をあちこちでつくっている。この核膜孔を通じて核の内外の物質の交通が可能である。

5.2　クロマチン chromatin

染色質とも呼ばれ，塩基性色素に濃染するヘテロクロマチン（異染色質）heterochromatin と，淡染するユークロマチン（正染色質）euchromatin を区別することができる。両者ともDNAとタンパク質（主にヒストン）の複合体による糸状構造（クロマチン線維）でできているが，ヘテロクロマチンの部分ではクロマチン線維が密集（凝縮）し，ユークロマチンの部分ではクロマチン線維がほぐれて分散しているようにみえる。

一般にヘテロクロマチンは核膜付近と核小体周囲に多く，正常細胞では顆粒状のものが比較的均等に分布していることが多い。一方，ユークロマチンはそれらの間に分布し，DNAの合成（転写・複製）と代謝が活発な部分に相当すると考えられている。したがって，比較的核質が明るくみえる細胞においては，増殖性が高い場合があることを認識しておく必要がある。

なお，女性では核膜に接して性クロマチン sex chromatin という大きなヘテロクロマチンの塊を認めることがある。これは女性がもつ2個のX染色体のうち1個が不活化された状態にあることを反映している。たとえば女性の好中球（多形核白血球）では，この性クロマチンが太鼓ばち drumstick 状の突起（バー小体 Barr body）として認められることが多い。

5.3　核小体 nucleolus

核小体は，普通の細胞の核に1〜2個の塊として認められる。核小体はヒストン，酵素，RNAなどからできており，リボゾームタンパク質や，リボゾームRNAをつくっている。正常組織では多量の

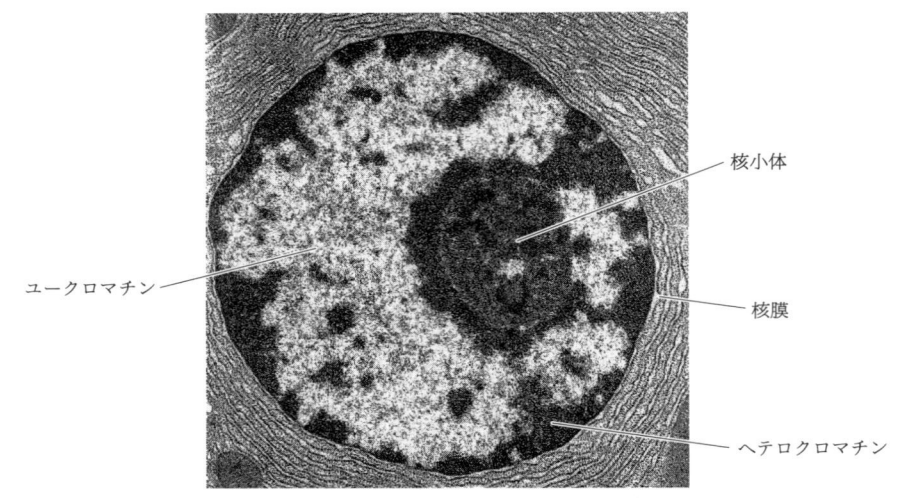

図2.6 電子顕微鏡でみた核

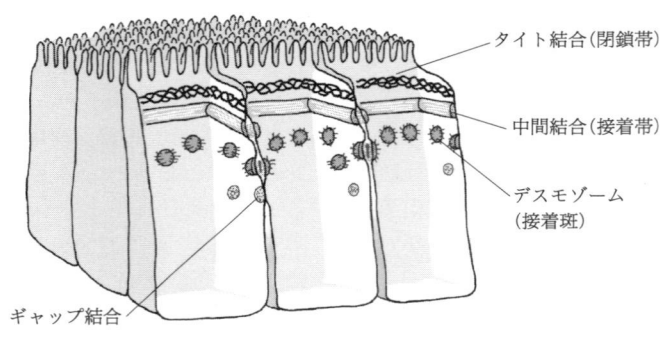

図2.7 接着装置を示す模式図

タンパク質合成をする肝細胞や筋細胞で発達していることが多いが，腫瘍細胞で核小体が大きく目立つ場合には，タンパク質合成が盛んであることを示している可能性がある。

6 接着装置 junctional apparatus

細胞によっては細胞同士が接着するものがある。その際に使われる細胞膜の特殊な構造を接着装置と呼ぶ。普通の光学顕微鏡標本ではわからないが，電子顕微鏡で調べてみると次のような何種類かの接着装置があることがわかる（図2.7）。

6.1 タイト結合 tight junction
隣り合う細胞膜同士をぴったり癒着させるような結合をタイト結合という。上皮細胞によく発達しており，細胞の側面をぐるりと帯状に取り巻いていることが多いので閉鎖帯 zonula occludens とも呼ばれる。細胞の頂上側と基底側を隔てるバリアとして役立っている。癒合した細胞膜の部分には特殊な膜タンパク質（オクルーディンやクローディン）が存在し，2枚の膜をつなぎ止めるリベットのような役目をしていることが知られている。

6.2 中間結合 intermediate junction
上皮細胞のタイト結合（閉鎖帯）のすぐ下方にはマイクロフィラメントの裏打ちをもった細胞膜の領域がある。この部分の細胞膜にはカドヘリンという糖タンパク質が存在し，これにより隣り合う細胞膜同士を接着している。中間結合が細胞の側面をぐるりと帯状に取り巻いている場合は，接着帯 zonula adherens と呼ぶことがある。この接着装置においては，隣り合う細胞膜は癒着せず，20～90 nm の隙間をつくっているので，タイト結合のようなバリアと

しての性格はもたないが，機械的な補強に役立っている。

6.3　デスモゾーム desmosome

円盤状の接着装置で，細胞同士をつなぐボタンのように機械的な補強に役立つ接着装置である(図2.8)。接着斑 macula adherens とも呼ばれる。デスモゾームでは，細胞膜の細胞質側に付着板と呼ばれる裏打ち構造があり，そこに中間径フィラメントが集まって突き刺さっているようにみえる。デスモゾームにおいても隣り合う細胞膜は癒着せず，35 nm 程度の隙間をつくり，その間にもやもやした構造がみえるが，ここに数種類のカドヘリン(デスモグレインなど)が存在することが知られている。

6.4　ギャップ結合 gap junction

電子顕微鏡で見たこの結合はタイト結合とよく似ており，隣り合う細胞膜同士は近接してほとんど癒合しているようにみえる。しかしタイト結合のように細胞の全周を取り巻くことはなく，円盤状をしていることが多い。この結合の部分の細胞膜にはコネクシン connexins と呼ばれるタンパク質が埋まっている。このタンパク質は六量体となることで低分子を通過させることができるトンネルをつくることができる。これにより接着する2枚の細胞膜を貫く通路ができて，接着する細胞間のイオンの交換が可能となっている。その結果，ギャップ結合をもつ細胞同士は，同調した活動が可能となる。

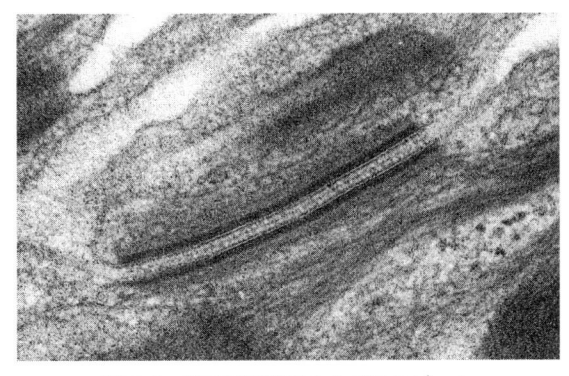

図2.8　電子顕微鏡でみたデスモゾーム

7　細胞周期 cell cycle とそれに伴う細胞の変化

細胞は細胞分裂により，自己の細胞を複製・増殖させることができる。1個の受精卵からはこのような細胞分裂が繰り返されて，個体ができあがる。一方で，成人の体を構成する細胞においては，細胞分裂を繰り返す細胞(いわゆる生殖細胞や幹細胞)と，分化してもはや細胞分裂を行わない細胞(神経細胞など)が存在する。

細胞が細胞分裂を繰り返す際の一連の過程は，細胞周期 cell cycle と呼ばれる(図2.9)。一般に細胞周期は，間期 interphase(G_1期，S期，G_2期)および分裂期 mitotic phase(M期)に分けられ，G_1期→S期→G_2期→M期→次のG_1期，というように一方向性に回転し，戻ることはない。哺乳類では一般に8～30時間で細胞周期が1周するといわれているが，この時間軸はG_1期とG_2期の長さによって決まっている。しかし，分化の方向に向かった細胞は，この細胞周期からはずれて増殖を休止するようになることが多い。こうした細胞は，静止期(G_0期)と呼ばれる時期にあると考えられる。体の中で正常な機能を営む細胞の多くは，このG_0期にある。一方で，癌細胞では正常のコントロールを逸脱して，無制限にこの細胞周期を回り続けることができる。

7.1　G_1期 G_1 phase

G_1期は細胞間期の中のDNA合成前期にあたり，細胞分裂(M期)の後に続く時期である。細胞はいわゆる普通の形状をとり，盛んにRNAを合成し，また次の細胞周期に必要な調節タンパク質や酵素を合成している。G_1期の長さは細胞型によって大きく異なっているのが特徴で，典型的なG_1期は8～

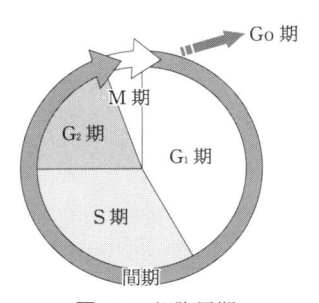

図2.9　細胞周期

10 時間程度であるが，数日，数週間，あるいはもっと長くここにとどまるものも多い．これは，G_1 期から G_2 期に移行するところに，次の分裂を決めるスタートポイント（R 点）が存在することと関係している．このポイントを超えると，細胞はすみやかに S 期に進入し，続けて G_2 期，M 期へと進み，次の G_1 期に戻ってくることになる．

7.2　S 期 synthetic phase

S 期は DNA 合成期にあたり，核内の DNA が細胞分裂のために複製される時期である．S 期は 6〜8 時間ほどを要し，この時期の最後に，細胞は通常の 2 倍の DNA をもつようになる．つまり，体細胞は S 期の前には 2 倍体（2n）の DNA 量をもつが，分裂に先立って S 期に 4 倍体（4n）の DNA 量をもつことになる．

7.3　G_2 期 G_2 phase

G_2 期は DNA 合成後期ともいわれ，2〜5 時間を要する．この時期には，細胞分裂に必要な RNA とタンパク質が合成され，有糸分裂のためのエネルギーが蓄えられる．また，微細管の成分であるチュブリンが合成される．さらに，この時期に DNA 複製にエラーがないかがチェックされ，必要に応じてその修正が行われることがわかっている．

7.4　分裂期 mitotic phase（M 期）

分裂期は，前期，前中期，中期，後期，終期の 5 段階に分けられる．これに要する時間は 1〜3 時間程度である（図 2.10）．

前期では，染色質が凝縮して染色体が現れる．またこの時期に核小体は消失する．

前中期では，核膜が崩壊し消失するとともに中心体が細胞の両極に移動し，紡錘体が形成されるようになる．しかし，染色体はまだ細胞内で無秩序に配列している．

中期になると，染色体はさらに強く凝縮し，紡錘体の赤道上に整列するようになる．この時期の染色体は 1 対の染色分体からなり，紡錘糸が付着するための動原体が染色体の狭窄部に存在する（図 2.11）．つまり，中期の染色体は紡錘体の中央に位置し，紡錘糸によって両極に引っ張られている状態にあるということができる．

後期は，染色体が紡錘糸によって細胞の両極に引き裂かれ，染色分体が分離して細胞の両極に移動するまでの時期である．同時に赤道部に分裂溝が出現し，細胞質の 2 分が始まる．

終期では紡錘糸が消失し，細胞質は完全に分裂する．染色体は脱凝縮して染色質に戻る．それとともに核膜が形成され，核小体も再形成されて，核が元の姿に戻り細胞分裂が終了する．

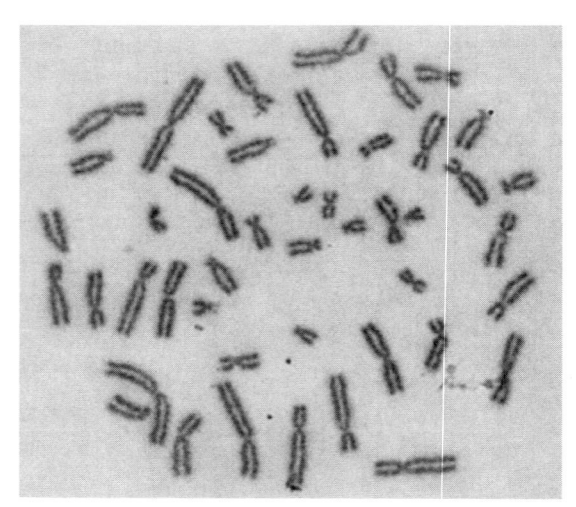

図 2.11　ヒトの染色体（分裂中期，男性）

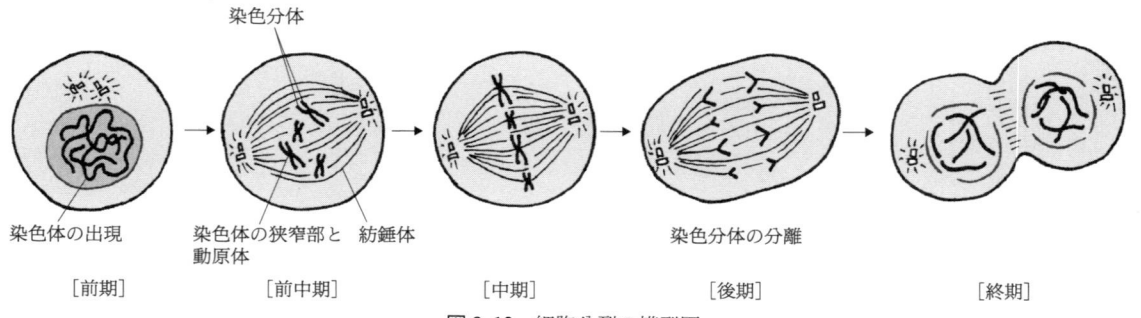

図 2.10　細胞分裂の模型図

第3章
組織の基本構造

　約200種類の細胞が様々な組み合わせで集合し，それぞれの器官（臓器）を構成するが，似通った構造と機能を有する細胞集団と細胞間質とを合わせて組織 tissue という．

　組織は基本的に上皮組織，結合組織，筋組織および神経組織の4種類に分けられる．このうち，上皮組織に対して後の3つをまとめて非上皮組織として区別することがある．

　この章では，前半で一般的な組織の基本構造について述べ，後半で細胞診における検索頻度の高い順に，女性生殖器系，呼吸器系，消化器系，泌尿器系および内分泌系の特徴的な事項について述べる．

1　上皮組織 epithelial tissue

　上皮には2つの役割を担うものがある．1つは体の外表面（皮膚），管腔（消化管など）の内表面（外界と通じ，空気や食物の流通に面している）を覆う，いわゆる被蓋上皮であり，もう1つは表面からくびれて深部に落ち込み，種々の物質の分泌を行う腺上皮である．

　発生学的には，表皮および皮脂腺，口腔や鼻腔の粘膜，角膜，涙腺，乳腺などの上皮は外胚葉 ectoderm 由来である．また，気管や気管支など呼吸器の上皮，胃や腸など消化管の上皮，肝や膵など消化腺の上皮は内胚葉 endoderm 由来である．そして尿細管や尿管など泌尿器の上皮，前立腺や子宮など生殖器の上皮は中胚葉 mesoderm 由来ではあるが，分泌や吸収の機能を有している．

　上皮組織の特徴は，細胞が隣接してシート状に並び，細胞同士が接着構造によって固く結合しているところにあり，細胞間隙が狭く，細胞間質がほとんどない．上皮とその下にある結合組織との境目には上皮細胞自体がつくる基底膜 basal lamina がある．

　上皮組織は扁平上皮，立方上皮，円柱上皮の3つに分類される．重なりにより1層の上皮細胞からなるものを単層上皮，2層以上のものを重層上皮という．これらを組み合わせて，単層扁平上皮，単層立方上皮，単層円柱上皮，重層扁平上皮，重層立方上皮，重層円柱上皮の6通りに分類される．ただし，重層扁平上皮と重層円柱上皮は最表層の細胞の形態で名称が決まることになっており，深層の細胞は立方形ないし円柱状である．これ以外に移行上皮（尿路上皮）や多列円柱上皮という特殊な上皮がある．

　一方，血管やリンパ管の内皮 intima，体腔（胸腔や腹腔）の内表面を覆う中皮 mesothelium（漿膜の細胞）などは，①中胚葉 mesoderm 由来であること，②単純な被覆ないし空間の分離，結合組織の伸縮との協調および組織間の摩擦の軽減など結合組織の機能の補填が主な役割であること，さらに③分泌や吸収などの能力に比較的乏しいことから，上皮組織に含めるよりは間質ないし結合組織の一部として非上皮組織に分類する方が，組織の特性に基づいた臨床細胞学的な理解に合致すると考えられる．

1.1　単層扁平上皮 simple squamous epithelium および内皮と中皮

　1層の扁平な細胞が敷き詰められた膜様の構造を示す．個々の細胞で中央部にある核は3次元的には円盤状で，細胞の周辺部よりごくわずか高まっている．組織切片の中で垂直に切られた断面では薄く細長い細胞の中央に梶棒状の核がみえる．しかし平面に押しつけられた細胞を直上からみると多角形の細胞の中心部に円形の核が存在している．この上皮の例としては，肺胞上皮がある（図3.1）．

　一方，血管やリンパ管の内皮，胸膜や腹膜の中皮（図3.2）などは，上述のように，たとえ形の上で単層かつ扁平な上皮様ではあっても，生物学的には中胚葉起源の間質の細胞・組織の機能を補填する役割を果たすため，腫瘍分類の場合など病理組織細胞学

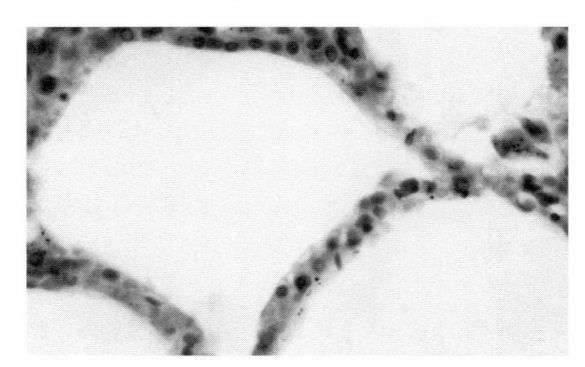

図3.1 肺胞上皮。単層扁平上皮の例

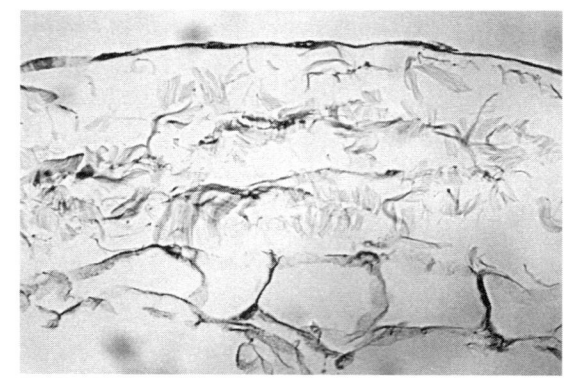

図3.2 腹膜の中皮構造。単層扁平上皮に膠原(コラーゲン)線維を伴う。図の最上部が腹膜表面にあたる。

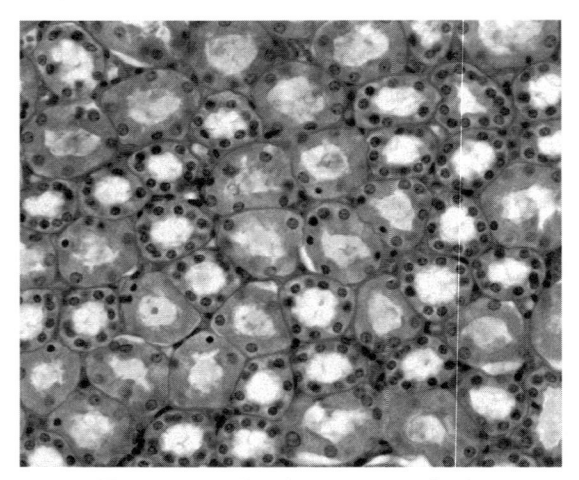

図3.3 腎尿細管上皮。単層立方上皮の例

的には非上皮組織の一部として扱われる。したがって，血管の内皮や胸膜・腹膜の中皮は形態学的には上皮に類似するが，細胞診の領域においては非上皮組織に含め，単層扁平上皮の例は肺胞上皮の他に腎のボウマン嚢の嚢上皮，ヘンレのループの細い下行脚の上皮細胞など，まがりなりにも物質の分泌や吸収に強く関わりを有する細胞のみに限っておくことが，混乱を避けるために重要である。

1.2 単層立方上皮 simple cuboidal epithelium

低い六角柱状の細胞が1層に並ぶ。縦断像でみると，四角形の細胞の中央に円形の核がみられる。この上皮細胞は甲状腺の濾胞上皮や腎臓の尿細管上皮(図3.3)などにみられる。

1.3 単層円柱上皮 simple columnar epithelium

丈の高い六角柱状の細胞が1層に並ぶ。縦断像では長方形の細胞質と円形ないし卵円形の核がみられ，核は中央またはやや基底側寄りにある。この型の上皮は胃や腸，胆嚢，消化腺など外分泌腺の太い導管などでみられる。このうち小腸の上皮や腎臓の近位尿細管上皮などは，自由表面に刷子縁と呼ばれる薄い層があり，そこに微絨毛と呼ばれる繊細な突起が存在する。気管，気管支，子宮，卵管，精巣輸出管などでは線毛がついている(図3.4，3.5)。

1.4 重層扁平上皮
stratified squamous epithelium

上皮細胞が幾重にも積み重なり，最深部の細胞だけが基底膜に接している。扁平な細胞は表層だけであり，深層の細胞は立方状～円柱状で，中層の細胞は多角形である。角化性のものと非角化性のものがあり，角化性のものは主に表皮でみられ，表層のものは核や細胞小器官が失われ，ケラチンで置き換えられて，もはや生きた細胞としての働きはない。非角化性のものは口腔や咽頭口部，喉頭，食道，腟の粘膜上皮などにみられる。扁平上皮と周囲組織との関連については，女性生殖器の基本構造(p.23)や扁平上皮癌の概論(p.99)を参照されたい。

1.5 重層立方上皮
stratified cuboidal epithelium

これは最表層の細胞が立方形を示すもので，2層の立方状の細胞からなる場合が多い。汗腺の導管などにみられる。

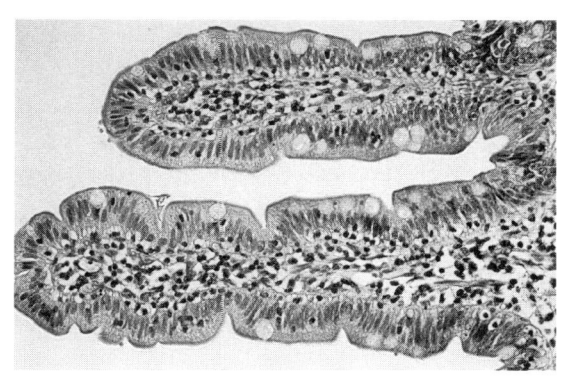

図3.4 小腸粘膜上皮。単層円柱上皮の例。ときに杯細胞が混じる。

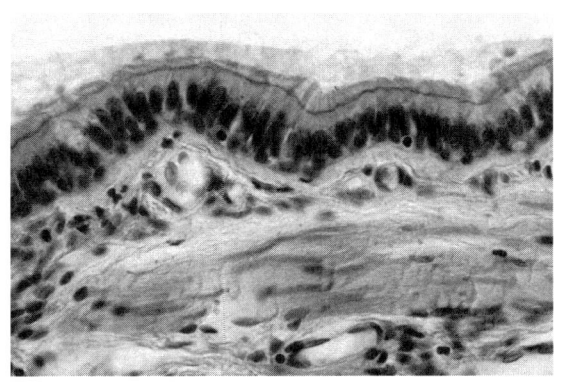

図3.5 気管粘膜。表層に多列線毛上皮がみられる。

1.6 重層円柱上皮
  stratified columnar epithelium

最表層の細胞が円柱状で，深層の細胞は多角形〜立方状である。この型の上皮は眼球の結膜，男性尿道の一部，外分泌腺の導管の一部などに限られる。

1.7 移行上皮 transitional epithelium
  （尿路上皮 urinary tract epithelium）

この上皮の存在は腎杯から尿管，膀胱の尿道の起始部までの尿路に限られている。移行上皮という呼称は，重層円柱上皮と重層扁平上皮との間を移行するという誤った認識に基づいて命名された。実際は特殊な単層上皮で，丈の異なる細胞が一見重層上皮のように配列している。移行上皮では表層の細胞も下層の細胞も，すべて細胞質突起を下方に伸ばし，基底膜に足をつけている。

移行上皮の最表層に頭を出している細胞を被蓋細胞 umbrella cell といい，ややドーム状に盛り上がり，しばしば2個の核をもつ。移行上皮の細胞は尿がたまって引き伸ばされると互いにずれて扁平になり，尿が排出されると元に戻って丈が高くなる。

1.8 多列円柱上皮
  pseudostratified columnar epithelium

この上皮は丈の異なる細胞からなり，核が様々な高さにあって，一見重層上皮のようだが，どの細胞も基底膜に接する特殊な単層上皮である。上皮表面に顔を出しているのは丈の高い細胞のみで，これらは上部が大きく基底部が細い。反対に丈の低い細胞は基底側が大きく，上部が細い形をしている。この型の上皮は，気道や精巣上体管などでみられる。また，表面に顔を出している細胞が線毛を備えていることがあり，そのような場合は多列線毛上皮と呼ばれ，気道や耳管，涙嚢などでみられる（図3.5）。

2 結合組織 connective tissue

結合組織は，上皮組織，筋組織，神経組織および結合組織同士を結びつけて，身体を構築する組織である。大部分の結合組織は中胚葉 mesoderm に由来する。中胚葉からは間葉 mesenchyme が生じるが，頭頸部の一部では神経堤からも間葉が生じる。間葉細胞は全身に遊走し，骨，軟骨，腱，被膜，血液細胞，リンパ系細胞などをつくる。結合組織は狭義の結合組織（疎性結合組織，密性結合組織，細網組織，脂肪組織）と特殊結合組織（軟骨，骨，血液）に分類される。

2.1 疎性結合組織 loose connective tissue

疎性結合組織は皮下組織，体腔の中皮の下，腺の間質などの間隙を埋める。一般に基質と組織液（細胞外液）が豊富で，その中に線維芽細胞，脂肪細胞，マクロファージ，肥満細胞などが存在している。また，基質全体に膠原線維 collagen fiber，細網線維 reticular fiber，弾性線維 elastic fiber などが様々な割合で比較的まばらに分布している。この組織の中には血管や細い神経が走っている。疎性結合組織は，その存在位置からして抗原や細菌など外敵の攻撃を最初に受け，炎症，アレルギー反応や免疫反応が起こる最前線であり，ヒスタミンなどの化学伝達物質 chemical mediator の働きによる毛細血管壁

の透過性亢進（血漿の滲出），多数の遊走細胞の出現を伴う組織の腫脹（浮腫）が生じる場でもある。

2.2　密性結合組織 dense connective tissue

密性結合組織は疎性結合組織に比べて線維成分の割合が豊富で，細胞数は少ない。組織内での膠原線維の方向と配列は不規則に交錯したり（密不規則性結合組織），規則的に平行に走ったり（密規則性結合組織）と，場所によってそれぞれの特徴を示す。規則的に配列するものの中には膠原線維性のものと弾性線維性のものとがある。

密不規則性結合組織は網目状の膠原線維が密集しており，皮膚の真皮の他，脾臓，腎臓，精巣，卵巣，リンパ節などの被膜を構成している。密規則性結合組織の中で膠原線維性のものは円柱状ないし平板状の構造をつくる。この組織の例としては腱，靱帯，腱膜などがある。弾性線維性のものは太い枝分かれした弾性線維と少量の膠原線維からなり，太い動脈や脊柱の黄靱帯などに存在する。

2.3　細網組織 reticular tissue

細網組織は線維芽細胞 fibroblast（細網細胞 reticular cell）と細網線維（Ⅲ型コラーゲン）の網目構造からなり，その間にマクロファージなどが散在する。細網組織は肝の類洞，脂肪組織，骨髄，リンパ節，脾臓などの構造の枠組みをつくっている。なお，古く Aschoff らによって提唱された細網内皮系 reticuloendothelial system なる概念は1970年代以降の単核食細胞系学説に席捲されて影が薄くなったが，貪食能は本来の細網内皮系の条件ではなく，肝臓の類洞内皮細胞は類洞内に存在するクッパー細胞（マクロファージ）とは別個に存在している。

2.4　脂肪組織 adipose tissue

脂肪細胞には2種類あり，大きな脂肪滴を1つもつ単胞性脂肪細胞は白色脂肪組織 white adipose tissue を構成する。一方，小さな脂肪滴を多数もつ多胞性脂肪細胞は褐色脂肪組織 brown adipose tissue を構成する。大部分の脂肪組織は白色脂肪組織からなり，褐色脂肪はきわめて少ない。

単胞性脂肪細胞では脂肪滴が大きくなると核と細胞質は細胞の辺縁に押しつけられ，顕微鏡下で，核が含まれる断片では印環状（印鑑のついた指輪状）を呈する（図3.6）。一方，多胞性脂肪細胞はより小型で多角形であり，中央付近に球状の核がある。

白色脂肪は皮下組織に存在し，男性では頸部，肩，殿部に，女性では胸，殿部，大腿部に貯蔵される。また，男女ともに腹腔内では大網や腸間膜にも貯蔵される。中年になると腹壁にも貯蔵されるようになる。一方，褐色脂肪組織には，血管やミトコンドリアが豊富で，ミトコンドリアの中にあるチトクロームのために細胞は褐色〜赤褐色を帯び，脂肪酸の酸

網内系はもうないといってよいのか？

細網内皮系（reticuloendothelial system；網内系と略）は1924年アショフ（Aschoff KAL）が提唱し，細網細胞など間葉系細胞が生体防御システムを担うという概念を示した。細網細胞はリンパ節，脾臓，骨髄などに分布する線維芽細胞の一種で，細網線維を分泌し，それに突起をからめるものを指す。彼は生体では特に細網細胞と洞様血管の内皮細胞が異物処理にあたっていると考えたが，今日では貪食作用はもっぱらマクロファージによるという見解が優勢で，「網内系はもうない」とされがちである（高野ら，2003）。

アショフは，彼のもとに留学した清野謙次の生体染色の研究（1914）に基づき，網内系細胞をカルミンの取り込みの程度によって狭義と広義に分類する。すなわち，狭義には①脾髄，リンパ性組織の細網細胞，②リンパ節のリンパ洞，脾の静脈洞，クッパー星芒細胞，副腎皮質および下垂体の細網細胞などを挙げ，広義には①組織球，②脾髄細胞，色素摂取能をもつ単球を含めた（和気，2002-2003）。

論議の中心となる肝臓の類洞壁の細胞（内皮細胞，介在細胞，星細胞）の認識には変遷があった。当初は「内皮細胞が貪食能を有する」とされたが，「食細胞は細い突起で類洞の壁に接着しながら細胞体は類洞の中に遊離して存在する」という認識になった。そうした中で工藤得安（1938）が報告したクッパー細胞はその弟子鈴木清が記載した肝臓の介在細胞（肝星細胞）にあたる。後に鈴木，和気ら（1962）によって肝臓の星細胞（クッパー細胞）がビタミンAを貯蔵し，それに塩化金が結合することが確かめられた（和気，2002-2003）。

ファン・ファースら（1972）による単核食細胞系学説提唱以来，細網内皮系の概念は影が薄くなったが，河合ら（1998）によるとリチウム・カルミンの色素を肝小葉内で最も多く取り込む細胞はクッパー細胞（マクロファージ）ではなく，類洞内皮細胞であった。また，清野らが観察していた細胞は肝臓の類洞内皮細胞およびリンパ節のリンパ洞内細網細胞（内皮・細網細胞系統）とマクロファージ/単球系統の双方に跨っていた可能性が高い（和気，2002-2003）。

これらを通じて和気は単核食細胞系は網内系の一部にすぎず，内皮細胞や細網細胞の食作用の機能的役割の研究は始まったばかりであると主張している。

細網内皮系学説のもつ学問的意義を軽々しく捨て去ることには，慎重であらねばならない。

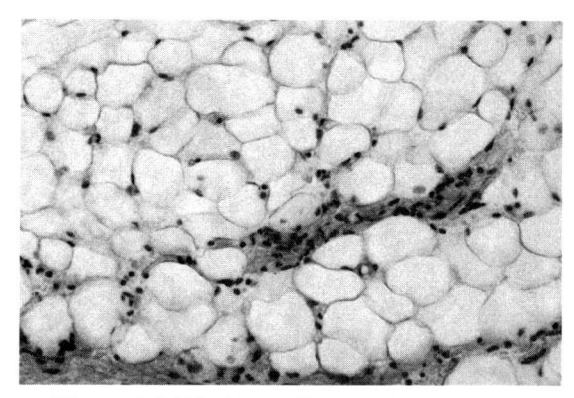

図3.6 単胞性脂肪細胞。核は細胞体の辺縁に存在

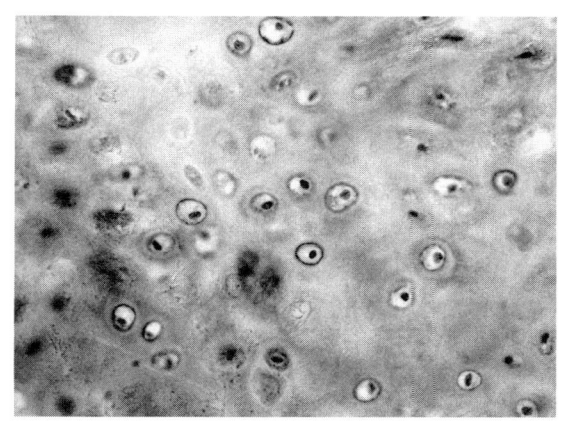

図3.7 気管軟骨（硝子軟骨）。軟骨細胞は不規則に群れをなし、毛細血管は介在しない。

化が白色脂肪細胞の20倍の速度で進む。褐色脂肪組織は新生児では頸部や肩甲骨の間に存在する。成人では褐色脂肪細胞の脂肪滴は融合し，単胞性脂肪（白色脂肪）に類似してくる。老人の消耗性疾患では褐色脂肪組織が新生児と同じ部位に形成されることが知られている。

2.5　軟骨組織 cartilage tissue

軟骨は骨とともに特殊化した結合組織である。軟骨は硬いが骨よりも柔軟で，機械的圧縮に耐える。軟骨細胞 chondrocyte は自らが分泌した細胞外基質（グリコサミノグリカンとプロテオグリカンからなる）で囲まれた軟骨小腔に入っている。軟骨を構成する物質は血管によって栄養されず，神経支配も受けず，リンパ管も存在しない。軟骨細胞は周囲の結合組織を走行する血管から基質を介して拡散する栄養を受け取っている。骨の関節面を覆う軟骨は衝撃の吸収と摩擦の軽減に役立っている（図3.7）。

軟骨は以下の3種類に分けられる。

①硝子軟骨 hyaline cartilage
　基質は塩基好性を示し，II型コラーゲンを含む。軟骨細胞は群れをなして配列し，長骨の関節端，鼻，気管，肋骨などにみられる。

②弾性軟骨 elastic cartilage
　II型コラーゲンと多くの弾性線維が基質全体に散在し，柔軟性，復元性に富む。耳介や喉頭蓋などにみられる。

③線維軟骨 fibrocartilage
　密で太いI型コラーゲンと膠原線維を基質に含むため，引っ張りに対して抵抗性が高い。椎間円板，恥骨結合，一部の腱の停止部などに存在

する。

2.6　骨組織 osseous tissue

骨はその形によって長骨，短骨，扁平骨，不規則骨，種子骨に分類される。長骨などの外表面には緻密骨があり，髄腔側には海綿骨があって，骨髄には造血機能が存在する。肉眼形態的分類に伴う説明の詳細は解剖学書に譲る。顕微鏡的には骨は一次骨（未熟骨）と二次骨（成熟骨）とに区別される。一次骨 primary bone は胎児期の発生や骨の修復期に形成される最初の骨である。多数の骨細胞や膠原線維の不規則な束があり，後に二次骨に置換される。二次骨 secondary bone は成熟した骨で，3〜7 μm 幅の骨層板が平行に並んだり，同心状に配列している。骨小腔にある骨細胞は，層板間やときには層板の中で一定の間隔をおいて並んでいる。隣り合う骨小腔同士は骨細胞の突起が入る骨小管でつながり，網目構造を形成している。これら骨小管を通じて栄養，ホルモン，老廃物などが移動する。骨細胞の突起同士はギャップ結合で連結している。

骨形成には膜内骨化と軟骨内骨化の2種類があるが，組織学的には同じ骨組織ができる。最初に一次骨が形成され，やがて吸収されて二次骨に置換される。二次骨の吸収とこれに伴う骨の新生は生涯にわたって繰り返される。

2.7　血液細胞（血球）blood cells

血液は特殊結合組織の中に分類されるが，通常は流体で，液状の特異な存在である。血液の細胞成分

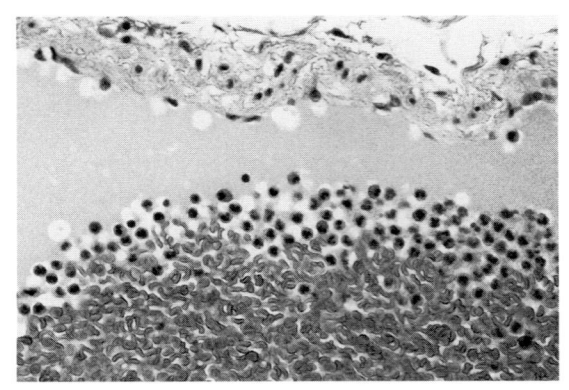

図3.8 血管内血液細胞の集簇（外科手術で得た組織材料）。赤血球の集塊（図の下部）と血漿との間に好中球など顆粒球の層がみられる。図の上部には血管壁がある。

は赤血球，白血球および血小板である（図3.8）。

2.7.1 赤血球 erythrocyte, red blood cell

中央がくぼんだ円盤状をしており，直径7.5μm，厚さは厚いところで2μm，薄いところで1μm以下であり，自在な変形能を駆使して，狭い毛細血管内を擦り抜ける。骨髄に存在する赤芽球 erythroblast は有核だが，発生・成熟過程で核や細胞小器官を細胞外に放出して循環血中に入るため，成熟赤血球には核がない。ギムザ染色やライト染色で赤血球はサーモンピンク色に染まる。マッソントリクローム染色では濃いヤマブキ色に染まるとよいとされる。一方，ライトグリーン液やルクソールファストブルー液では淡青色から淡緑色に染まる。赤血球はあらゆる組織標本に存在する頻度がきわめて高いため，その組織スライドの倍率を推定するのにしばしば利用される。

2.7.2 白血球 leucocyte, white blood cell

顆粒白血球（顆粒球）と無顆粒白血球とに大別され，顆粒球には好中球，好酸球，好塩基球が，無顆粒球にはリンパ球と単球が含まれる。

顆粒球の中で好中球 neutrophil は全体の60〜70％を占め，塗抹標本では9〜12μm大（直径，以下同じ）で，分葉核を有し，時間がたつと分葉の数が増える。その細胞質内には小型特殊顆粒や大型アズール顆粒，第三顆粒の3種類の顆粒を含み，それらはリソゾームなどを含有している。

好酸球 eosinophil は白血球中約4％を占め，直径10〜14μmで，鉄アレイ様の二分葉の核をもつ。細胞質には特殊顆粒とアズール顆粒の両方があり，寄生虫の破壊や抗原抗体複合体の分解に関与する水解酵素を含んでいる。

好塩基球 basophil は白血球中の1％以下で，直径は8〜10μmである。核はS字形を示すが特殊顆粒に隠れてみえにくい。細胞膜の表面にはIgE受容体などが存在する。

単球 monocyte は直径12〜15μmで，白血球全体の3〜8％を占め，大きなそら豆形の核が偏在し，核小体は2個あることが多い。細胞質は青灰色でアズール顆粒を含み，ときに液胞もみられる。単球は細静脈や毛細血管の内皮を通り抜けて結合組織に遊走し，マクロファージ macrophage に変化する。マクロファージは外来物を食作用により破壊し，取り込んだ抗原決定基をもとに免疫担当細胞としてTリンパ球に抗原提示を行う。

リンパ球 lymphocyte は白血球の20〜25％を占める。細胞の大きさから小リンパ球（8〜10μm），中リンパ球（12〜15μm），大リンパ球（15〜18μm）に区別されるが，大部分は小リンパ球である。リンパ球は機能的にはB細胞 B cell（15％），T細胞 T cell（50％），ヌル細胞 null cell（35％）に分けられるが，形態的には区別できず，免疫組織化学的に表面マーカーの違いで区別する。T細胞は年単位の寿命をもつが，B細胞は数カ月で死ぬものもある。T細胞には細胞障害性T細胞（キラーT）とヘルパーT細胞があり，リンホカインを放出し細胞性免疫に関与する。B細胞は形質細胞 plasma cell に分化し，抗体を産生し液性免疫に関与する。ヌル細胞は循環血液幹細胞 circulating stem cell とナチュラルキラー細胞 NK cell に分けられ，前者はあらゆる血液細胞に分化できる。後者はT細胞とは無関係に非自己細胞やウイルス感染細胞を破壊する。

2.7.3 血小板 platelet（別名栓球 thrombocyte）

直径は約2〜4μm。その辺縁部（硝子部）は明るく，中心部（顆粒部）は暗くみえる。血小板は骨髄で巨核球の細胞質から分離してできたもので，血液中に12〜40万個/mm³あり，寿命は14日以下である。

2.8 筋組織 muscular tissue

筋細胞は筋原線維の収縮タンパク（筋細糸）が規則的に並ぶかどうかで横紋筋 striated muscle と平滑筋 smooth muscle に区別される。横紋筋はさらに随意筋の大部分を占める骨格筋と不随意性の心筋と

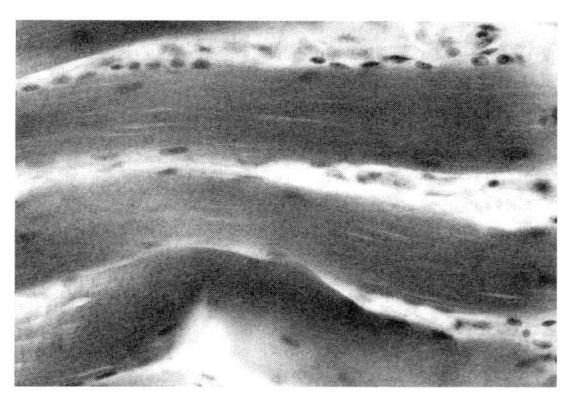

図3.9 腸腰筋(骨格筋)。細胞質に横紋が微かにみられ，筋鞘に沿って棍棒状の核が多数並んでいる。

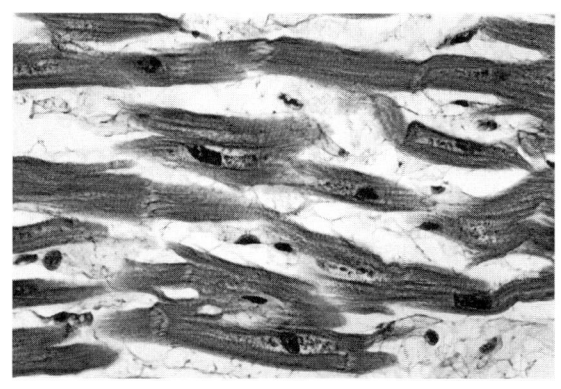

図3.10 心筋の組織像。横紋筋ではあるが骨格筋とは異なり，隣接する分枝状の細胞質同士が融合して網状構造を形成する。楕円形の核が細胞質の中央に位置することが特徴。核周囲にリポフスチン顆粒の沈着をみる。

に分かれる。

2.8.1 骨格筋 skeletal muscle

骨格筋の筋線維は互いに平行に並び，細長い多核の細胞で細胞質に横紋がある。横径は10〜100 μm で，肥大するとこれより太くなる。筋線維はミオグロビンを含み，ピンク〜赤色を呈する。多数の核が細胞の辺縁で細胞膜の直下に位置し細胞は筋内膜で取り巻かれている(図3.9)。ミオグロビンの性状，ミトコンドリアの数，小胞体の発達度，酵素の濃度，収縮度の違いにより，筋線維は赤筋 red muscle fiber(収縮がゆっくりで疲労しにくい)，白筋 white muscle fiber(収縮は速いが疲労しやすい)，中間筋線維 intermediate muscle fiber に分類される。これら筋線維の種類の違いは部位による神経支配に適応して決められる。

なお，骨盤底の骨格筋は外肛門括約筋や外尿道括約筋をなし，随意筋として働く。

2.8.2 心筋 cardiac muscle

心筋は心臓と大静脈・肺静脈の基部にのみ存在し，骨格筋とは形状の異なる横紋筋で，枝分かれした心筋細胞が接合し，何層にも重なって全体として網状をなす(図3.10)。それぞれの層を隔てる薄い結合組織には血管，神経，刺激伝導系線維が通っている。筋細胞の大きさは平均すると幅は15 μm，長さは80 μm で中央には大きな楕円形の核が1〜2個存在する。心筋は細胞外 Ca^{2+} が欠乏すると1分以内に収縮できなくなる。

2.8.3 平滑筋 smooth muscle

平滑筋は消化管や生殖器の一部，尿路，血管壁，腺の太い導管周囲，気道壁，真皮の立毛筋などにみられ，横紋をもたず，自律神経系，ブラジキニンなどのホルモン，局所の生理的状態などに制御され，随意的には収縮しない。平滑筋層は消化管や泌尿器系などでしばしば互いに直交する2層に配列し，管壁の蠕動運動を司どる。たとえば肛門では歯状線付近で厚くなった内輪筋層が内肛門括約筋を，また膀胱頸においては中輪筋層が内膀胱括約筋を構成する。なお，平滑筋は収縮機能の他にコラーゲン，エラスチン，グリコサミノグリカン，プロテオグリカンなどのタンパクを合成することができる。

平滑筋細胞(筋線維)は長さ約0.2 mm，直径5〜6 μm で中央には2つ以上の核小体をもつ楕円形の核がある。平滑筋が収縮すると核はらせん状に縮む。

虹彩や精管のような特定の部位では個々の平滑筋細胞がすべて独立した神経支配を受けていて多元平滑筋と呼ばれ，独立して収縮できる。一方，消化管や子宮における平滑筋は個々に神経支配を受けず，少数の平滑筋だけが神経筋接合部を有し，その刺激は隣接する細胞間のギャップ結合を介して伝わる。このように，内臓平滑筋と呼ばれる平滑筋の多くはまとまって収縮する(一元平滑筋)。なお，オキシトシンのような液性因子によっても平滑筋の収縮は調節される。

2.9 神経組織 nervous tissue

神経組織は脳と脊髄からなる中枢神経系と脳から出る脳神経，脊髄から出る脊髄神経，付属の神経節などからなる末梢神経系に分かれ，末梢神経は運動

神経と感覚神経に分かれる。本来の中枢神経組織の細胞は神経細胞（ニューロン）neuron と神経膠細胞（グリア細胞）glial cell である。この他に頭蓋内では血管や髄膜の細胞，下垂体前葉の細胞など，結合組織や腺組織に属する細胞が同居している。

末梢神経系の遠心性線維は指令を骨格筋に伝える体性神経系 somatic nervous system と，中枢神経系の刺激を自律神経節に伝え，そこから出る二次ニューロンによって平滑筋，心筋，腺組織に指令を伝える自律神経系 autonomic nervous system とに分かれる。

2.9.1 中枢神経系 central nervous system

中枢神経系の中核である神経細胞は，近年明らかになった神経幹細胞からの分化の可能性を別とすれば，一般的には成熟後に分裂・増殖を行わず，移動性がなく，形態学的にも細胞の核と核周部の占める体積はニューロン（神経元）全体の 1/1,000 であり，残る 999/1,000 は軸索や樹状突起を含めた線維性の細胞部分がそれにあたるという，きわめて特異な細胞である。核周部の形状にしても，運動系はピラミッド形（図 3.11），感覚系はバルーン形を示す（図 3.12）という傾向はあるが，大きさも核周部のニッスル顆粒の多さ少なさも局在によって様々である。脳脊髄液内に神経細胞が直接顔を出すことはけっしてない。

脳と脊髄を支えるグリア細胞はアストロサイト（星膠細胞）astrocyte，オリゴデンドロサイト（乏突起膠細胞）oligodendrocyte，脳室上衣細胞 ependymal cell，ミクログリア（小膠細胞）microglia に分けられる。このうちミクログリアについては骨髄の単核食細胞系に由来すると考えられている。ただし，神経管由来という考え方も一部には残っている。

アストロサイトではグリア線維性酸性タンパク glial fibrillar acidic protein（GFAP）を主成分とする中間径フィラメントが細胞骨格を形成し，灰白質では細胞質の豊富な形質性アストロサイト protoplasmic astrocyte が，白質では長い突起を有する線維性アストロサイト fibrillar astrocyte が主に分布している。アストロサイトは血管周囲を連続的に覆って実質的な血液脳関門 blood brain barrier を形成し，神経細胞を支え，損傷が生じるとその部に動員されて瘢痕を形成する。

オリゴデンドロサイトは小型で名前の通り突起が

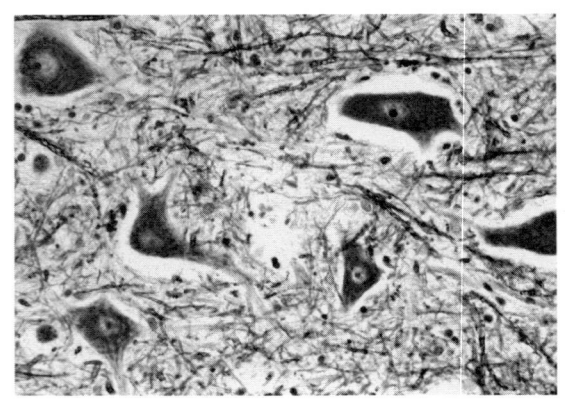

図 3.11 脊髄前角細胞（運動系神経細胞）。細胞体はピラミッド形を呈し，ニッスル顆粒を含む（K.B.染色）。

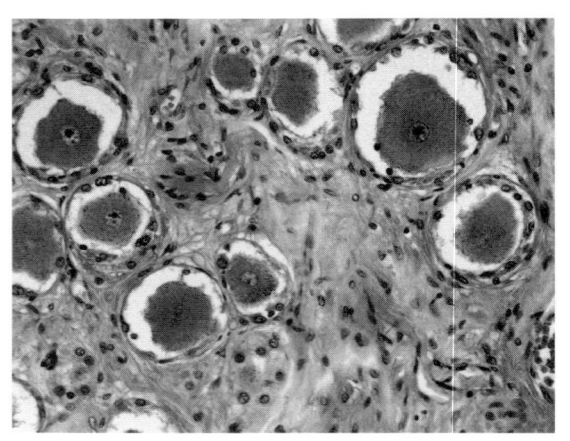

図 3.12 脊髄後根神経節細胞（感覚系）。細胞体はバルーン形を呈し，細砂粒状のニッスル顆粒を含む。

少ない。オリゴデンドロサイトは軸索の間に存在して 1 個で複数の髄鞘の形成と維持にあたり，その細胞質は髄鞘自体に連続している。分布は白質に多く，灰白質には少ない。灰白質で大型ニューロンの細胞体（核周部）に近接する衛星オリゴデンドロサイト satellite oligodendrocyte があるが，その機能はよくわかっていない。

脳と脊髄の特徴の 1 つは，血液脳関門によって他の器官系とは隔離され，脳脊髄液（髄液）cerebrospinal fluid（CSF）によって水分やイオンなどの供給を受け，洗浄されていることである。髄液は脳室内にあって脳室上衣細胞に連続する脈絡叢 choroid plexus から産生され延髄周囲で脳および脊髄表面に出てクモ膜下腔を還流した後に上矢状静脈洞ないしは脊髄静脈叢に吸収される。

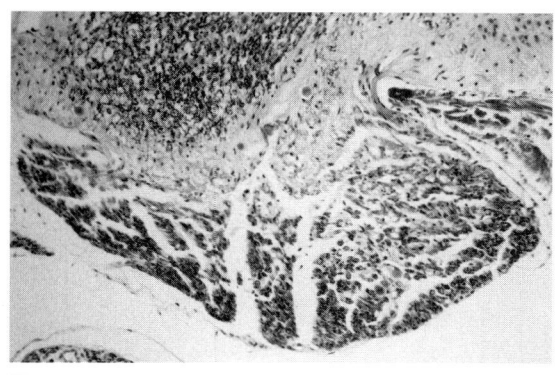

図3.13 脊髄(中枢神経)と脊髄神経後根(末梢神経)との境界部。左上にはオリゴデンドログリア起源の中枢神経性髄鞘が濃染しており、下方にはシュワン細胞起源の末梢神経性髄鞘がやや濃く染まっている(K.B.染色)。中間には無髄の部がある。

2.9.2 末梢神経系 peripheral nervous system

末梢神経組織を構成する脊髄神経のうち運動神経は、二次運動ニューロンである脊髄前角細胞の軸索が脊髄を出てオリゴデンドロサイトの髄鞘の囲みを離れ、シュワン細胞 schwann cell 由来の髄鞘に囲まれるようになったところから始まる(図3.13)。シュワン細胞の起源はグリア細胞の一種とされるが、髄鞘が障害された場合の再生能力は圧倒的にオリゴデンドロサイトにまさり、末梢神経切断直後の手術で縫合した神経の機能回復はシュワン細胞の再生能力によっている。

脊髄から骨格筋に至る体性神経系の他に、腸管神経系としてマイスネル粘膜下神経叢 Meissner's submucosal plexus とアウエルバッハ筋層間神経叢 Auerbach's myenteric plexus がある。これら腸管神経系のニューロンの総数は約1億個で、脊髄に含まれるニューロン数とほぼ等しいといわれている。

3 女性生殖器の細胞・組織の基本構造

女性生殖器は、外性器(外陰部)と内性器からなる。外性器には、陰核、大陰唇、小陰唇などが、内性器には腟、子宮、卵管、卵巣が含まれる。外性器、腟、および子宮腟部は重層扁平上皮に覆われ、子宮頸管部から子宮体部および卵管は円柱上皮が内面を覆っている。重層扁平上皮は通常100〜300μmの厚さを有し、年齢やホルモン環境により変化する。

3.1 女性生殖器の構造
3.1.1 外陰部

外陰は恥丘、大陰唇、小陰唇、陰核、腟前庭、会陰、腟口および尿道口からなり、扁平上皮で覆われている。大陰唇には汗腺、アポクリン腺が、また腟前庭にはスキーン腺が開口し、さらに腟口の下側方にはバルトリン腺が開口している。

3.1.2 腟

腟は外陰と子宮を結ぶ7〜10 cmの皺壁に富む管で、腟深部の盲状端には子宮頸部 portio vaginalis が突出している。その周囲を腟円蓋と呼ぶ。腟壁および子宮腟部の粘膜の重層扁平上皮の厚さは年齢によって異なり、妊娠可能な年齢では卵胞ホルモンの作用で厚くなり、小児期および閉経期以後は薄い。腟および子宮頸部の細胞は卵巣周期性変化を示す。深層の基底層の細胞はリボソームやミトコンドリアを多く含み、光顕では暗くみえる。基底層は乳頭状あるいは突起状に上皮下結合組織が伸びている。

3.1.3 子宮腟部

子宮頸部は約3 cmの長さをもつ円柱状の器官で、下部は子宮腟部と呼び、腟内に突出し、重層扁平上皮で覆われている。子宮頸管の円柱上皮と子宮腟部の重層扁平上皮の接合部が扁平・円柱上皮境界部 squamo-columnar junction (SCJ) で、子宮頸癌の好発部位として婦人科細胞診上重要な部分である。

3.1.4 子宮頸管部

外子宮口から解剖学的内子宮口までの3〜4 cmを子宮頸管部という。細胞診上では扁平・円柱上皮境界から組織学的内子宮口までの内腔部分を指す。内腔は子宮頸管内腔 endocervix と呼ばれ、単層の円柱上皮で覆われている。円柱上皮には線毛をもつ線毛円柱上皮とアルカリ性の粘液を産生する分泌円柱上皮がある(口絵2〜4)。粘液は外子宮口を満たして栓の役割を果たし、外来からの微生物の進入を防いでいる。しかし、排卵期には卵胞ホルモンの影響を受け、粘液は精子にとってよい環境を提供する。頸管腺上皮は卵胞ホルモンの影響は受けるが、体部の内膜組織と異なり月経周期性の剥離は起こらない。

3.1.5 子宮体部

子宮体部は平滑筋で構成される袋状の部分で子宮腔は逆三角形をしており、内腔は子宮内膜 endometrium で覆われている。子宮内膜は単層の円柱上皮からなる被覆上皮と一部が表面に開口する腺

上皮からなっている。腺上皮の間は結合織により埋められ，間質 stroma と呼ぶ。子宮内膜は卵巣ホルモンの働きで月経周期性変化を示し，増殖期と分泌期に分けられる。増殖期は卵胞ホルモンの働きにより腺上皮の再生増殖，腺の延長，間質組織の増殖を示す。分泌期は黄体ホルモンの働きにより腺上皮は分泌性変化，腺の迂曲化，結合織の浮腫化が起こり，受精卵の着床に最も適した状態となる。受精卵の着床がない場合は卵胞ホルモンと黄体ホルモンの消退により子宮内膜の中層に融解が起こり，剥脱が始まる。これが月経である。

3.1.6 卵管
卵管は長さ 10 cm の管状で，左右の子宮卵管角から発し，卵巣を抱くような形で腹腔内に開口している。開口部は漏斗状の卵管漏斗とその縁を形成する多数の小突起に分かれたイソギンチャク状の卵管采からなる。卵管采は排卵された卵を卵管へ誘導し，卵管は精子の誘導，受精の場の提供，および受精卵を子宮腔内へ移動させるなど生殖管として重要な働きをする。卵管の構造は子宮と同様，粘膜部，筋層部，および外層を覆う漿膜からなる。内腔の卵管上皮は線毛をもつ線毛上皮と非線毛の単層円柱上皮で構成される。非線毛上皮は粘液を産生し，線毛上皮が液体の流れを補助して受精卵の移動を助けている。卵管膨大部では迷路状のひだが形成され，受精に適した場を提供している。

3.1.7 卵巣
卵巣は左右一対あり，母指頭大で，卵細胞を蓄え，成熟，排卵，黄体形成に関わり，卵胞ホルモンや黄体ホルモンなどを産生する。卵巣の表面は卵巣門を除き，単層の扁平ないし立方上皮で覆われている。実質は表層部の皮質と中心部の髄質に分けられる。卵巣皮質には多数の原始卵胞，発達卵胞，成熟卵胞が認められ，下垂体からの卵胞刺激ホルモン（FSH）の影響で卵胞は成熟し，さらに黄体化ホルモン（LH）の作用により成熟卵胞が破裂し，卵子が放出される（排卵）。破裂後卵胞内に出血し，血体（赤体）を形成し，さらに残留した顆粒膜細胞は肥大，増殖し，黄体を形成する。ここから黄体ホルモンが分泌される。黄体の寿命は約2週間で，この期間を過ぎると退行変性が起き白体となると同時に，月経が生じる。妊娠が成立した場合は胎盤の絨毛細胞から分泌されるヒト絨毛性ゴナドトロピン（hCG）の作用によって黄体は存続する。

3.2 女性生殖器の細胞
3.2.1 腟，子宮腟部の重層扁平上皮
腟，子宮腟部を構成している重層扁平上皮は基底膜から表層に向かい，大まかに4層に分けられる。各層を構成する細胞は最深部から基底細胞，傍基底細胞，中層細胞，表層細胞である（図3.14）。通常15〜30日で基底層から表層へと成熟する。

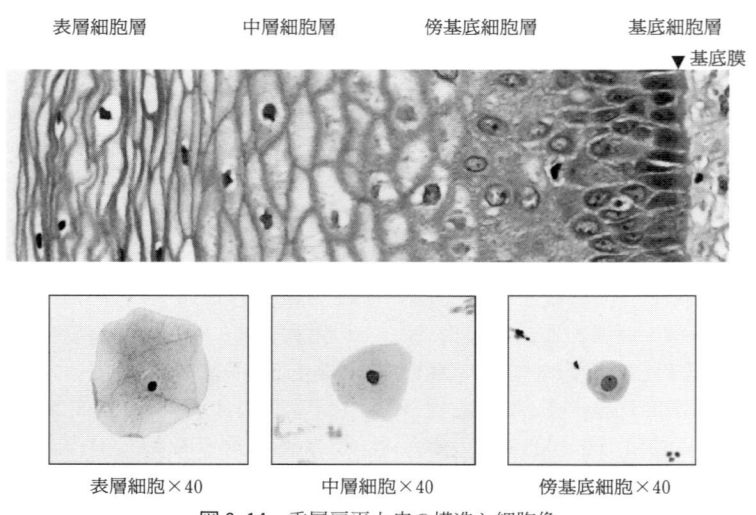

図 3.14 重層扁平上皮の構造と細胞像

(1) 基底細胞 basal cell

基底膜上に1層に並び，円形ないし類円形でライトグリーンに好染し，核は細顆粒状，核/細胞質比 (N/C比) は大きい。通常スミア上に出現することは稀で，過度な機械的擦過や病的変化が著しいときに出現することがある。

(2) 傍基底細胞 parabasal cell

基底細胞よりやや大きく，円形ないし類円形の細胞で，細胞質はライトグリーンに好染する。核は中央に位置し，クロマチンは微細顆粒状である。中間層に近づくほど細胞質は豊富になる。思春期以前，閉経後，産褥期のスミアによく認められ，妊娠可能な成熟した婦人ではあまりみられない。閉経後の婦人あるいは炎症時に，ときとしてオレンジGに好染する場合がある（口絵1）。

(3) 中層細胞 intermediate cell

傍基底細胞より大型で，円形ないし多角形を呈し，細胞質はライトグリーンに好染性である。核は円形ないし類円形で，微細顆粒状の明瞭なクロマチンを有する（口絵1）。排卵後，妊娠中，黄体ホルモン負荷時によくみられ，細胞質はグリコーゲンが豊富である。特に妊娠中は腟乳酸菌（デーデルライン桿菌 Döderlein bacilli）の増殖が盛んになり，細胞融解が起こる現象も観察される（口絵8）。

(4) 表層細胞 superficial cell

重層扁平上皮の最上層を構成する細胞で，中層細胞よりさらに扁平化し，大型で多角形ないし多菱形を呈し，エオジン好性から次第にオレンジG好性に移行する（口絵1）。核は濃縮し，小さく，構造も不明瞭である。核周囲に褐色のケラトヒアリン顆粒が認められることもある。排卵期，あるいは卵胞ホルモン負荷後に最もよく認められる（口絵6）。

3.2.2 子宮頸管の腺上皮

子宮頸管腺上皮 endocervical epithelium は1層の背の高い円柱上皮細胞からなり，線毛を有する線毛円柱上皮細胞と分泌を営む分泌円柱上皮細胞がある。頸管腺上皮細胞は自然剥離がほとんどなく，スパーテルで擦過された標本で観察される。特に頸管炎や頸管ポリープあるいは外反の強いびらんでよくみられ，一般的には分泌円柱上皮の方が多い。

(1) 線毛円柱上皮細胞 ciliated columnar cell

内腔側の細胞質先端にエオジン好性の線毛 cilia をもつやや細長い円柱状の細胞である。変性が起こりやすく，細胞が完全に保存された形で出現することは稀である。線毛が剥離しても暗赤色に染まる閉鎖堤 terminal bar が残ることが多い。細胞質はライトグリーン好性で，分泌円柱上皮と比べると濃染する傾向がある。核は基底側に偏在し，比較的大きな円形あるいは類円形で，クロマチンは細顆粒状である（口絵2）。

(2) 分泌円柱上皮細胞 secretory columnar cell

細胞質内に泡沫状で淡紫色に染まる粘液を含む長楕円形ないし杯状の細胞である。核は円形ないし楕円形，ときとして杯状に圧排され，基底側に偏在している（口絵3）。集団で出現するときは蜂の巣状 honeycomb にみえることもある（口絵4）。クロマチンは細顆粒状であり，変性しやすく，裸核となることがしばしばある。大型化し大小不同となって出現した場合，上皮内癌などの悪性細胞との鑑別が必要である。

(3) 予備細胞 reserve cell

円柱上皮細胞層の下を構成する1～2層の未熟な小円形の細胞である。正常ではほとんどみられないが，炎症や損傷などで上皮が剥脱したとき，あるいは再生過程で認められることがある。細胞質はライトグリーン好性で過染性の円形または類円形の核を有する未分化な細胞として観察される。

慢性子宮頸管炎，腟部びらん
chronic cervicitis, erosion

慢性頸管炎では子宮腟部表皮の真性びらん，あるいは化生などの変化を伴う。上皮下にはリンパ球，形質細胞，単球，好中球などの浸潤をみる。塗抹標本上では再生上皮細胞，扁平上皮細胞，間質細胞などが認められ，背景には好中球などの炎症細胞とともに赤血球などが認められる。

"びらん" について

扁平・円柱上皮境界(SCJ)は年齢によって移動し，性成熟期にある婦人では外子宮口の外方にある。このため，SCJ内側があたかも「びらんのように」みえるため，通常 "腟部びらん erosion" と呼ばれている。しかし，実際は頸管粘膜が外反し単層円柱上皮の下の毛細血管が透過したもので，偽びらん pseudoerosion が正しい名称である。閉経期以降の婦人では子宮頸管内に移動し，腟部びらんは認められなくなる。これに対して円柱上皮が剥脱し，炎症を伴っているものを真性びらんという。

3.3 女性ホルモンの変化が腟，子宮頸部の細胞に及ぼす影響

腟上皮は卵巣から分泌される性ホルモンに対して著明に反応する。卵胞ホルモンおよび黄体ホルモンの作用により，腟上皮は増殖，分化，剝脱を繰り返す。一方，細胞の形態や大きさ，細胞質の染色性および核の大きさなども卵巣の機能により変化が起こる。

3.3.1 年齢による腟細胞の変化

(1)新生児期

胎盤を介して母体からの性ホルモンの影響を受けるため，母体とほぼ同様の中層型あるいは表層型の細胞が認められる。しかし，生後2～3週以降は中層細胞主体へと変わる。

(2)幼児期

卵巣の機能がないため，閉経期以降と同様，傍基底細胞が主体で萎縮像を呈する。この状態は思春期まで続く。

(3)思春期

卵巣機能が働き始め，二次性徴とともに腟上皮の細胞は増殖性変化を示し，中層細胞型へ移行し，さらに表層細胞も次第に増加する。しかし，卵巣機能が不安定なため，様々な細胞形態をとる場合がある。

(4)性成熟期

卵巣の性ホルモンの影響を受け，通常28日型の安定した月経周期を示す。細胞像は排卵期までは上皮の発育と成熟，排卵後は成熟から減退，そして剝離といった変化を示す。

1)月経期(1～4日)

出血を背景に，中層細胞が主に出現し，内膜由来の細胞も混在する(口絵5，10)。

2)卵胞期(5～14日)

ⅰ)卵胞期前期(5～8日頃)

ライトグリーン好性の中層細胞が主で，背景には白血球が散在性に出現する。

ⅱ)卵胞期中期(8～11日頃)

中層細胞，表層細胞が混在し，背景はきれいである。

ⅲ)卵胞期後期(11～14日頃)

卵胞ホルモン分泌が最も多い時期で，オレンジG好性，エオジン好性の表層細胞からなる。核は濃縮し，細胞質は大きく，ときにケラトヒアリン顆粒がみられる。背景はきれいである(口絵6)。

3)排卵期(14～15日)

表層細胞が主体で，細胞質辺縁に〝皺や折り返し〟curlingがみられる。

4)黄体期(16～28日)

ⅰ)黄体期前期(16～18日)

卵胞ホルモンの効果が減少し，黄体ホルモンの影響で表層細胞辺縁に皺や折り返しが多数みられる。細胞に集合傾向がみられ，不規則な集団を形成する(口絵7)。

ⅱ)黄体期中期(18～24日)

黄体ホルモンの効果が強い時期で，中層細胞が主体で細胞集団化しやすく，中層細胞の変性や辺縁の折れ曲がりが著明となる。背景に白血球が増加する。

ⅲ)黄体期後期(24～28日)

中層細胞が主体だが，変性が著明でデーデルライン桿菌による細胞融解像がみられる。背景は白血球や粘液が多く，汚くみえる(口絵8)。

(5)閉経期

卵胞ホルモンの減少により，腟上皮の増殖，分化が起きにくくなる。細胞は中層細胞から傍基底細胞へと年齢とともに移行する。閉経後期では傍基底細胞優位の萎縮細胞像 atrophic cell pattern となり，背景に白血球や組織球が多数みられることもある(口絵9)。

3.3.2 子宮頸管腺上皮に及ぼす影響

子宮頸管腺上皮の周期性変化は子宮体部の内膜ほど著明ではないが，増殖期後期や排卵期に透明で粘性の低下した頸管粘液の分泌が増加し，精子の受容を容易にする。この時期の頸管粘液を塗抹自然乾燥させると，羊歯状結晶が観察される。

3.4 月経周期が子宮内膜に及ぼす影響(図3.15)

3.4.1 月経期(1～4日)

中層から基底層にかけて間質が融解，間質細胞は凝固し，静脈はうっ血，剝離が始まる。月経血は内膜腺細胞，間質細胞，赤血球，白血球などからなる剝脱内膜を含む。内膜細胞では卵胞ホルモンの低下に伴い細胞が水分を失い，20～40%縮小する(口絵10)。

3.4.2 増殖期(卵胞期)

(1)増殖期早期(5～7日)

月経後3日目頃より，基底層の内膜の再生が始まる。腺は少なく，腺上皮細胞は背の低い円柱状を呈

血中 E2 値 pg/ml　　　　　　　　　　　　　　　　　　　　　　　　　　　　　　　　　　　血中 P 値 ng/ml

卵胞ホルモン(E2)　　　　　排卵期　　　黄体ホルモン(P)

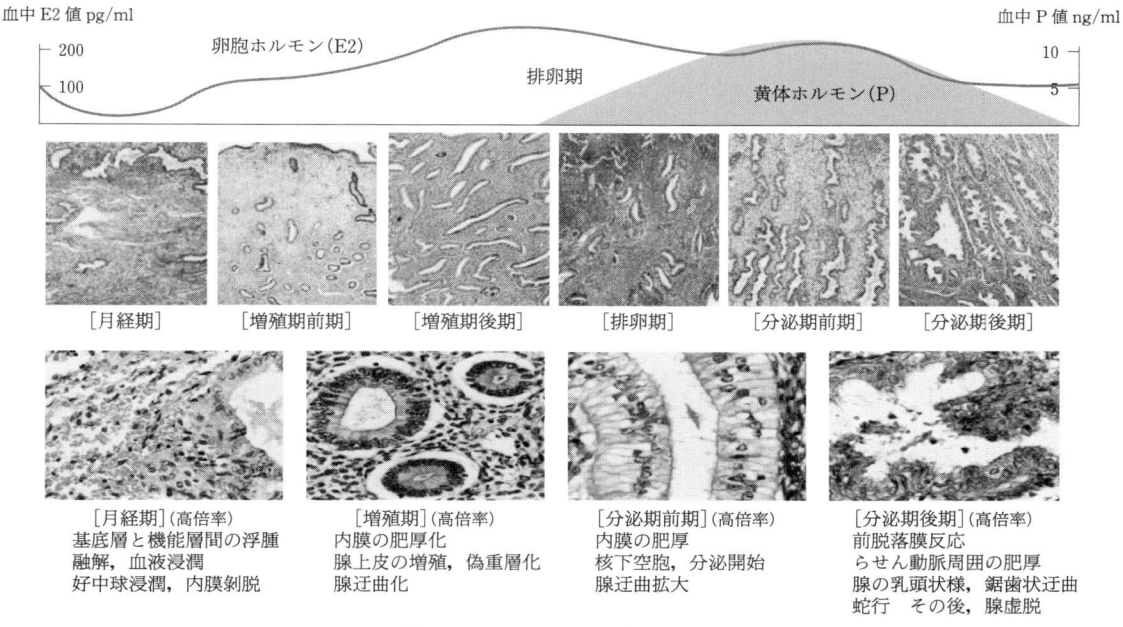

[月経期]　[増殖期前期]　[増殖期後期]　[排卵期]　[分泌期前期]　[分泌期後期]

[月経期](高倍率)
基底層と機能層間の浮腫
融解，血液浸潤
好中球浸潤，内膜剥脱

[増殖期](高倍率)
内膜の肥厚化
腺上皮の増殖，偽重層化
腺迂曲化

[分泌期前期](高倍率)
内膜の肥厚
核下空胞，分泌開始
腺迂曲拡大

[分泌期後期](高倍率)
前脱落膜反応
らせん動脈周囲の肥厚
腺の乳頭状様，鋸歯状迂曲
蛇行　その後，腺虚脱

図 3.15　卵巣周期と子宮内膜周期

する。核は小さく，類円形で核小体は不明瞭，クロマチンは濃縮している。間質細胞は密で紡錘形を呈する。

(2) 増殖期中期(8～10日)

　腺は迂曲し，腺上皮細胞は背が高くなり，クロマチンが増量し，核小体がみえるようになる。間質は浮腫状となる(口絵11)。

(3) 増殖期後期(11～14日)

　卵胞ホルモンの活性が最も上昇する時期で，内膜の厚さは肥厚し，腺の迂曲がさらに増加し，腺上皮細胞の偽重層化などが認められる。腺上皮細胞は背がさらに高く，密となる。核は紡錘形で，核小体が認められる。核分裂像も観察される。間質の浮腫は消失し密である。

3.4.3　排卵期(14～15日)

　排卵が起きると黄体ホルモンの作用により分泌が始まる。しかし分泌性変化は排卵後1～2日後であるため，排卵後1日目の内膜は増殖期後期に類似している。排卵後2日目になると腺細胞の核下に分泌像を認めるようになる。

3.4.4　分泌期(黄体期)

(1) 分泌期初期(16～18日)

　排卵後3日目頃は細胞質に明瞭な核下空胞が認められる。空胞の粘液は多糖類，グリコーゲンからなる。核は楕円形だが次第に丸みを帯びる。

(2) 分泌期早期(19～21日)

　排卵後5日目になると核下空胞は消失し，核は基底に戻る。核の上にグリコーゲンが蓄積され，腺腔内に分泌が始まる。分泌様式はアポクリン型分泌であり，腺細胞の先端は不明瞭となる。核は丸く空胞状で，核小体が著明となる。

(3) 分泌期中期(22～24日)

　腺は迂曲拡大し，腺細胞に蓄積されていたグリコーゲンはほとんど消失し，立方状に変わり，核はほぼ中央に位置する。間質は浮腫状になり，らせん動脈の肥厚，進展が著しくなり，妊卵の着床に最適な内膜になる(口絵12)。

(4) 分泌期後期(25～28日)

　肥厚したらせん動脈のまわりの間質細胞が肥大し前脱落膜細胞へと変化する。さらに間質細胞が内膜顆粒細胞へと変化する。腺は高度に拡大，迂曲蛇行するが，やがて腺腔内分泌物の濃縮，腺の退行変性が始まる。

3.5　妊娠に伴う細胞の変化

3.5.1　正常妊娠期

　妊娠中は妊娠黄体から多量の黄体ホルモンが分泌され，腟上皮は黄体ホルモンの影響を強く受け，細

胞質が豊富な中層細胞で占められる。中層細胞の一部はグリコーゲンを多量に含む舟状細胞 navicular cell になる（口絵 13）。

妊娠初期の細胞は角化型を示す。妊娠中期は比較的安定し変化は少ないが，デーデルライン桿菌が多く細胞融解が多数認められる場合を細胞融解型，またデーデルライン桿菌が少なく，カンジダあるいはガードネレラ桿菌 Gardnella などの微生物が増加した場合を炎症型（細菌性腟症）と呼ぶ。妊娠後期，特に分娩予定日近くなると舟状細胞は減少し，核濃縮を伴う表層細胞が出現する。

3.5.2　産褥期

分娩直後は多数の赤血球，白血球，組織球，再生上皮，脱落膜細胞および絨毛細胞が認められる。産褥1週目以降になると，細胞質に豊富にグリコーゲンを含む傍基底細胞（分娩後細胞 post-partum cell）が多数出現し，その後萎縮細胞型となる（口絵 14）。授乳とも関係があり，授乳婦人では産後4カ月以降も観察されうる。これに対し非授乳婦人では約1カ月程度観察されるのみである。出産後子宮内膜は約3週後に再生される。

3.5.3　流産

流産時は絨毛細胞（後述）からのヒト絨毛性ゴナドトロピンの分泌不全により，卵巣の黄体ホルモン分泌量が低下し，相対的に卵胞ホルモンの影響が強くなる。このため細胞診上の変化として，舟状細胞が消失し表層細胞の増加をきたす。標本上や出血中に絨毛細胞を認めた場合は進行性流産を強く疑う。

3.5.4　妊娠時に出現する特徴的な細胞

多量および持続的な黄体ホルモンの影響を受け内膜腺は持続的に分泌活動し，間質細胞に脱落膜変化が生じる。さらに絨毛細胞から分泌されるヒト絨毛性ゴナドトロピンの作用が加わり，内膜細胞には乳頭状増殖，細胞の大型化，核の肥大などの変化が認められるようになる。

(1)脱落膜細胞 decidual cell

脱落膜細胞は，卵胞ホルモンや黄体ホルモンの影響を強く受けた子宮内膜間質細胞である。孤立性またはシート状に出現し，通常の間質細胞より大きく，細胞質は淡緑色である。核は小胞状で細胞の中心に位置する。

Arias-Stella 反応は妊娠に関連して内膜（ときに卵管，頸管）に認められる腺上皮の異型性変化であり，正常妊娠，子宮外妊娠，流産後などで認められる。細胞は細胞質が豊富で，核が腫大，ときに核異型を示す。著しい増殖性変化を伴うときは子宮内膜増殖症や子宮内膜癌と鑑別を要する。一方，組織的にこの反応が確認されたにもかかわらず，子宮内腔に絨毛組織が認められないときは子宮外妊娠の可能性が示唆される。

(2)絨毛細胞 villous cell

受精卵が卵割を繰り返し，桑実胚 morula を経て胚胞 blastocyst になる。胚胞は外側の栄養膜（原始トロホブラスト primitive trophoblast）と内側の細胞塊 inner cell mass（将来胎児）とで構成される。着床後，原始トロホブラストは周囲の脱落膜へ絨毛状の突起を伸ばし，さらに増殖しながら外側の細胞が癒合を始め合胞性栄養膜細胞（ジンチジウム型トロホブラスト）syncytiotrophoblast となり，内側の細胞性栄養膜細胞（ラングハンス型トロホブラスト）cytotrophoblast との2層構造を示す（口絵 15）。絨毛状の突起の中では中胚葉細胞の増殖が始まり，絨毛の芯が構成される。この中に血管が新生されて，絨毛 villi の基本構造が完成する。血管に富む脱落膜層内の絨毛は盛んに増殖し，やがて胎盤となる。一方，胎盤側以外の羊膜に囲まれた絨毛は扁平になり，平滑絨毛膜となる。内側のラングハンス型トロホブラストは妊娠月数とともに減少し，3カ月後にはほとんど認められなくなる。

細胞診上の特徴として以下のことが挙げられる。

1) ジンチジウム型トロホブラスト

合胞性の多核巨細胞でオタマジャクシ様を呈することが多い。この他に円形，楕円形など様々な形で出現する（口絵 15 右）。

2) ラングハンス型トロホブラスト

細胞は傍基底細胞と同程度の大きさで，核は大小不同を伴うがクロマチン構造は均一である。核小体を認めることもある（口絵 15 左）。

3.6　内分泌細胞診の評価

細胞診は悪性腫瘍発見のため有用な手段であるにしても，歴史的には，先に哺乳類の雌性生殖器のホルモン動態を知るための手段として内分泌細胞診が用いられた。現在では各ホルモン量の測定が短時間で正確に行われるようになった。しかし，ホルモン細胞診は侵襲を伴わず安価で繰り返し検査が可能で

あり，現在でも有用性を保持している。

3.6.1 内分泌細胞診の評価法
性ステロイドホルモンによる腟扁平上皮細胞の変化をみる。

(1) 卵胞ホルモンによる細胞効果
腟扁平上皮細胞の成熟を促し，表層細胞が多数出現する。

(2) 黄体ホルモンによる細胞効果
細胞が集合性に出現し，細胞質の折れ込みや細胞辺縁の不鮮明化した中層細胞が主体となる。

(3) 男性ホルモンによる細胞効果
細胞質が肥厚性を帯び，傍基底細胞が出現する。

(4) 評価法
腟塗抹標本の細胞が均等に分布する5カ所を任意に選び，1カ所につき20個の細胞を観察する。計100個の細胞について計量する。

1) 成熟度指数 maturation index：MI
傍基底細胞，中層細胞，表層細胞のそれぞれの比率で表す。たとえば傍基底細胞10個，中層細胞70個，表層細胞20個であれば10/70/20と表す。

2) 核濃縮指数 karyopyknotic index：KPI
細胞質の染色性にかかわりなく，表層細胞と中層細胞全体のうち核濃縮を示す細胞の割合を％で表す。核濃縮をした細胞が35個出現している場合は35％，あるいは35/65と表現する。

3) エオジン好性指数 eosinophilic index：EI
核所見に関係なく，エオジン好性あるいはオレンジG好性に染まる表層細胞と中層細胞の割合を％で表す。エオジン好性あるいはオレンジG好性の表層細胞が45個の場合，45％あるいは45/55と表現する。

4) その他
MIの変法に，塗抹指数 smear index，折れ曲がり細胞指数 falded cell index，捲縮指数 curing index，集団細胞指数 crowded cell index などがある。

4　呼吸器系の基本構造

横隔膜と胸壁に囲まれた部分を胸腔という。これはさらに左右胸腔とその間の縦隔に分けられる。縦隔は前方を胸骨に，後方を脊椎に挟まれ，気管・主気管支，食道，心臓と胸部大動脈や上・下大静脈などの血管系，迷走神経などの神経系，胸腺，リンパ節などのリンパ系が含まれる。右肺は上・中・下の3葉から，左肺は上・下の2葉からなる。肺の構造は樹木の形に似ており，気管が幹に，気管支が枝に，細気管支が小枝に，肺胞が葉に相当するが，根本的な相違は，樹木が空中に枝を広げるのに対して，気道系はその中を空気が通るようになっていることである。気道系は，気管，気管支，細気管支，呼吸細気管支，肺胞からなり，気管から肺胞に至るまで23回ほど分岐するといわれ，肺胞表面の面積を合わせるとテニスコート1面に相当するといわれる。

4.1　呼吸器の組織
肺の表面は胸膜 pleura で覆われているが，胸膜は壁側胸膜 parietal pleura と臓側胸膜 visceral pleura からなり，この間に少量のリンパ液からなる胸水を含み，壁側胸膜と臓側胸膜の直接接触による摩擦を防いでいる。

気管・気管支には軟骨があり，気道系の筒状構造を維持している。また，気管・気管支・細気管支の粘膜下には平滑筋があり，これに迷走神経や交感神経が作用して気道系の収縮，弛緩を調節している。気管支には気管支腺があり，喀痰のもととなるサーファクタント surfactant を分泌する（口絵16）。

肺の血管系には栄養血管の気管支動脈と機能血管の肺動脈があるが，それらの血液はともに肺静脈に流出する。気管支動脈は気管・気管支に血液を供給し，細気管支以下は肺動脈が血液を供給する。

壁側胸膜から出たリンパ液は臓側胸膜に吸収され，肺門に向かってリンパ管内を流れ，気管に沿って上行し，胸管から静脈へと注ぐ。

4.2　呼吸器の細胞
口腔や食道の上皮は扁平上皮からなり，喉頭も同様である。しかし，気管からの上皮は腺上皮からなる。気管・気管支上皮は円柱上皮が覆っているが，これは基底膜を基盤にして基本的には1層からなる。

円柱上皮には線毛円柱上皮 ciliated columnar cell と杯（ゴブレット）細胞 goblet cell がある。線毛円柱上皮は線毛運動により粘液やゴミなどの異物を喉頭に向かって送り出して，ゴブレット細胞は粘液を分泌する。線毛円柱上皮には，一方に平らな刷子縁 brush border があり，線毛が認められる。細

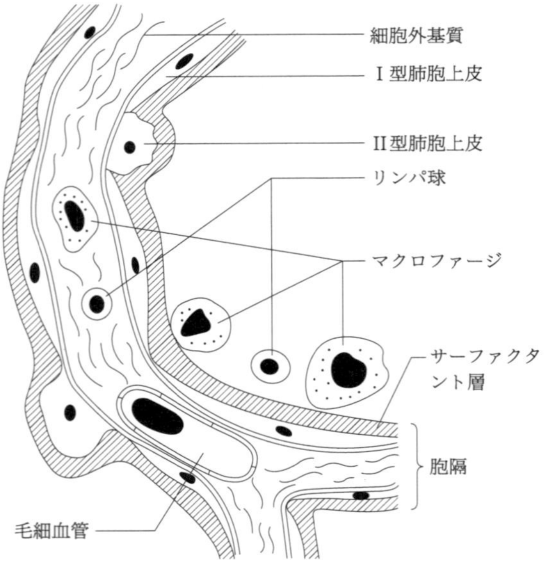

図3.16 肺胞構造。肺胞壁では毛細血管を挟んでⅠ型・Ⅱ型肺胞上皮細胞があり，肺胞隔壁(胞隔)の表面はサーファクタント層で覆われている。

胞体は全体として細長い形となり，核はその中央または刷子縁の反対側に寄っている。パパニコロウ染色では一般にライトグリーンに染まる。杯細胞には線毛がなく，細胞質は粘液を含み明るくみえ，パパニコロウ染色では灰色っぽくみえる。核はしばしば濃縮状で極端に偏在している。

線毛円柱上皮細胞と杯細胞の間の基底膜上には，線毛円柱上皮細胞にも杯細胞にも分化できる小型の基底細胞がある。基底細胞の細胞質は少なく，核は円形で過染性である。

気管支には気管支線が開口し粘液を分泌しているが，気管支線は腺房細胞 acinar cell と導管細胞 duct cell からなる。

細気管支の上皮は丈が短い立方上皮であり，線毛立方上皮細胞とそれより背が高く，線毛がないクララ細胞とがある。形態は気管支上皮の線毛円柱上皮細胞や杯細胞に似る（口絵17）。

肺胞上皮細胞（図3.16）にはⅠ型肺胞上皮細胞とⅡ型肺胞上皮細胞があるが，Ⅰ型肺胞上皮細胞が本来の肺胞上皮細胞であり，Ⅱ型肺胞上皮細胞は単球由来の組織球で，肺胞に出てマクロファージ macrophage になる。マクロファージは食細胞で，塵埃，炭粉などを貪食し，塵埃細胞と呼ばれる。マクロファージは明瞭な細胞辺縁をもつ大型（10〜30 μm）の円形あるいは卵円形の細胞で，細かいクロマチン網をもつ円形あるいは腎臓形の核が偏在することが多い（口絵18）。

この他，肺内には好中球や好酸球が正常状態でもしばしばみられる。

5 消化器系の基本構造

口腔の粘膜は重層扁平上皮（非角化，角化）とその下層の結合組織で構成される。消化管は長さ約9 mの管で，食道，胃，小腸，結腸・直腸に分けられ，蠕動運動によって咀嚼，運搬，貯留などを行う。消化器系の付属腺には唾液腺，膵臓，肝臓，胆嚢があり，それぞれ消化と吸収そして物質代謝に重要な役割を果たしている。

5.1 口腔の概要

強い摩擦や張力が加わる部位（歯肉，舌背，口蓋）の口腔粘膜表面は，角化重層扁平上皮で覆われている。残りの部分は非角化重層扁平上皮で覆われ，下層には不規則膠原線維性結合組織がある。口腔内の特殊構造には歯と歯周組織がある。

口蓋は，硬口蓋と軟口蓋で構成される。硬口蓋の後方外側には粘液性の小唾液腺がみられる。軟口蓋の粘膜は非角化重層扁平上皮からなり，内部には骨格筋があり軟口蓋を動かすことができる。

舌は骨格筋線維群からなるが，その表面にある舌乳頭は糸状乳頭が角化重層扁平上皮，茸状乳頭が非角化重層扁平上皮であり，乳頭ごとに粘膜の性状がやや異なる。乳頭間の溝の底には小唾液腺の細い導管が開口する。乳頭の側面には数十個の紡錘形細胞からなる卵球状の味蕾が多数存在する。その端は重層扁平上皮によって形成された味孔に開口している。

5.2 消化管の概要
5.2.1 消化管の一般構造

消化管は内側から粘膜，粘膜下組織，筋層，漿膜（または外膜）が同心円状の層構造をしている。これら層構造は全長にわたってほぼ共通しているが，場所によっては特殊化している。管の内腔面を覆う粘膜は上皮，粘膜固有層，粘膜筋板からなる（口絵19）。粘膜下組織は不規則線維性結合組織からなり，食道と十二指腸には特有の腺がある（口絵20）。

粘膜下組織を取り巻く筋層は平滑筋からなるが，食道では横紋筋と平滑筋が存在する。平滑筋層は通常は内側の輪状筋と外側の縦走筋の2層で構成され，筋肉の動きによる縦方向の蠕動運動や内腔に面する粘膜の動きなどを調節している。

筋層の外側に薄い結合組織層があり，さらにその外層に単層扁平上皮に覆われる部位とそうでない部位があり，覆われている場合はこれを腹膜といい，覆われていない場合にはその結合組織を外膜という。腹膜は，胸膜，漿膜性心外膜と同様に漿膜である。

5.2.2 消化管の神経系

交感・副交感神経系の他に，自律神経系の第3の要素ともいわれる腸管神経系がある。

腸管神経系は粘膜下にあるマイスネル神経叢と筋層間にあるアウエルバッハ神経叢とからなり，粘膜細胞の分泌機能・粘膜の運動や局所の血流などは粘膜下神経叢によって制御され，消化管の蠕動運動は筋層間神経叢に支配される。ただし，2つの神経叢の間には多数の線維連絡があり，相互に調節しあっている（口絵21, 22）。

また，消化管の壁には感覚性神経があり，近辺の神経叢や遠隔の神経叢に伝えるだけでなく，遠く離れた中枢神経系まで情報を伝える場合もある。

5.2.3 胃腸内分泌細胞（散在性神経内分泌細胞）
diffuse neuroendocrine system, DNES

胃腸内分泌細胞は少なくとも13種類存在する。そのうち胃にはグルカゴンを分泌するA細胞，ソマトスタチンを分泌するD細胞，ガストリンを分泌するG細胞などがあり，小腸にはA細胞，D細胞，G細胞の他，コレシストキニンを分泌するI細胞，胃抑制ペプチドを分泌するK細胞，セクレチンを分泌するS細胞などがある。大腸にもD細胞の他，セロトニンを分泌して蠕動運動を促進するEC細胞や肝のグリコーゲン分解を促進するグリセンチンを分泌するGL細胞などが多種多様なホルモンを放出し，それらのホルモンが近辺を移動して近くの標的細胞に達し（傍分泌），あるいは血流中に入って遠くの標的細胞に影響を与える（内分泌）。

5.3 消化管の細胞・組織の基本構造（図3.17）
5.3.1 食道 esophagus

食道の粘膜は非角化重層扁平上皮，粘膜固有層および粘膜筋板からなる。上皮には抗原提示細胞であるランゲルハンス細胞が散在している。胃との境界近くの粘膜固有層には食道噴門腺があるが，同様な腺は咽頭の近くにも認められる。粘膜筋板は1層の縦走平滑筋のみからなり，胃に近づくにつれて厚くなる。

粘膜下には粘液細胞と漿液細胞とからなる固有食道腺がある。粘液細胞の核は基底側に圧排された形で細胞質に多量の粘液顆粒を有し，漿液細胞の核は丸くて中央にある。この細胞の分泌顆粒はペプシノーゲンとリゾチームを含む。

食道の筋層の走向は他の腸管と同様であるが，他の消化管と異なるのは横紋筋と平滑筋が併存することで，食道の吻側1/3はほとんど横紋筋線維，中間の1/3は両方，尾側1/3は平滑筋線維のみからなる。

なお，胸腔では食道の外膜は線維膜であり，腹腔内の短い腹部食道のみが漿膜（腹膜）に包まれる。

5.3.2 胃 stomach

胃は消化管の中で最も拡張した部分で，噴門部，胃底，胃体，胃角部，幽門前庭部に分かれる。

組織学的には胃底と胃体は同じ構造をしており，縦走する粘膜のひだ rugae がある。

胃の上皮は粘膜ひだの深くまで落ち込んで胃小窩を形成する。胃小窩は噴門部で浅く，幽門前庭部で深い。粘膜固有層にある固有胃腺は5～7個がまとまって胃小窩に開口する。

粘膜筋板から胃小窩の底部まで伸びる固有胃腺は，

[胃]　　　　　　　　　　　[小腸]　　　　　　　　　　[大腸]

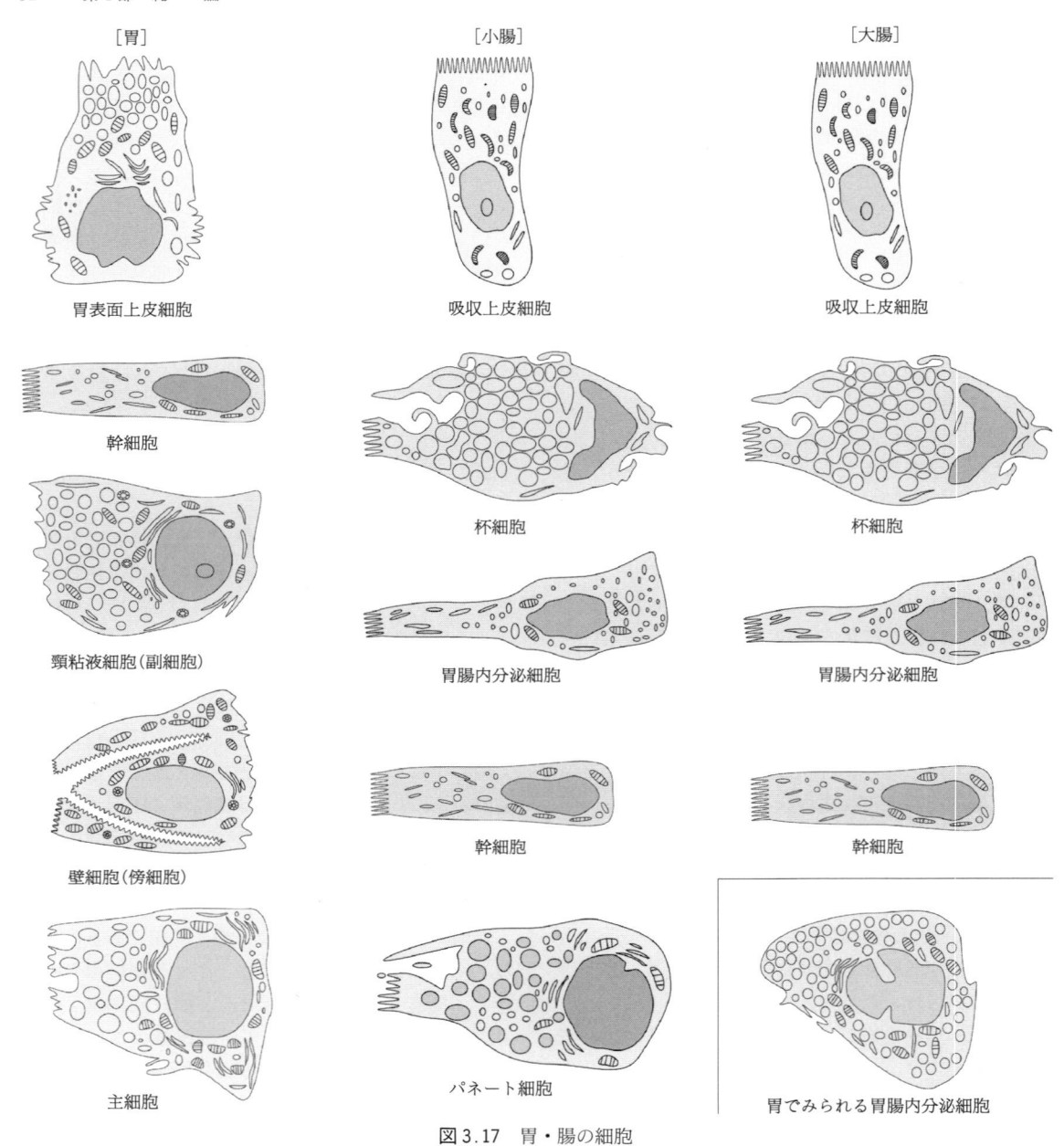

胃表面上皮細胞　　　　　　吸収上皮細胞　　　　　　　吸収上皮細胞

幹細胞　　　　　　　　　　杯細胞　　　　　　　　　　杯細胞

頸粘液細胞（副細胞）　　　胃腸内分泌細胞　　　　　　胃腸内分泌細胞

壁細胞（傍細胞）　　　　　幹細胞　　　　　　　　　　幹細胞

主細胞　　　　　　　　　　パネート細胞　　　　　　　胃でみられる胃腸内分泌細胞

図 3.17　胃・腸の細胞

6種類の単層円柱上皮細胞からなる。すなわち胃表面上皮細胞，頸粘液細胞（副細胞），幹細胞（未分化上皮細胞），壁細胞（傍細胞），主細胞，および胃腸内分泌細胞（DNES）である。このうち胃表面上皮細胞は胃の内膜面に重炭酸イオンを含む厚い粘液層を形成する。

頸粘液細胞は副細胞とも呼ばれる。その頂部には短い微絨毛があり，核は基底側に位置する。頂部側の細胞質は粘液性の分泌顆粒で満たされている。粘液は胃壁を保護し，胃の内容物の潤滑油として働く。

幹細胞は未分化な上皮細胞で数は少なく，細胞は細長く，頸粘液細胞の間に散在する。核は基底側にあり，異染色質はほとんど存在せず，巨大な核小体を有する。この細胞は胃の内面を覆うすべての細胞に分化することができ，5〜7日ごとに他の細胞に置き換わっていく。

壁細胞(傍細胞)は主に固有胃腺の上半分に分布し，底部にはごく稀にしか存在しない。大きな円形ないし多稜形の細胞で，丸い核をもち，細胞質は好酸性を示す。頂部では細胞膜が落ち込み，微絨毛で縁どられた細胞内分泌細管を形成している。壁細胞は塩酸や内因子を産生することが特徴である。

固有胃腺の底部の大部分をなす主細胞は円柱状で核は基底側に位置し，細胞質は好塩基性を呈する。分泌顆粒はペプシノーゲンを含み，その開口分泌は，迷走神経およびセクレチン(内分泌性)のいずれの刺激でも起こる。

胃腸内分泌細胞には上述のようにD細胞やG細胞などがあるが，その分布の広がりや機能的意義についてはまだ不明なことが多い。

胃の粘膜下組織には豊富な血管網やリンパ管網があり，筋層近くに粘膜下神経叢がある。筋層は内側の斜走筋層，中間の輪状筋層，外側の縦走筋層の3層の平滑筋層からなる。筋間の神経叢は輪状筋層と縦走筋層との間にある。

胃の外表面は薄い漿膜下結合組織と，これを覆う単層扁平上皮からなる漿膜で包まれている。

5.3.3　小腸 small intestine

小腸は十二指腸 duodenum，空腸 jejunum，回腸 ileum の3部からなり，組織学的に少しずつ違う。共通する特徴の1つは管腔表面構造で，小腸の長軸に対して横断的に配列する輪状ひだ，粘膜層の突出物である絨毛，そして絨毛を覆う上皮細胞の頂部細胞膜にある微絨毛である。これらの構造は小腸の表面積を平坦な管の数百倍に拡大することに役立つ。また，絨毛の間には上皮が落ち込んで腸腺(陰窩)を形成している。十二指腸腺をブルンネル腺と呼ぶ。

小腸の粘膜も単層円柱上皮，粘膜固有層，粘膜筋板の3層からなる。その表面の単層円柱上皮は吸収上皮細胞，杯細胞，そして胃腸内分泌細胞からなる。これらのうち最も数が多い吸収上皮細胞は基底側に楕円形の核を有する丈の高い細胞で，頂部には刷子縁とも呼ばれる微絨毛構造を有する。

杯細胞は単細胞腺で，十二指腸で最も少なく，単位面積あたりの数は空腸で最も多い。杯細胞は粘液の成分であるムチン mucin を産生する。また，吸収上皮の1％にあたる胃腸内分泌細胞には様々な種類があり，傍分泌および内分泌ホルモンを産生する。

小腸の絨毛の芯を形成する粘膜固有層の疎性結合組織の基部には多数の腸腺(リーベルキューン陰窩)がこれを貫いている。陰窩の上皮には上述の細胞の他に，細胞質内に好酸性のパネート Paneth 顆粒(抗菌性物質であるリゾチームを含む)を有するパネート細胞が存在する(図3.17，口絵23)。

なお，回腸の粘膜固有層にはパイエル板と呼ばれる集合リンパ小節がある。小腸のリンパ組織を覆う上皮には扁平上皮様のM細胞がある。M細胞は食細胞系に属し，腸管の内腔にある抗原を貪食して粘膜固有層に輸送しマクロファージに渡す。

5.3.4　結腸・直腸 colon and rectum

結腸は盲腸 cecum(虫垂 appendix を含む)，上行結腸，横行結腸，下行結腸，S状結腸に分けられる。結腸には絨毛はないが，腸腺が豊富に存在する。腸腺の上皮は小腸の上皮と似ているが，パネート細胞は存在せず，数は吸収上皮細胞が最も多い。杯細胞はS状結腸に向かうにつれて増加する(口絵24)。

内分泌細胞も存在するが，数は少ない。幹細胞は旺盛な分裂能を示し粘膜表層の上皮細胞は6～7日で更新される。

結腸の粘膜固有層，粘膜筋板，および粘膜下組織は小腸と似ている。筋層は外側の縦走筋層が変化して3本の結腸ヒモと呼ばれる筋束にまとまっている。結腸ヒモは常に緊張していて，結腸は部分的に収縮しており，結腸膨隆と呼ばれる袋が形成されている。漿膜は部分的に伸びて脂肪の入った腹膜垂という構造を呈する。

5.4　肝・胆道・膵の細胞・組織の基本構造

5.4.1　肝 liver・胆道 biliary tract

肝臓では消化管系からの機能血管としての門脈と肝動脈からの栄養血管が合流した洞様毛細血管(類洞)を介し，グルコースの代謝などをはじめ，生体活動に必須の栄養物の貯蔵と薬物や毒物の解毒・無害化などを肝細胞が行う。肝細胞における代謝の結果生み出される胆汁は，血液由来の老廃物であるビリルビンなどを含み，肝内の毛細胆管から肝管・胆嚢管を経て一時胆嚢に貯留される。

基本的に，肝細胞が1層に並んだ肝細胞索(ときに重層する)は中心静脈のまわりに放射状に並び，随所で分岐または吻合する。この肝細胞索の間を洞様毛細血管が走る。洞様毛細血管の壁をつくる内皮細胞の間には 0.5 μm の隙間があり，内皮細胞自体

が薄く伸びた部分には直径 0.1～0.5 μm の小孔が篩板を形成する。洞様毛細血管の壁にはマクロファージの一種であるクッパー細胞が存在する。

また洞様毛細血管と肝細胞索との間には狭い間隙があり，これをディッセ腔という（口絵25）。ディッセ腔には洞様毛細血管を支える細網線維があり，ところどころに無髄神経線維がみられる他，脂肪摂取細胞 fat storing cell（伊東細胞 Ito cell）が存在する。伊東細胞にはビタミン A を貯蔵する働きがある。

肝細胞の細胞膜は，互いに接する側面細胞膜とディッセ腔に面する洞様毛細血管側細胞膜との異なる領域を有している。毛細胆管は 2 つの側面細胞膜の間に存在する。肝細胞の約75％は核が 1 個で，残りは 2 核である。

細胞質内には多数の遊離リボソーム，発達した粗面小胞体，ゴルジ装置があり，多くのタンパクを産生する。また 1 個あたり約 2,000 個のミトコンドリアが存在する。肝細胞は上述の役割の他，免疫グロブリン以外の大部分の血漿タンパクを産生する。

肝臓では 600～1,200 ml/日の胆汁が分泌される。胆汁は胆汁酸，リン脂質，コレステロール，胆色素（抱合型ビリルビン），分泌型 IgA などを含む。このうち胆汁酸の約90％は小腸で再吸収され，門脈を介して肝臓に戻り，再び胆汁の中に分泌される（胆汁酸の腸肝循環）。

肝臓の下面に付着する胆嚢 gall bladder は，約 70 ml の胆汁を入れることができる。胆嚢の粘膜上皮は単層円柱上皮で，明細胞と刷子細胞がみられる。粘膜固有層は疎性結合組織からなり，筋層は主に斜走筋，一部は縦走する疎な平滑筋線維からなる。

胆嚢で濃縮される胆汁は，脂肪に富む食物に反応して十二指腸の I 細胞から分泌されるコレシストキニンが，血流を介し胆嚢の平滑筋細胞に働いて間欠的な収縮を引き起こし，同時に十二指腸乳頭部にあるオッディの括約筋を弛緩させる結果，総胆管を経て十二指腸に送り出され，脂肪の消化・代謝などにあずかる。

5.4.2　膵臓 pancreas

膵臓には消化液を分泌する外分泌部と，ホルモンを分泌する内分泌部がある。

外分泌部は複合管状胞状腺で，消化酵素と重炭酸とを含む膵液を約 1,200 ml/日分泌する。腺房は 40～50 個の分泌細胞からなり，腺腔内に数個の腺房中心細胞がみられる（口絵26）。腺房細胞は先が平坦ならっきょう形をして基底膜の上にのっている。核は丸く細胞のやや基底側に位置し，核周囲の細胞質は強い好塩基性を示す。頂部には消化酵素の前駆体を含む多数の分泌顆粒がある。

介在部の上皮細胞は丈の低い立方状で細胞質は明るくみえる。この細胞は腺房細胞の間に入り込むと腺房中心細胞となる。介在部は合流して小葉間導管となる。導管の周囲には結合組織が存在する。小葉管導管は主膵管に注ぎ，主膵管は総胆管と合流してから十二指腸のファーター乳頭に開く。

内分泌部は膵島またはランゲルハンス島と呼ばれ，1 つの膵島は約 3,000 個の細胞からなり，その間に豊富な毛細血管網を有する（口絵27）。膵島はおよそ 100 万個あるが膵尾部に多く分布する。膵島には A 細胞，B 細胞，D 細胞，PP 細胞，G 細胞の 5 種類の内分泌細胞が存在する。

通常の染色標本ではこれらの細胞の識別は困難で，同定には免疫組織化学染色が必要となる。生理学的には A 細胞はグルカゴンを，B 細胞はインスリンを，D 細胞は A 細胞や B 細胞のホルモン分泌を抑制するソマトスタチンを，PP 細胞は膵液の放出を抑制する膵ポリペプチドを，そして G 細胞は胃酸分泌や胃の運動を促進するガストリンを分泌する。

6　泌尿器系の細胞・組織の基本構造

泌尿器系の中心臓器である腎は血液中の毒性物質を除去し，尿として排泄する一方，塩類，糖，タンパク，水を保持し，体液の酸塩基平衡を調節している。また，腎には内分泌機能があり，レニン，エリスロポエチン，プロスタグランジンを産生する他，ビタミン D の前駆物質を活性型ビタミン D に変える働きがある。尿は腎から尿管を経て膀胱に貯蔵され，尿道を経て排尿される。

6.1　腎 kidney

腎はそら豆状の暗赤色の臓器で，左右 1 対あり脊柱を挟み後腹壁上方に位置する。大きさは上下 11～12 cm，横 5 cm，厚さ（前後）3.5 cm ぐらいで重さは片側 120 g 位が普通である。腎の内側の腎門は腎動・静脈，リンパ管と尿管の通路にあたる。

腎の割面では皮質と髄質が区別できる。皮質は暗

褐色で顆粒状にみえる。髄質には腎門の方向に淡い線状構造が走り，この部分が6〜12個の腎錐体に相当する。

腎錐体の先端は乳頭部と呼ばれ乳頭管（ベリニ管）の開口部がある。乳頭部は椀状の小腎杯に取り囲まれ，それが2〜3個集まったものが大腎杯となり，大腎杯が3〜4個集まって腎盂（腎盤）を形成する。腎盂は尿管の近位部につながっている。

6.1.1 腎単位 nephron

腎の機能的な単位であるネフロン（腎単位）は腎小体と尿細管からなる。腎小体の大部分は皮質にあり，尿細管 uriniforous tubule は皮質から髄質にわたって分布する。

(1) 腎小体 renal corpuscle

腎小体は直径が200〜250 μm の球状で，糸球体 glomerulus とネフロンの近位端が拡大したボウマン嚢 Bowman's capsule とからなり，ボウマン嚢内腔はボウマン腔と呼ばれる。糸球体はボウマン嚢の臓側板と密着し，臓側板は足細胞 podocyte と呼ばれる上皮細胞からなる。ボウマン腔の外側は壁側板と呼ばれ，単層扁平上皮からなり，基底膜にのっている。

糸球体には輸入細動脈から血液が流入し輸出細動脈から流出するが，これらの動脈がボウマン嚢に出入りする部分を血管極 vascular pole といい，近位尿細管がボウマン嚢から出る部分を尿管極 urinary pole という（口絵28）。

糸球体は有窓型毛細血管が房状の塊をなすものであるが，輸入細動脈の結合組織成分はボウマン嚢の中に入らず，メサンギウム細胞 mesangial cell という結合組織性の細胞が存在する。これには血管極にある糸球体外メサンギウム細胞と，腎小体の中にある糸球体内メサンギウム細胞とがある（口絵28）。

糸球体内メサンギウム細胞は食作用を有し，基底膜の吸収に関与し，糸球体毛細血管の支持細胞でもある。そしてアンギオテンシンなどの血管収縮物質に対する受容体をもち，収縮性があり糸球体の血流を減少させる。

糸球体毛細血管の内皮細胞は核を含む部分以外は平坦である。孔は直径が70〜90 nm あり，隔膜では覆われていないが，巨大分子には障壁として作用する。

ボウマン嚢の臓側板にあって濾過機能を行うために特殊化した足細胞は，一次突起と呼ばれる長い細胞質突起をもち，毛細血管の長軸に沿って伸び，一次突起から規則正しく並ぶ小足 pedicle と呼ばれる二次突起を伸ばしている。一次突起と小足とは互いにかみ合うように毛細血管壁を覆う。隣接する小足の間に幅20〜40 nm の濾過間隙があり，小足には陰性に荷電した糖衣がよく発達している。濾過間隙は完全には開いておらず，厚さ6 nm の細隙膜で閉鎖されている。こうした障壁により6万9,000 Da 以上の分子は通り抜けられない仕組みになっている。

(2) 尿細管 uriniferous tubule

尿細管は近位尿細管，ヘンレのループ，遠位尿細管を経て集合管につながる。

1) 近位尿細管 proximal tubule

近位尿細管は腎小体付近の屈曲した近位曲尿細管とヘンレのループの太い下行脚をなす近位直尿細管とからなる。近位曲尿細管は単層立方上皮からなり，細胞質は好酸性の顆粒状にみえる。この細胞の内腔側には刷子縁があり，側面細胞膜同士は複雑に絡み合っている。核は管の横断で基底側に位置しており，これを取り巻いて PAS 反応陽性の基底膜がある（口絵29）。近位尿細管では糸球体濾液のナトリウム，塩素，水の2/3以上が再吸収され，間質に運び出される。グルコース，アミノ酸，タンパク質も再吸収される。さらに，薬剤や毒素を排泄する。

2) ヘンレのループ Henle's loop

近位曲尿細管に続くヘンレのループの細い下行脚はやがて反転して細い上行脚となり，遠位直尿細管に続く。ヘンレのループを構成する細胞の核は内腔側に突出するが，基本的には扁平な細胞からなる。細い下行脚は水に対する透過性が高く，尿素，ナトリウム，塩素を適度に通過させる。しかし，上行脚は水に対して中等度の透過性しかもたない。

3) 遠位尿細管 distal tubule

ヘンレのループの太い上行脚は遠位直尿細管にあたり，水や尿素を通さず，内腔から塩素とナトリウムを能動輸送する。それに続く遠位曲尿細管は短く（4〜5 mm），内腔は広く開いている。上皮細胞の幅は近位尿細管の上皮細胞よりも狭く，細胞質は淡明に染まる（口絵29）。

直尿細管と曲尿細管の間には緻密斑と呼ばれる特殊な部位がある。緻密斑の上皮細胞は丈が高く幅が狭いので，他の部位よりも核が密集してみえる。

この緻密斑は腎小体の血管極の近くで輸入細動脈の傍糸球体細胞，糸球体外メサンギウム細胞からなる傍糸球体装置 juxtaglomerular apparatus に接する。

この緻密斑の細胞が，尿細管内濾液のナトリウム濃度を監視しており，これが低いと傍糸球体細胞に作用してレニンの分泌を引き起こす。

6.1.2　集合管 collecting tubule

発生学的な起源はネフロンと異なるが，遠位曲尿細管後端の結合尿細管につながっている。糸球体濾液は集合管に入ってからさらに変化し，最終的に尿となって腎乳頭に運ばれる。集合管は3つの部分に分けられる。

(1)皮質集合管

髄放線の中にあり，主細胞と介在細胞の2種類の細胞からなる。主細胞の機能は不明だが，介在細胞は水素イオンを運搬し，体の酸塩基平衡を調節している。

(2)髄質集合管

いくつかの皮質集合管が集まって形成され，髄質の外層では介在細胞もあるが，髄質深部では主細胞しかなくなる（口絵30）。

(3)乳頭管（ベリニ管 duct of Bellini）

いくつかの髄質集合管が集まってできた管で，丈の高い円柱状の主細胞が並び，尿を腎乳頭の篩状野から小腎杯に排泄する。

6.1.3　腎杯・腎盂（腎盤）calyx / renal pelvis

腎乳頭は漏斗形の小腎杯にはまりこみ，2〜4個の小腎杯が集まって大腎杯をつくる。小腎杯に出た尿は大腎杯から腎盂（腎盤）を経由して尿管に注ぐ。腎乳頭は移行上皮で覆われており，固有層の下には薄い平滑筋層がある。壁の構造は基本的には同じだが，尿管に進むにつれて徐々に厚くなる（口絵31）。

6.2　尿管 ureter

尿管は直径が3〜4 mm，長さが約25〜30 cmの中空の管で，膀胱底から膀胱に入る。

尿がないときの内腔の粘膜にはひだがあるが，尿の通過で拡張するときはひだが消失する。粘膜は腎乳頭から連続する移行上皮（尿路上皮）で覆われ，3〜5個の細胞層の厚みがある。上皮の下には基底膜を挟んで結合組織からなる粘膜固有層がある。

それを取り巻く筋層の配列は消化器とは逆に内側が縦走筋層，外側が輪状筋層で，膀胱近くの下方1/3ではさらに外側に縦走筋層が加わり，内縦，中輪，外縦の3層構造をとる。外膜は近位端では腎臓の被膜と遠位端では膀胱壁の結合組織に連続する。

尿は筋層に生じる蠕動波によって膀胱に送られ，膀胱底後面の尿管口では弁様の粘膜片により尿管への尿の逆流が防がれている。

6.3　膀胱 urinary bladder

膀胱の粘膜には多くのひだがあり，尿が充満したときにはひだは消える。粘膜上皮は移行上皮で，膀胱の伸展時にはその表層の被蓋細胞（umbrella cell）が扁平になる。

移行上皮細胞の細胞同士の間にはプラークと呼ばれる部分がモザイク状に折り畳まれており，細胞が引き伸ばされると折り畳みが消失する（口絵32）。

プラークは水や塩類を通さず，尿と粘膜固有層との間の浸透圧障壁として働く。表層の細胞同士も通過障壁をつくっている。

膀胱底で左右の尿管口と内尿道口でできる膀胱三角にはひだはなく，他の部分と異なり膀胱内尿量が増減してもそれ自体の表面積は変化しない。

膀胱の粘膜固有層の結合組織内で内尿道口周囲には粘液腺がみられる。

膀胱の筋層は膀胱頸部において薄い内縦筋層，厚い中輪筋層，薄い外縦筋層の3層の平滑筋層からなり，中輪筋層は内尿道口の周囲で内膀胱括約筋を構成する。

6.4　尿道 urethra

女性の尿道は3〜4 cmと短く，内腔は膀胱の近くが移行上皮細胞で覆われているが，残りは非角化重層扁平上皮で覆われ，ところどころに粘液を分泌する尿道腺（リットレ腺）がある。

男性の尿道は15〜20 cmの長さがあり，前立腺の中を走る前立腺部の内腔は移行上皮で覆われ，多くの小さい前立腺管，前立腺小室，左右の射精管が開いている。尿生殖隔膜を貫く隔膜部以降の内腔は海綿体部も含めて重層扁平上皮で覆われ，リットレ腺が多数認められる他，多列円柱上皮が斑状に介在する部分もみられる。

7 内分泌系の細胞・組織の基本構造

内分泌系はホルモンを血液や組織液を介して遠隔の標的細胞に作用させ，身体全体の代謝活性を調節している。内分泌腺には，松果体，下垂体，甲状腺，上皮小体，副腎，性腺などがある。また腎の機能の一部もホルモンの授受に関連する。消化器系にも膵島の他，前述のような内分泌細胞が存在する。これらのうち，消化器系，泌尿器系，女性生殖器系以外の内分泌臓器の特徴について要約する。

7.1 松果体 pineal body

第三脳室の後上壁に小豆大(長さ 5～8 mm，幅 3～5 mm，重さ 120 mg)の突出物として付着する。外表面は脳軟膜で覆われ，これに続く間質結合組織が実質を不完全な小葉に分ける。各小葉は松果体細胞と間質細胞および神経線維で構成されている。

松果体細胞はメラトニンを分泌し，メラトニンは視床下部を介して性腺の発育を抑制するように働く。一種の神経膠細胞である間質細胞は松果体全域に散在するが，第三脳室側で特に多く存在する。粗面小胞体が発達し，グリコーゲン顆粒に富んでいる。

7.2 下垂体 pituitary body

蝶形骨のトルコ鞍にある下垂体窩の中に収まり，上面を脳硬膜の一部の鞍隔膜に覆われているが，その中央部を下垂体と視床下部とをつなぐ下垂体柄が貫いている。下垂体の大きさは 1×1×0.5 cm で，重さは男性で約 0.5 g，女性ではそれよりやや軽い。

下垂体には前葉(腺葉，腺性下垂体)と後葉(神経葉，神経性下垂体)があり，前者は胎生期口腔外胚葉の陥凹部であるラトケ嚢から発生し，後者は間脳底部の神経外胚葉組織から発生する。

前葉のホルモンの多くは視床下部の放出ホルモンによって分泌調節を受け，これには下垂体門脈という特殊な血管系が関与する。毛細血管の内皮は有窓型で，下垂体門脈を通ってやってきた視床下部ホルモンはその窓を通って実質細胞に達する。

前葉の腺細胞は染色性によって好酸性細胞，好塩基性細胞，色素嫌性細胞に分けられる(口絵33)。

このうち好酸性細胞には成長ホルモン分泌細胞とプロラクチン分泌細胞が含まれる。成長ホルモンは肝臓のソマトメジンの産生を促し，ソマトメジンは全身の細胞の代謝を亢進させる。

好塩基性細胞には副腎皮質刺激ホルモン(ACTH)分泌細胞，甲状腺刺激ホルモン(TSH，サイロトロピン)分泌細胞，ゴナドトロピン(性腺刺激ホルモン)分泌細胞の3種類がある。このうちACTH分泌細胞は前葉全体に散在性に分布し，核はやや偏在し細胞小器官の発達は顕著でない。

ゴナドトロピン分泌細胞は FSH と LH(合わせてゴナドトロピン)を分泌する。1種類の細胞が両方のホルモンを分泌するが，それぞれを単独に分泌する場合もある。

色素嫌性細胞は通常は小型で細胞小器官に乏しい。腺細胞に分化する前の未熟な細胞と考えられるが，分泌顆粒放出後の腺細胞の可能性もある。

神経性下垂体は脳の続きで，正中隆起，漏斗茎，後葉からなる。視床下部にある神経細胞体から伸びた軸索は正中隆起，漏斗茎を経て後葉に至り，毛細血管の周囲に終わる。後葉ホルモンであるバゾプレッシンとオキシトシンはいずれも神経細胞体からの神経分泌の形で分泌される。

7.3 甲状腺 thyroid gland

甲状腺は濾胞が機能的単位をなす。1層の濾胞上皮細胞が濾胞を縁どり，濾胞の周囲には濾胞間結合組織があり，毛細血管，リンパ，神経線維などが通っている。濾胞間に散在する傍濾胞細胞は濾胞上皮細胞に混じって配列していることもあるが，濾胞腔に接することはない。まとまった数の濾胞を囲む小葉間結合組織は被膜から連続して実質内に分け入り，小葉を区画する(口絵34)。

甲状腺からはサイロキシン(T4)，およびトリヨードサイロニン(T3)が濾胞上皮細胞から分泌され，全身の代謝を亢進させる。一方，濾胞傍細胞からカルシトニンが分泌され，破骨細胞による骨吸収を抑え血中カルシウム濃度を下げる(口絵35)。

7.4 上皮小体 parathyroid gland

上皮小体は甲状腺の右葉と左葉の裏側の上下両極に通常4個付着しており，長さ 5 mm，幅 4 mm，厚さ 2 mm 大の卵球形で，結合組織性の被膜に包まれている。重さは 25～50 mg である。実質細胞は索状あるいは集団をなし，それらの間に毛細血管が

豊富に分布する。実質細胞には直径5〜8μmの小型の明るい主細胞(明細胞ともいう)と，数は少ないが直径6〜10μmで好エオジン性の顆粒を多数有する好酸性細胞とがある。これは不活性状態の主細胞であると考えられている。

主細胞が産生するパラトルモン(PTH)は血中カルシウム濃度(8.5〜10.5 mg/dl)を維持するために働く。

7.5 副腎 adrenal gland

副腎は腎臓の上部に付着し，右副腎は三角形を呈し，左副腎は半月形である。厚さは約1 cmまたはそれ以下で，幅は最大径5 cm，重さは片側で6〜10 gほどである。

副腎の外側にある皮質は中胚葉(腹膜上皮)由来で黄色調を示し，体積の約80%を占める。一方，中央にある髄質は外胚葉(神経堤)由来で，灰白色調を示す。皮質からはステロイド，髄質からはカテコールアミンの2種類のホルモン群が分泌される。

7.5.1 副腎皮質 adrenal cortex

被膜側から髄質に向かって球状帯，束状帯，網状帯の3層からなる。

球状帯は比較的薄く，小型の円柱状の細胞が全体として球形の集団をつくっている。球状帯細胞はアルドステロンなどのミネラルコルチコイドを分泌する(口絵36)。

束状帯は球状帯の内側にあって球状帯の2倍以上厚い。細胞は多角形で大きく，好酸性の細胞質に多数の脂肪滴を有する。束状帯細胞はグルココルチコイドを分泌する。その代表はコルチゾールとコルチコステロンである(口絵37)。

網状帯は皮質の最内層で不規則に並んだ細胞索からなり，球状帯と同様に薄い。網状帯細胞は束状帯細胞よりやや小さく脂肪滴が少ない。好酸性の細胞質はリポフスチン顆粒を含み，やや暗調である(口絵38)。

網状帯細胞はデヒドロエピアンドロステロンなどの男性ホルモンを分泌するが，その作用は弱く，通常の状態ではほとんど無視できる。

7.5.2 副腎髄質 adrenal medulla

副腎髄質は交感神経節の一種で，髄質細胞が分泌するカテコールアミンは交感神経の節後線維の伝達物質と同じである。節前線維とのシナプスの形成もみられ，髄質内には交感神経節細胞も存在する。

髄質細胞は大きく，短い索状の細胞集団を形成し，細胞質は明るい。その中の分泌顆粒はカテコールアミンを含み，クロム酸塩を含む固定液で黄褐色に染まる。このためクロム親和細胞 chromaffin cell とも呼ばれる(口絵39)。

分泌物の約20%がアドレナリンかノルアドレナリンのカテコールアミンで，その他にクロモグラニン，ATP，エンケファリンなどが含まれている。

7.6 精巣と付属性腺

男性生殖器は陰嚢に包まれた2個の精巣の他，精路，付属性腺，陰茎からなる。付属性腺としては精嚢，前立腺，カウパーの尿道球腺がある。これら付属性腺は外分泌腺で，精液の液性成分を産生し，精子を女性生殖器へ送り込む準備をする器官である。陰茎は交接器であると同時に，尿を体外へ排泄する尿道を有する器官でもある。

7.6.1 精巣 testis

精巣は成人男性では長径約4 cm，短径2〜3 cm，厚さ約3 cmの卵形の器官で，上部から後部にかけて精巣上体が付着している。

精巣は結合組織でできた中隔によって精巣小葉に分けられ，それぞれの小葉には1〜4本の精細管が入っている。精細管は神経と血管に富む疎性結合組織で取り囲まれ，この結合組織の中に内分泌細胞であるライディッヒ細胞の数個ないし10数個ずつの小集団が散在している。精細管内には精祖細胞から精子に至る一連の精細胞群の他に，支持細胞でもあり血液精巣関門の担い手でもあるセルトリ細胞が存在している(口絵40)。

(1)ライディッヒ細胞 interstitial cell of Leidig

類上皮性で直径15〜20μmの大型の細胞で球形の核が目立つ。細胞膜には黄体化ホルモン(LH)に対する受容体があり，LHの刺激を受けてアンドロゲン(テストステロンなど)を産生するが，それ以外にエストロゲンも産生する他，インヒビン，IGF-1，TGF-α，TGF-βなど多くのホルモンを産生する能力があり，インターロイキン1，腫瘍壊死因子など様々なサイトカインに対する受容体も有する。

(2)セルトリ細胞 Sertoli cell

セルトリ細胞は丈が高い円柱状で，側面の細胞膜には複雑なひだがあり，光学顕微鏡では細胞境界を

見定めにくい。頂部は精細管の内腔に突出し，基底部には大きな核小体をもった明るい核を有する。電子顕微鏡では細胞質は滑面小胞体に富むが，粗面小胞体は少なく，ゴルジ装置が発達し，リソゾーム系の多数の小胞がある。隣接するセルトリ細胞同士の側面細胞膜には密着帯があり，それより基底側の基底区画と精細管内腔側の傍腔区画とを分けている。すなわち密着帯が血液精巣関門を確立し，傍腔区画で成熟する精子に基底区画から免疫系の影響が及ばないように保護している。

　セルトリ細胞は精細胞群を包囲・防護し，栄養を供給し，精子発生の過程で排除された細胞質を処理する。胚子発生の時期には抗ミュラー管ホルモンの合成と分泌を行う。そして下垂体のFSHの刺激によるアンドロゲン結合タンパクの産生の他，FSHの分泌を抑制するインヒビン，血清トランスフェリンから受け取った鉄を精子に渡すアポタンパクである精巣トランスフェリンなどの合成と分泌を行っている。

7.6.2　男性生殖器の付属性腺 accessory genital gland（外分泌系）

(1) 前立腺 prostate

　前立腺は30～50個の複合管状胞状腺で尿道を中心に同心円状の3層構造をつくっている。最内層は粘膜腺，次が粘膜下腺で，外側の主前立腺が最も大きく，細胞数も多い。前立腺液は精液の一部を占め，漿液性の白色の液で脂質，タンパク分解酵素，酸性フォスファターゼ，プラスミン，クエン酸に富む。前立腺液の産生，分泌は活性型テストステロンに制御され，前立腺液は精子の運動能獲得に役立つ。

(2) 精嚢 seminal vesicle

　精嚢はコイル状の構造をして膀胱頸部後方から前立腺のすぐ上の精管膨大部まで至り，そこで精管と合流している。内腔は多列円柱上皮で覆われている。ある程度の精子がこの内腔に存在はするが，精子の貯蔵庫ではなく，精子のエネルギーとなるフルクトースに富んだ粘調な液を産生する。その量は精液の70%を占める。

(3) 尿道球腺 bulbourethral gland

　陰茎根の尿道隔膜部の起始部にある。性的興奮が起こるとこの腺から透明で濃厚な潤滑性の液体が分泌され，亀頭の表面をなめらかにする。

第4章 細胞・組織の傷害・障害に伴う変化

傷害 injury は物理的ないし化学的外力によって細胞・組織の破壊や欠損を生じる現象であり，障害 impairment または disturbance は形態的な変化よりも主に機能的負荷状況に陥っていることを表す。

生体に加わる種々の刺激は細胞・組織にいろいろな傷害ないしは機能障害を起こし，その程度により可逆的変化からついには不可逆的変化へと進む。傷害ないしは機能障害が生じた部位は，その周辺から動員される細胞群によって修復され，代償作用などの結果様々な反応を生じる。一般的には，これらは炎症 inflammation の反応過程として細胞診標本中にもしばしば観察されるため，まずこれらの基本概念を理解しておく必要がある。

1　変性・萎縮・壊死

1.1　変性 degeneration

変性は細胞内に代謝の不具合が生じ，細胞質に様々な物質が貯留する変化であり，はじめは可逆的反応でも，やがて不可逆的な変化に陥りやすい。

1.1.1　タンパク質変性

空胞変性ないし水腫変性では細胞内に大小の空胞が生じるが，内容はタンパク質以外の場合もある。粘液変性は細胞質内にムチンと呼ばれる糖タンパク質を含む粘調な液が増加したものを指し，硝子様変性はヒアリン hyaline という均質半透明で無構造なエオジン淡染性の物質が細胞・組織内に増加し，結果的に細胞質内の微細構造が不鮮明になるものを指す。その他に，コロイド変性，アミロイド変性，角質変性などがある。

1.1.2　脂肪変性

細胞内酸化機構の障害などで起こり，脂肪化ともいう。標本作製時にアルコールや有機溶媒で処理する場合は，空胞変性との鑑別を要する。しばしば肝細胞で局所性またはびまん性に種々の程度の病変がみられる。筋組織では筋線維の崩壊した跡が脂肪組織によく置き換わる。血中のコレステロールも血管壁に沈着して粥腫を形成したりする。

1.1.3　その他の変性

糖尿病やグリコーゲン代謝の障害でみられる糖原変性，カルシウム代謝の異常で生じる石灰変性や結石症，メラニン，リポフスチン，ヘモジデリン，ポルフィリンの貯留などの色素変性他いろいろな変性がある。

1.2　萎縮 atrophy

水分や栄養の欠乏，圧迫(血流障害)，神経遮断，中毒，廃用性，老人性(生理的)など種々の原因によって細胞の萎縮が起こる。個々の細胞体積の減少によっても，細胞数の減少によっても，肉眼的に体積が減るが，多くは両方の変化が同時にみられる。

1.3　壊死 necrosis

生体の中で細胞・組織が不可逆的に変化して再生能を失い，構造を維持しえずに崩壊する状態をいう。壊死細胞の特徴は，①細胞質のエオジン好性が増し，②核の濃縮 pyknosis，融解 karyolysis，破砕 karyorrhexis などの変化がみられ，やがて③組織学的な融解ないし崩壊に至る。

なお，集団的な細胞死に至らず，孤立的な細胞の核質の凝集に始まり，マクロファージに貪食されるアポトーシス apoptosis は，生体制御機構の1つの形(プログラム細胞死)として，炎症性の変化を伴うことの多い壊死とは異なる。

2　修復 repair と再生 regeneration

もともと修復は傷害，欠損部位の周辺の細胞が分裂，増殖することによって，これを補填，置換することで，再生は失われた細胞・組織が同種の細胞に

より置換・再建されることを意味する。しかし，損傷が広く深い場合は，損傷を受けた実質細胞のみの増殖に限らず，実際上は周囲結合組織の増殖を伴うことが多いため，修復と再生との間の線引きは難しい。一般的には生理的に脱落した組織の新生を再生，他動的に傷害を受けた部の組織の新生を修復として扱うことが多い。

傷害組織には炎症細胞や新生毛細血管などに混じって豊富な線維芽細胞や筋線維芽細胞が出現する。活性化した線維芽細胞は明瞭な細胞質と強い好塩基性の核を有し，しばしば分裂像を伴う。また，フィブロネクチンやコラーゲンなどの細胞外基質構成成分を分泌する。創傷部位におけるフィブロネクチン，プロテオグリカンの沈着は損傷後4～6日でピークとなり，12日目までに正常レベルに戻る。一方，コラーゲン沈着は4日目まではⅢ型コラーゲン優位であるが，1週間後にはⅠ型コラーゲンが豊富になり，やがて瘢痕組織の主要コラーゲンとなる。その量は2～3カ月で最大となる。

皮膚では基底膜が破綻しない限り，表皮の損傷は容易に修復される。直下の基底膜から離れた部位の予備細胞 reserve cell が分裂増殖し，移動してその表面を覆う。移動してきた細胞が互いに接触すると，細胞は通常の形状に回復し，基底膜に付着する。その後重層扁平上皮への分化が進み，元の上皮の厚さに戻る。皮膚のみならず，口腔，咽頭，食道，胃腸管，外分泌腺の導管，子宮頸部と腟，子宮内膜，尿道などの上皮の細胞は，同様な様式で再生する。

他方，肝や内分泌腺，骨，線維組織，腎尿細管の細胞などは条件つき再生能力を有している。すなわち，通常はめったに再生しないが，細胞が大量に失われると刺激されて急速に分裂するようになる。その再生能が最も大きいのが肝で，元の重量の70%を失っても再生する。

2.1 修復細胞 repair cell（再生上皮 regenerated epithelium）

修復・再生現象は，たとえば，月経後，流産後，出産後，子宮内避妊具使用時などで子宮内膜の急激な再生が起こり，子宮頸部あるいは腟部の炎症，焼灼，冷凍手術後，放射線治療後など上皮が剥脱した際にも現れる。こうした場合の修復細胞あるいは再生上皮はシート状に出現し，結合性は化生細胞より

も強い。細胞質は豊富で泡沫状を呈し，ライトグリーン好性である。核は円形ないし類円形で，1個ないし複数個の核小体を有し，核縁は均一に肥厚している。クロマチンは細顆粒状で均一に分布する。ときに分裂像が認められる（口絵41）。

2.2 予備細胞とその過形成

予備細胞 reserve cell は円柱上皮下にある1層の未熟な細胞で，成熟すると円柱上皮になる。この細胞が複数層になることを予備細胞過形成という。なお，過形成 hyperplasia は細胞の増殖を伴った状態をいうが，腫瘍とは異なり細胞間における秩序が保たれており，無制限に増殖を続けることはない。

2.3 肉芽 granulation

修復過程における線維芽細胞，筋線維芽細胞の活性化とコラーゲンなどの生成については前述したが，これらに加えてマクロファージなどが増殖し，同時に毛細血管の増生を伴って肉芽組織 granulation tissue が形成されることがある。この場合の毛細血管は病巣に近接する血管の内皮細胞から創傷部位に向かって成長する突起（偽足と呼ばれる血管の芽）が徐々に拡大し，やがて分裂し増生する。すなわち分裂の結果生じた娘細胞にできた小胞が融合して新しい血管腔となり，同様に生まれた血管の芽が毛細血管と遭遇し互いに結合して新生毛細血管となる。

こうして形成される肉芽組織は，比較的新しく感染のない場合には豊富な毛細血管の充血のため赤みの強い，弾力性のある軟らかさを示すが，感染が合併すると白っぽく，表面は崩れ，弾力がなく滲出液を伴うようになる。感染が収まると滲出液は少なくなり，やがて時間の経過とともに毛細血管は減退し，線維芽細胞から多量の膠原線維が産生され，徐々に硬度を増して収縮する。

肉芽の働きとしては創傷治癒の他，器質化（異物や病的産物に肉芽が入り込み，線維化，瘢痕化する）や被包化（異物や変性組織の周囲を取り囲み結節状になる）などがあり，ときに肉芽腫 granuloma を形成する。

3 化生 metaplasia

化生は異所性分化 heterotopic differentiation と

も呼ばれ，本来は分化，成熟した細胞が，慢性の刺激に反応して，異なる形態や機能を有するに至る状態をいう。変化は同一胚葉起源内に限られ，分化系統の異なる細胞への化生は起こらない。

3.1 一般的化生

最も一般的な化生の例は，腺上皮細胞が重層扁平上皮細胞に置き換わる例で，粘液産生のような分化した機能をもつ円柱または立方上皮が，より単純な形態をもつ扁平上皮に変化して，有害な化学物質などの影響に対してよく防御できるようになる。気管支粘膜がタバコの煙などに長期間さらされると扁平上皮化生が発生する。また，慢性的な腟部の感染に反応して子宮頸部にも扁平上皮化生が生じる。

一方，強酸性の胃内容が下部食道へ慢性的に逆流する場合，食道粘膜は腺上皮粘膜に置き換わって（腺上皮化生，バレット上皮 Barrett epithelium），胃酸やペプシンによる傷害に抵抗性を増す。

また，慢性胃炎や胃潰瘍などの変化に伴って，胃の粘膜上皮に小皮縁の形成，杯細胞およびパネート顆粒の出現を伴ういわゆる腸上皮化生がみられる（口絵 42）。

なお，化生には上皮性のものの他に，間葉組織（非上皮性）の化生の例として，結合組織（筋組織を含む）から骨や軟骨への化生がある。

3.2 女性生殖器系の扁平上皮化生 squamous metaplasia

正常の子宮頸部では扁平・円柱上皮境界付近で円柱上皮あるいは円柱上皮下の予備細胞に化生が生じる。すなわち過形成を示す予備細胞が扁平上皮化を起こす。子宮頸部の扁平上皮化生細胞は細胞質に厚みがあり，多菱形を呈し敷石状に出現することが多い。核は円形ないし類円形で，クロマチンは細顆粒状で均一である。表層型はエオジン好性やオレンジ G 好性に染まり，中層型や傍基底型の化生細胞はライトグリーン好性に染まる。中層型化生細胞の細胞質には突起があり，その形が蜘蛛に似ていることから蜘蛛状細胞 spider cell と呼ばれている（口絵 43）。

3.3 化生と腫瘍

化生は必ずしも無害ではなく，腫瘍性形質転換が化生上皮に起こることもある。肺，子宮頸部，胃，膀胱の癌では化生が起きた部に癌が発生しうる。しかし化生そのものが癌発生の原因ではなく，むしろ化生を引き起こす有害物質や刺激に発癌性があるようである。刺激が除去されると一般的に化生は元に戻る。

一方，胃，子宮，乳腺，肺などの腺細胞組織から癌真珠を含む扁平上皮癌の発生を認め，本来の腺癌の中に扁平上皮癌が混在するのがよく観察される。これらは腺細胞あるいは腺組織の円柱上皮細胞が，癌化の過程で幼若な多機能を有する細胞体を形成し，分化の方向に変化が生じ扁平上皮癌が発生したものと考えられる。これを腫瘍化生という。

3.4 炎症性変化

炎症は生体に加わった刺激により傷害された組織の防衛反応であり，起因物質の除去と組織の修復に働く。多様な物理的，化学的，生物学的原因から引き起こされるが，細胞診に関する限り生物学的原因すなわち起炎病原体の存在に伴うものが多い。

炎症細胞（炎症時出現する自由細胞）には，好中球，好酸球，リンパ球，マクロファージ，形質細胞などがある。急性炎症では背景に多数の好中球が認められ，慢性炎症では好中球や組織球とともに多数のリンパ球が出現する。

扁平上皮細胞の炎症性変化としては，
①核周囲の明庭 perinuclear halo
②細胞質のエオジン好染性
③細胞質の空胞形成
④核の濃縮，崩壊，多核化，濃染，増大
などがある。

核の濃染や増大は異形成や癌との鑑別をすることが重要である。

なお，炎症の中には，非特異性のものの他に，特定の病原体によって引き起こされる特異性炎がある。特異性炎の特徴は壊死物質，マクロファージが集簇する類上皮細胞，その融合から生じるラングハンス型巨細胞ないしは異物巨細胞，そしてこれらを取り巻くリンパ球浸潤からなる肉芽腫の形成であり，肉芽腫性炎とも呼ばれる。特異性炎には真菌感染，結核，ハンセン病，住血吸虫症および異物によるものが含まれる他，起炎体不明のサルコイドーシスでも類似する形態像がみられる。

4　放射線による細胞・組織の変化

　放射線治療中あるいは治療後，細胞・組織は様々に変化する．細胞診は，治療効果判定として残存癌細胞の有無および再発の予知診断に用いられる．細胞変化には放射線の直接的影響による急性効果 immediate effects と後世代の細胞まで出現する遅延効果 persistent effects とがある．

　なお，放射線がアポトーシスを誘導することは広く知られている．

4.1　急性効果

　一般には細胞死と細胞分裂の阻止を招く．骨髄や腸管上皮は分裂能をもつ幹細胞集団と一定の寿命の娘細胞から構成されているので，最も強い影響を受ける．さらに，血管内皮細胞の傷害が起こり，体液とタンパクの漏出が起こる．細胞所見としては細胞質の空胞形成，染色性の変化，貪食作用，膨化，核では核腫大，核膨化，核融解，核破砕，多核などや，変性のための奇怪な形態も認められる．巨細胞化が認められる場合もあるが，N/C 比は正常時と同じことが多い．放射線特有の変化として細胞周辺がライトグリーン好性に，核周囲が塩基性に染まることもある（口絵 44）．

4.1.1　骨髄に対する影響

　放射線照射はすべての細胞系の細胞新生を停止させる．その結果，細胞の生理的な寿命短縮に対応して血中の細胞数が減少する．顆粒球は数日後に減少し始め，赤血球の減少はもっと後に起こる．最終的な結果は照射量によって異なる．

4.1.2　腸管に対する影響

　小腸の表面では 24〜48 時間後には粘膜の保護作用と吸収機能の消失が起こる．次いで下痢が起こり，感染の危険性が高くなる．限局した領域に大量照射された場合は，粘膜は再生するが低分化の細胞のみであり，残存する細胞に突然変異が生じる．放射線腸炎は子宮癌など骨盤腔内臓器の悪性腫瘍の放射線治療に伴って生ずることが多いが，部位により感受性差があり，小腸は 40 Gy，結腸は 45 Gy，直腸は 50 Gy を超える照射線量で発生し，60 Gy を超えると発生率が高くなる．ただし，消化管でも食道は耐性が高く，60 Gy 以上でも障害を受けないことが多い．

4.1.3　皮膚に対する影響

　表皮は細胞分裂停止の結果，表皮剥離と脱毛を起こす．

　再生表皮は表皮突起と付属器を欠くことになる．角化細胞とメラノサイトの傷害の結果，メラニンが貪食細胞に貪食されて真皮内に沈着し，局所的な色素沈着症を起こす．真皮内の線維芽細胞のあるものは死に，残りも正しく機能できなくなる可能性があり，結果的に真皮は薄くなり，組織学的に線維芽細胞は異様に腫大した核をもつ．

4.1.4　血管に対する影響

　血管では内皮細胞の脱落や傷害が起こり，内皮は空胞化する．小血管や壁の薄い血管では体液やタンパクの漏出が起こる．長期間経過すると血管は拡張，蛇行し，太い血管では内皮の増殖を起こし，血流傷害を起こす．

4.1.5　性腺に対する影響

　胚細胞は非常に放射線感受性が高く，比較的低線量によって恒久的な不妊症が生じうる．また，催奇形効果として突然変異による何らかの欠損を次世代に残すことがある．

4.1.6　肺に対する影響

　電離放射線は肺胞を傷害し，ついには肺線維症を起こす．ただし，一般に総線量 30 Gy 以下での発症は稀で 40 Gy 以上になると頻度が高くなる．

4.1.7　腎に対する影響

　腎への照射は実質の漸減と腎機能の障害を起こす．腎性高血圧を生じることがある．照射線量が 10 Gy を超えると発生する可能性があり，20 Gy を超えると発生率が高くなる．

4.2　遅延性効果

　放射線の晩期作用で異常な細胞が数年にわたり長期間出現する．細胞所見としては細胞質の融解，染色性の異常，核融解などがある．また照射により損傷を受けた部位では再生上皮が多数認められる．それらの細胞は核腫大，クロマチンの濃集，核小体の腫大，さらに染色性に変化をきたしていることも多く，悪性細胞との鑑別が必要である．

　血管系では血管内皮細胞が脱落すると，その下の膠原線維が露出し，血小板凝集と血栓形成が起こりやすくなり，閉塞性血管炎を起こす．この結果，萎

縮と線維化を伴う循環不全が起こる。この場合の萎縮は組織の細胞増殖率の低下を反映している。

なお上述した諸臓器における照射線量の範囲は急性効果のみならず照射後6カ月〜1年後に生じる遅延性効果を含んでいるが，その主な機序は臓器内の細小動静脈の血管壁に生じる硝子様変性などに伴う循環障害に基づくことが多い。ちなみに晩発性放射線照射後脳障害や晩発性放射線脊髄症の発生閾値下限は40 Gyである。

4.3　照射後異形成 post radiation dysplasia：PRD

異形成には発生学上の形成異常と腫瘍学上の悪性度を示す形態異常との2つの意味がある。照射後異形成はこのいずれとも異なり，放射線照射後の細胞・組織の形態異常の総称である。照射後に異形成を認めた場合は再発の前段階としての悪性細胞の出現，あるいは放射線によって生じた新たな病変，さらに両者共存といったことが考えられる。特に傍基底型あるいは基底型の照射後異型細胞の出現は，再発を考慮して観察する必要がある。なお，2年以内にPRDが出現したときは，このうち30％が悪性腫瘍の再発に結びつくといわれている。

4.4　癌再発 recurrence of cancer

照射後，癌が消失し，12カ月以上経過した後に癌細胞が認められたときは再発したと考えられている。細胞診では再発癌と残存癌を区別することは困難であるが，再発した場合は治療前の癌の分化度にかかわらず，細胞密度の高い小型の癌細胞が出現する傾向がある。

5　薬剤による細胞・組織の変化

薬剤による傷害ないし機能障害は臓器ごとに多岐にわたる。しかし，細胞診において考慮すべきいくつかの基本的観点から，肝，腎，肺，そして女性生殖器系における診断上および治療上の関連事項について述べる。

5.1　薬剤性肝障害

摂取された薬剤の多くは血清アルブミンと結合して作用部位に達するとともに肝細胞に取り込まれて主に小胞体のチトクロームP-450（CYP）によって代謝される。したがって，すべての薬剤には肝障害を起こす危険性があり，急性肝炎10％，黄疸例の5％が薬剤に起因する。起因薬剤は抗生物質が最も多く，次いで鎮痛・解熱薬，消化器用薬，化学療法薬，循環器用薬，精神科用薬の順である。たとえば鎮痛・解熱薬アセトアミノフェンは投与量1 g/日以下では肝障害は起こらないが，5 g/日以上ではすべての人に起こり，10 g/日以上では劇症肝炎が発症する（中毒性肝障害）。

一方，薬剤の種類や投与量と関係なく，投与1〜4週後に起こり，発熱，発疹，好酸球増加を示すものがある。これは薬剤により軽度の肝障害が生じ，遊離した肝ミクロソーム分画や肝細胞特異抗原などのキャリアタンパクと薬剤が結合したものが抗原となり，起こるとされる（アレルギー性肝障害）。

5.2　薬剤性腎障害

薬剤の過敏性が尿細管間質性腎炎をきたすものとして，ペニシリン系やセファロスポリン系の抗生物質などがある。一方，テトラサイクリンやアムホテリシンBなどの抗菌薬や，メトトレキセートなどの抗癌薬，あるいは造影剤のあるものが薬剤性腎障害を引き起こすことが知られている。またフェナセチンやアセトアミフェン，アスピリンの合剤などの鎮痛・解熱剤の長期服用によっても尿細管間質性腎炎が起こることが示されている。

5.3　薬剤性肺障害
5.3.1　間質性肺炎・肺線維症

ブレオマイシンをはじめとする抗癌薬・免疫抑制薬やアミオダロンが代表的な起因薬剤で，胸部X線上びまん性の間質性陰影を呈する。組織学的にはII型肺胞上皮細胞の増生，間質への炎症細胞浸潤および線維化がみられる。

5.3.2　気管支攣縮

発症機序により主にI型アレルギーによるものとアスピリン喘息に代表されるアレルギー機序によらないものに大別される。非ステロイド系抗炎症薬やコハク酸エステル型ステロイド薬により発症することがあり，食品・医薬品添加物によって引き起こされることもある。成人の喘息の約10％にみられる。

5.3.3 非心原性肺水腫

ヘロインなどの麻薬，アスピリン，パラコートなどにより引き起こされる。一般の肺水腫と同様に胸部X線上のびまん性の肺胞性陰影を呈する。

5.3.4 薬剤誘発性SLE

プロカインアミド，ヒドララジン，イソナイアジドなどにより起こる。呼吸器病変の主なものは，通常のSLEと同様，胸膜炎および胸水貯留である。

5.3.5 閉塞性細気管支炎

ペニシラミンによるものが代表的で，呼吸困難で発症し，胸部X線で過膨張所見を認める。組織像では細気管支の炎症細胞浸潤と線維化がみられる。

5.3.6 肺胞出血

ヘパリン，ワルファリンなどの抗凝固剤やウロキナーゼなどの血栓溶解薬によるものがある。ペニシラミンによるGoodpasture症候群類似の病態が稀にみられることもある。

5.4 経口避妊薬などホルモン薬の女性生殖器系細胞診への影響

経口避妊薬服用や更年期婦人に対してホルモン補充療法が行われている場合，ときとして月経周期や年齢と不一致な標本と遭遇することがある。このような場合はホルモン療法の有無を確認することも必要である。

5.4.1 卵胞ホルモン

卵胞ホルモンは腟扁平上皮細胞の成熟を促し，エオジン好性，オレンジG好性の表層細胞が主に出現する。背景はきれいになる。

5.4.2 黄体ホルモン，経口避妊薬

黄体ホルモン使用中の細胞診では中層細胞が主に出現し，背景は汚くみえる。経口避妊薬は卵胞ホルモンと黄体ホルモンとの合剤であるが，黄体ホルモンの方が優勢で，細胞が集合性に出現し，細胞質の折れ込みや細胞辺縁の不鮮明化がみられる中層細胞が主体となる。黄体期後期あるいは妊娠期にみられる細胞像である。

5.4.3 男性ホルモン

男性ホルモンが単独で使用されることは少なく，多くは更年期障害治療のため，卵胞ホルモンとともに使用される。細胞は小型あるいは大型の中層細胞が主体である。

5.5 ホルモン以外の薬剤が女性生殖器に及ぼす影響

5.5.1 腟上皮の成熟

ジギタリスなどの強心薬やある種の降圧薬を長期服用することにより，腟上皮が成熟することがある。

5.5.2 子宮内膜増殖症・子宮内膜癌の増加

乳癌治療薬タモキシフェンはエストロゲン作用薬agonistおよび拮抗薬antagonistである。しかし，子宮内膜に対してはエストロゲン作用薬として働き，子宮内膜増殖症および子宮内膜癌の増加をきたす。頸部細胞診では閉経に不相応な成熟細胞が出現し，内膜細胞診では集塊周辺の樹枝様突起，重積性を伴う増殖性内膜あるいは萎縮内膜などが混在し，核は大小不同を伴うことがある。

5.6 化学療法による癌細胞の変化

化学療法は癌治療の大きな柱の1つであり，癌細胞は正常細胞に比べ増殖が盛んで，抗癌薬の影響を受けやすい。主な薬理作用は細胞のDNA合成阻害あるいは核分裂阻害といった細胞周期cell cycleの進行阻止である。抗癌薬の影響を受けた細胞は細胞周期のそれぞれの段階において滞留する。細胞障害の程度が強く進行阻止が強度であれば細胞は死に至る。前記の放射線は直接効果として細胞質や核に障害が生じ形態的変化が現れやすいが，化学療法でも細胞質，核それぞれに多彩な変化が現れる（図4.1）。しかし，抗癌薬は単独で使用するより多剤で使用する場合も多く，また薬剤の種類によって作用する時期（phase）の違いもあって，細胞の形態的変化を特徴づけることは難しい。このため抗癌薬による細胞障害の形態的変化についての報告は少ない。

一方，細胞死にはネクローシスnecrosisとアポトーシスapoptosisの2つの形式がある（図4.2）。

5.6.1 ネクローシスnecrosis

本来は細胞・組織・器官など生体の一部の死を指す語であり，細胞核および細胞内小器官を構成する膜の崩壊，細胞の膨化，細胞膜の破壊が形態的特徴である。細胞膜の破壊によって内容物の漏洩が起こり，一般に炎症を伴う。ただし，組織中の貪食細胞が関与するため，細胞診で壊死細胞をみることは少なく，胸水や腹水中でときにみられる程度である。

5.6.2 アポトーシスapoptosis

細胞の死に方の一種で，細胞は組織をよりよい状

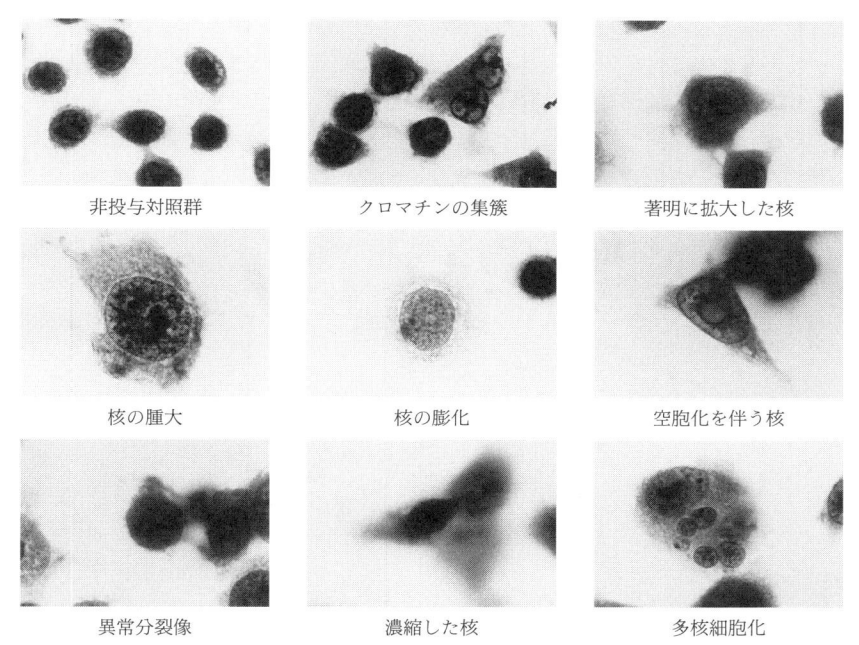

図 4.1 アントロサイクリン抗癌薬（アドリアマイシン，アクラシノマイシンあるいはダウノマイシン）の投与による PC-6 細胞の細胞形態像

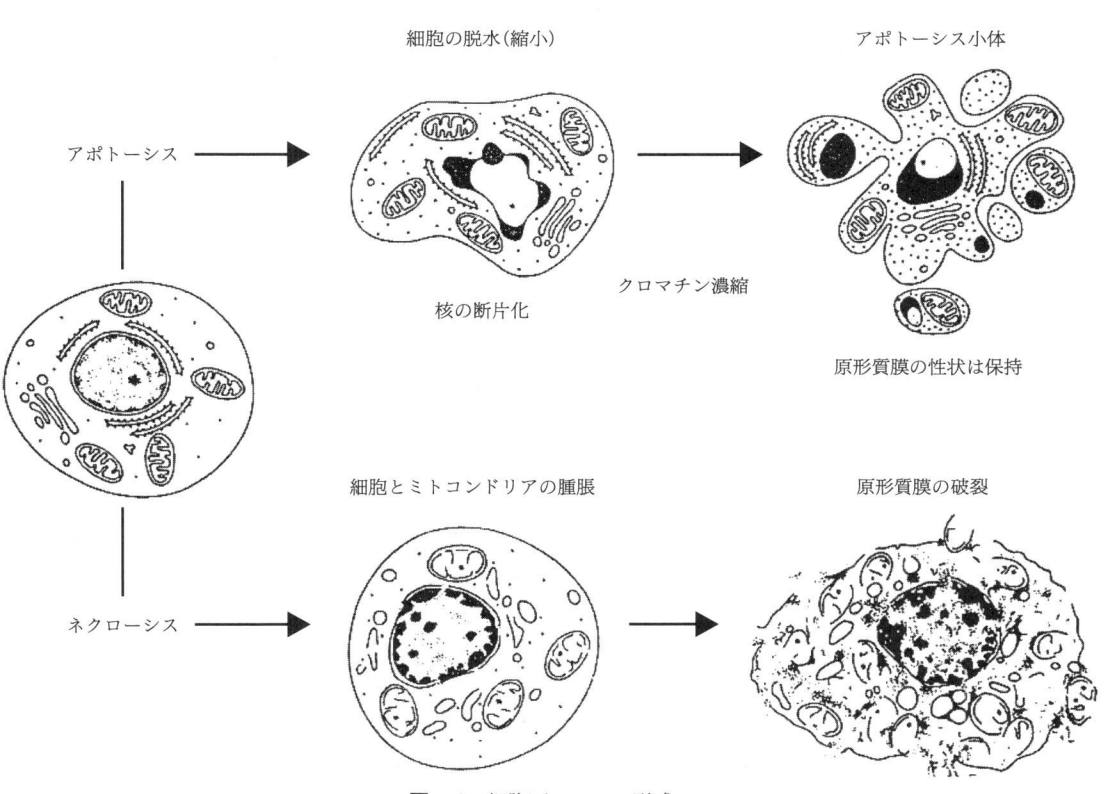

（非投与対照群／クロマチンの集簇／著明に拡大した核／核の腫大／核の膨化／空胞化を伴う核／異常分裂像／濃縮した核／多核細胞化）

図 4.2 細胞死の 2 つの形式

アポトーシス → 細胞の脱水（縮小）、核の断片化、クロマチン濃縮 → アポトーシス小体、原形質膜の性状は保持

ネクローシス → 細胞とミトコンドリアの腫脹 → 原形質膜の破裂

態に保つために管理・調節され，障害が生じた場合は自ら崩壊することにより生理的なコントロールがなされている。このコントロールの異常が癌その他の疾病に関係していると考えられているが，中でも多くの抗癌薬や放射線は癌細胞にアポトーシスを誘導することが知られている。アポトーシスに陥る細胞は収縮し，核が濃縮し断片化する。断片化した核は細胞膜に包まれたアポトーシス小体を形成し，食細胞により処理される。この過程は一連の遺伝子により制御され，能動的に遂行され，炎症を伴わない。胸水や腹水中で単核細胞が腫瘍細胞を取り巻いているようなときは，癌細胞がアポトーシスに陥っていることが多い。

第5章
検体採取法

検体採取は細胞診にとって最も重要であり，範囲を確実に，できるだけ新鮮な状態で，また，できるだけ人為的な変化を加えないで病変部の標本を採取することが望まれる。

1 自然検体 natural sample

喀痰，乳腺分泌物，尿，皮膚病変部など，人為的な方法を加えないで得られる検体をいう。従来は剥離細胞診と呼ばれ，癌病巣から剥離した細胞をみて診断した。なお，手技は複雑であるが，剥離細胞診には膵管および胆管細胞診も含まれる。

1.1 喀痰 sputum

起床時から朝食前までに喀出された喀痰を検体とする。被験者には口腔内物質が混入しないよう，少なくとも3回以上うがいを行った後に喀出した痰を提出するよう指導する。喀痰のない患者では，去痰薬（塩酸ブロムヘキシンなど）を吸入させることもある。採痰容器は深めのシャーレを用いる。シャーレには患者名を記入して検体の取り違えを防止する。

1.1.1 喀痰直接塗抹法
direct smear preparation from sputum

喀痰は採取後できるだけ早く塗抹固定を行う。やむなく時間をおく場合は冷蔵庫中に保存する。塗抹法は擦り合わせ法が一般的である。黒い敷物の上にシャーレを置き，喀痰を肉眼的に観察する。癌細胞は血痕部周囲のゼリー状粘液部や，不透明白濁部に多く含まれる。水様性の唾液部分や膿性淡黄色部から標本をつくっても扁平上皮や白血球ばかりであまり意味がない。肉眼的に異なった部位2～3カ所から2枚のスライドグラス辺縁部を使い採取し，スライドグラス間に挟む。これを軽く圧迫しながら数回前後左右均等に塗抹する。塗抹後はただちに固定液に入れる。

1.1.2 蓄痰法 pooled sputum

サコマノ Saccomanno 液（50%エタノールと2%カーボワックス1540），フレム・メルトシュケンチューブ，ポストサンプラー，YM式喀痰液などが市販されている。溶液には40～60%エタノールにポリエチレングリコール，粘液や細胞を単離させるための融解剤などが入っている。多くは遠隔地の患者や集団検診に用いられ，3日間の早朝喀痰を蓄痰させる。検体は高速ブレンナーで撹拌したり，強振した後に遠沈し，沈渣を擦り合わせ塗抹する。しかし，すぐに固定液に入れると細胞が脱落してしまうのでスライドグラスにメッシュセメントやポリL-リジンなどで脱落防止の処理をしておかなければならない。また，塗抹をあまり厚くすると，鏡検が困難になる。

1.2 自然尿 voided urine

早朝尿，中間尿が一般的に用いられる。蓄尿は細胞収量が多いが，変性が強く鏡検に耐えない。自然尿は時間の経過とともに変性が強くなるので迅速に標本作製を行わなければならない。自動細胞収集装置（オートスミア）を使用する方法が一般的である。検体ははがれやすいのでシランのコーティンググラスなどに塗布する。

1.3 乳頭分泌物と皮膚病変
nipple secrete and skin lesion

乳頭や皮膚病変部に直接スライドグラスを接触させ，分泌物を塗抹する。喀痰の場合と同様に2枚のスライドグラスを擦り合わせ，均等に塗抹する。塗抹後はただちに固定する。

2 吸引検体 aspirated sample

液状検体を針で吸引する場合とカテーテルで吸引

する場合がある。前者には胸腔穿刺や腹腔穿刺あるいは腰椎穿刺がある。また，エコー下に膵管や胆管を穿刺し膵液や胆汁を採取する経皮膵管あるいは胆管穿刺吸引法も行われる。後者にはカテーテル尿，逆行性胆管膵管造影時の胆汁や膵液のカテーテル採取などがある。臓器の針吸引診 fine needle aspiration は剝離細胞診ではないので別に記載する。

2.1 洗浄尿とカテーテル尿
washed or catheterized urine

膀胱をからの状態にして生理食塩水やキモトリプシンなどのタンパク質分解酵素を加え，経尿道的にポンピング操作を繰り返して膀胱内の上皮細胞を強制的に回収する。細胞収量は自然尿に比べてはるかに多い。細胞変性を防ぐために採取後，迅速に標本を作製をしなければならない。標本作製は自然尿とまったく同じである。剝離細胞診の範疇に入るが，採取される細胞はかなり新鮮であり，新鮮細胞診との境界といえる。

膀胱，尿管，腎盂といった部位別の検体も提出される。左右別の検体は，病変の部位を決定するため検体の取り違えのないよう気をつけなければならない。自然尿と同じくオートスミア法で行う。

2.2 消化管の分泌物，吸引液
lavage and aspiration of digestive system

消化液の影響を少なくするために，氷冷した試験管，スピッツに採取後ただちに遠沈し，標本を作製する。沈渣は一般的に粘調性であり，ピペットの腹での塗抹，擦り合わせ法，末梢血液法がよい。パパニコロウ染色では細胞剝離が著しいので，ポリLーリジンやシランで処理したスライドグラスを用いる。同時にギムザ染色も必要である。

2.3 気管支肺胞洗浄
bronchoalveolar lavage (BAL)

気管支肺胞洗浄とは，肺胞域を洗浄して，細胞成分，液性成分を回収することである。肺間質への細胞浸潤や液性成分の浸出により肺胞環境が変化するので，間質領域での炎症反応などの状況をある程度正確に知ることができる。間質性肺炎の診断や肺の炎症反応，免疫系の解明のためなどに応用されている(表 5.1, 5.2)。細胞診にとっては，末梢型肺癌の診断に不可欠な方法になりつつある。

表 5.1 主な BAL の対象疾患

サルコイドーシス
過敏性肺炎
特発性間質性肺炎
好酸球性肺炎
BOOP (bronchiolitis obliterans organizing pneumonia)
薬物性肺炎
びまん性汎細気管支炎
自己免疫疾患に伴う間質性肺炎
histiocytosis X
ウイルス性肺炎
Goodpasture 症候群
肺胞タンパク症
Wegener 肉芽腫症

表 5.2 間質性肺疾患の BAL 所見

リンパ球	好中球	好酸球	疾　患
増加	→	→	過敏性肺炎，サルコイドーシス
増加	増加	→	自己免疫疾患に伴う間質性肺炎
増加	増加	増加	BOOP
→	増加	→	びまん性汎細気管支炎
→	→	増加	好酸球性肺炎
→	→	→	特発性間質性肺炎, histiocytosis X

2.3.1 気管支肺胞洗浄の手技

気管支鏡が使用される。気管支鏡の操作時の気管支粘膜の損傷と出血を避け，BAL 液をスムーズに回収する。洗浄部位は，検査の目的，病巣の部位と広がりによって左右される。基本的には X 線所見，CT 所見を参考にして決定するが，特別に目的のある場合以外は右中葉，左舌区のいずれかが洗浄部位として選ばれる。気管支鏡をこれら気管支の亜区域枝に軽くウェッジさせる。BAL の洗浄液は無菌的な室温 (20°C) から 37°C の生理食塩水 (0.9%) を用いる。洗浄液をゆっくりと 50 ml 注入し，弱い吸入圧 (50〜100 mmHg) で回収する。同一の亜区域枝で同じ操作を，総注入量が 150〜200 ml となるまで 3〜4 回繰り返す。洗浄液の回収率は平均 60% 程度である。BAL 液を 2 層のガーゼで沪過した後 1,500 rpm で 10 分間遠心し，細胞成分と液性成分に分離してそれぞれ検査に供する。

2.3.2 健常者の BAL 所見

健常非喫煙者では，通常 100 ml の気管支肺胞洗浄によって 50〜60 ml が回収され，10^5〜10^6 個の細胞と 1〜10 mg のタンパクが得られる (表 5.3)。回収細胞成分中最も多いのはマクロファージで，ほぼ 90% である。リンパ球は 9〜11%，好中球は通常 2% 以下である。好酸球，好塩基球，マスト細胞などは 0.5% を超えない。リンパ球の約 70% は T 細胞であり 7% が B 細胞である。T 細胞の中の CD4，CD8 の比率は末梢血とほぼ等しい。

肺胞内のタンパク成分は，II 型肺胞上皮によって産生されたタンパク（サーファクタント）と血清中から移行したタンパクである。BAL によって検出できる炎症性タンパクとしては各クラスの免疫グロブリン，アルブミン，補体 (C1q, C4, factor B, C3, C6)，antiprotease (α1AT，α2 マクログロブリン，アンチキモトリプシン)，その他の酵素類（コラゲナーゼ，エラスターゼ，中性プロテアーゼ，リゾチーム，β グルクロニダーゼ，エステラーゼ，ホスホリパーゼ A，グリコシダーゼ）などがある。

2.4 体腔液（胸水，腹水，心嚢液など）

通常みられる体腔液は淡黄色で透明だが，検体は患者の病状により，混濁したり，赤血球が多く混入したり，あるいはフィブリンが析出してくるなど一様でない（口絵 45）。画一的な検体処理では鏡検に耐えない標本を作製してしまうことがある。

2.4.1 遠心管（スピッツ）を使用する場合

普通 1,500 rpm，5 分間遠心する。遠心後上清を捨て，濾紙上でスピッツを倒立させ余分の液を取り除く。

沈渣が普通にある場合は血液塗抹の要領で，ひきガラス法で行う。引き角の角度を大きくしてすばやく塗抹を行う。血液塗抹よりはやや厚めに塗抹するのがポイントである。

血性体腔液では赤血球の量にもよるが，1,500 rpm，5 分間遠心後，上清部をピペットで除去し，バフィーコート部分を塗抹する。

2.4.2 自動細胞収集装置（オートスミア）を使用する方法

検体が透明で淡黄色や淡黄褐色のものではセルに 2 ml ずつ分注，1,500 rpm，1 分間遠沈する。混濁が強い検体については少しずつ検体を少なくしていくが，1 ml より少ない場合は，遠心中に乾燥するため，遠心管法，沈渣塗抹法に切り替える。

血性の検体については，サポニンや血液検査に用いる溶血剤も使われるが，目的とする細胞群にも変性，崩壊などの影響もみられ，成績はよくない。多少手間がかかるが，一度遠沈した検体のバフィーコートを用いて標本を作製した方が，赤血球に邪魔されることなく，よい状態で鏡検できる。

2.5 脳脊髄液 cerebrospinal fluid

細胞が塗抹中に壊れやすく，また，湿固定で細胞剥離が起こりやすいので，検体と同量の 2% 牛アルブミンを加え，静かに転倒混和する。

遠心管法では 800 rpm，5 分間，オートスミアでは 800 rpm，1 分間遠心して，標本を作製する。できれば，アルブミン処理（シラン，ポリ L-リジン）

表 5.3 BAL の正常値（健常非喫煙者）

回収細胞数 ($\times 10^4$/ml)	マクロファージ (%)	リンパ球 (%)	好中球 (%)	好酸球 (%)	その他 (%)
12.7±8.4	87.8±7.0	10.7±7.0	0.9±1.3	0.3±0.6	0.3±0.7

スライドを用いた方がよい。

2.6 骨髄，リンパ節
bone marrow and lymph node

塗抹は末梢血液法でカバーグラスをねかせてゆっくり引く。粘稠なときには2枚のスライドグラスを用い，擦り合わせ法で塗抹する。

スタンプ割面は，メスやカミソリで新しい面をつくり，ガラス面に軽くピンセットでおさえる。強く押しすぎると細胞の重積傾向がみられ，ズレが生じると粘液などの混入により鏡検に困難が生じる。一般的にはスタンプの5〜6枚目までは組織液の混入や重積がみられ，10枚をすぎると細胞ののりが悪くなる。一割面からとれるよい状態のスタンプ標本は4〜5枚である。

3 新鮮材料細胞診

新鮮材料は，直接病巣から採取する。これには，針穿刺吸引法，擦過法，スタンプ法などがある。

3.1 針穿刺吸引法 fine needle aspiration biopsy

乳腺や甲状腺のように直接触診で行える場合と，エコー下あるいは透視下やCT下で行う場合がある。

3.1.1 甲状腺と乳腺

甲状腺や乳腺の検体のほとんどは，穿刺吸引法による。注射器による用手法やピストンを用いた方法があるが，最近ではより正確を期するためにエコー下穿刺が多く行われる。検体は直接スライドグラス上にとり，擦り合わせ法で塗抹した後，ただちにアルコール湿固定する。すばやくしないと乾燥し，判定に支障をきたす。一部をそのまま空気中で乾燥固定し，メイギムザ May-Grünwald-Giemsa＝Pappenheim 染色を行う。

3.1.2 肺

肺は含気があるため胸膜直下の腫瘍を除けばエコーを用いることはできない。X線透視下やCT透視下での穿刺が行われるが，肺内出血や気胸などの合併症がみられるので，気管支鏡下擦過の方が優先される。しかし，肺の末梢にある病変は気管支擦過では検体採取が難しいことが多く，この場合は吸引穿刺法が行われる。腫瘍が十分大きければ透視で十分だが，腫瘍が小さかったり淡い陰影で透視でみえないときはCT下穿刺を行う。肺穿刺で得られた検体をすばやく塗抹し，穿刺針内の吸引物をスライドに吹きつけ標本を作製した後，穿刺針，注射管内を生食で洗い沈渣からも標本をつくる（図5.1）。標本は多くつくるよりも，乾燥させない良好なものを

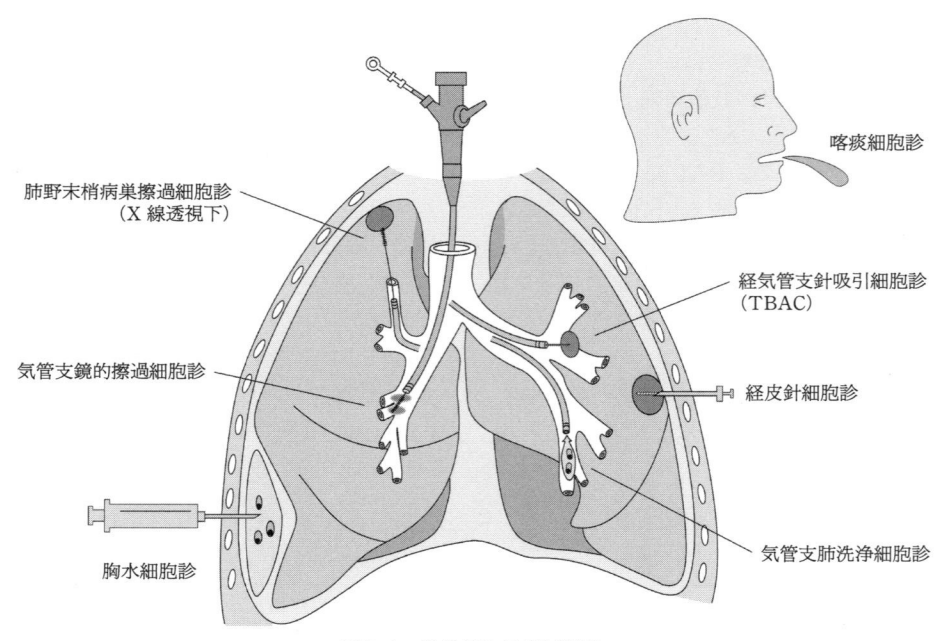

図5.1 検体採取法（肺材料）

少数つくろうという気持ちが大切である。スライドグラスのタンパク処理や生食中へ2%程度の牛アルブミンを添加しておくと細胞形態の保持がよい。

3.1.3 消化器

消化器の細胞診は，検体の採取が容易でないため発達が遅れていた。近年，内視鏡や超音波診断法，さらには，CTの発達とともに，超音波下での膵・膵管穿刺および腹腔鏡や超音波下での肝穿刺，さらに，経皮経肝胆管穿刺が可能となり，この領域における細胞診の重要性も増してきた。一方では，胃液のもつ強酸性，十二指腸液のアルカリ性などのpHの変化や，胆汁などにみられる細菌による変化および検体の採取手技による変化により，必ずしも良好な検体が得られるとは限らず，今日なお細胞診上最も診断が困難な領域の1つである。しかし，早期癌の発見には細胞診が唯一の手がかりとなることも多く，また，検査手技が困難で再検を容易には依頼できないため，ひとつひとつの検体をていねいにしかも正確に診断する必要がある。

3.2 擦過法

3.2.1 婦人科材料

(1) Vスミア vaginal aspiration smear

後腟円蓋の分泌物をピペットなどにより吸引して塗抹する。Vスミアは子宮頸癌のみならず，子宮体癌の発見も可能であるが，自然剥離細胞のため細胞変性が強く，癌の見落としも多い。このため病院，2次検診機関では採用すべき方法ではない。

(2) Cスミア，cervical scraping smear

綿棒，あるいは木製のヘラを用いて子宮腟部，特に癌の好発部位である扁平・円柱接合部 squamo-columnar junction(SCJ)を中心に擦過する。最近は液状検体にも対応するサーベックブラシやサイトピックなども市販されている。

(3) ECスミア endocervical scraping smear

綿棒あるいは頸管ブラシで子宮頸管内膜を擦過する。子宮腟部に異常が認められないときや更年期以後SCJが頸管内に移動している場合に用いる。

(4) EMスミア endometrial scraping smear

子宮内膜からの細胞採取法には吸引法と擦過法がある。

1) 吸引法

先端に孔のついたカニューレを子宮体部に挿入して吸引する。

2) 擦過法

エンドサイトあるいはウテロブラシといった細胞採取器具を子宮内腔に挿入し，子宮内膜を擦過する。子宮口閉鎖や頸管狭窄などにより細胞採取が困難な場合があり，採取者の技能差が出やすい(図5.2)。

(5) 内膜細胞診を行う上での問題点

1) 採取法による変化

子宮体部からの細胞採取は頸部と違い盲目的で，必ずしも目的の細胞が得られるとは限らない。細胞採取方法には，吸引法と擦過法の2法がある。吸引

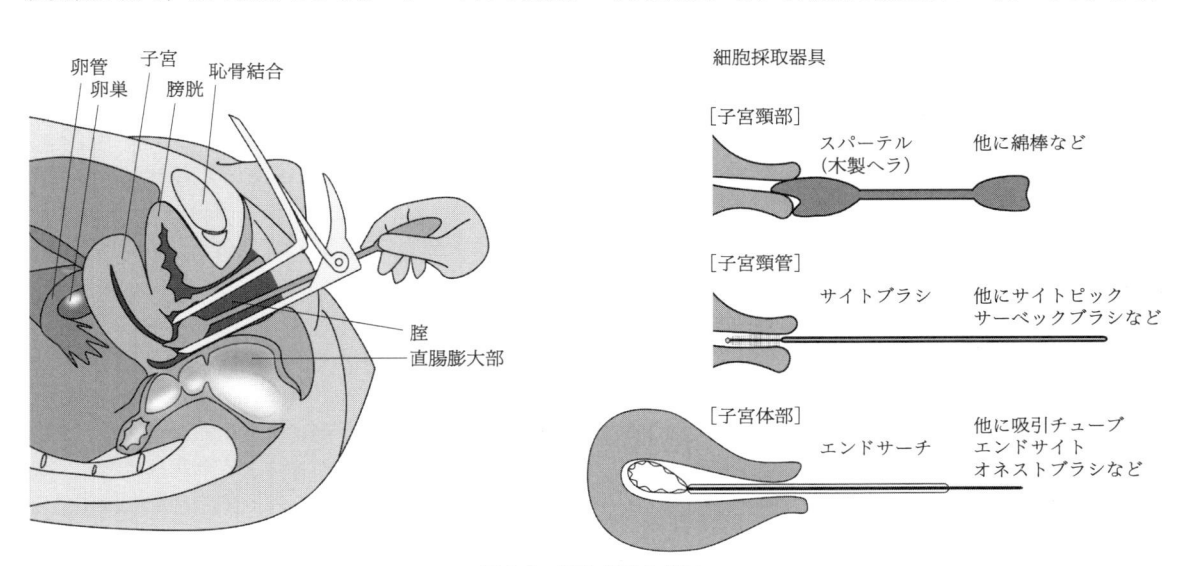

図5.2 採取部位と器具

法で採取されるのは内膜表面の被覆円柱上皮とわずかな間質細胞であり，組織の崩壊ないしは潰瘍でもない限り，深部腺組織を採取することはできない。一方，擦過法は深部腺組織も採取可能で，大きな細胞塊や組織断片を採取することも多い。また，細胞の形態も吸引法は丸みを帯び，ブドウの房状の集塊となりやすい。採取方法にはそれぞれ長短があり，これらを熟知した上で，観察を行うことが必要である。また，細胞を採取する者は，これら採取器具の先端が子宮底に達するまで挿入し，細胞採取操作を行うことが肝要である。

2）内膜の周期的変化

第3章の月経周期が子宮内膜に及ぼす影響(26, 27頁)を参照。

3）炎症に伴う変化

子宮内膜の炎症変化は子宮内操作後，流早産，分娩後など特殊な状態以外は少ない。しかし，閉経後子宮口が閉鎖し，子宮腔内に粘液あるいは膿汁が貯留している子宮溜膿腫がある。白血球，組織球，壊死性変性細胞が多量に出現し，化膿性子宮内膜炎の様相を呈する。内膜細胞は白血球に浸潤されたり，変性を伴ったりする。子宮内膜癌はしばしば子宮溜膿腫を併発し，炎症所見のみで癌細胞が標本上出現しないこともある。子宮溜膿腫をみた場合は注意を要する。

4）化生

種々な原因で子宮内膜細胞の化生が認められる。しかし，子宮内膜細胞の化生は他の部位の化生(たとえば気管支上皮の扁平上皮化生など)と異なり，発癌との関係は明らかではなく，不明な点が多い。細胞診断学的には腺細胞の長さの短縮，分泌物産生の低下，核の濃染などがみられる。

5）子宮内避妊具（IUD）による内膜の変化

IUDは避妊目的で長期間子宮内腔に挿入される。IUDの直接作用と慢性の感染により内膜細胞に変性をきたすことがある。細胞は粘液を産生し，空胞化を伴い，印環細胞様を呈することもある。組織の変性壊死に伴い，再生上皮細胞の出現，さらに扁平上皮化生が出現することがある。しかし，細胞や核の重積性は少なく，クロマチンも均一であることが多い。

3.2.2　気管支擦過 bronchial brushing

気管支鏡やX線透視下での気管支擦過は患者への負担も重く，やり直しも難しいので検体を慎重に処理しなければならない。十分量の固定液を用意し，スライドグラスには患者の名前，部位などをあらかじめ記入しておく。ブラシの材料は特に乾燥しやすいからすばやく塗抹を行う。塗抹標本はエタノール固定をし，必要があればギムザ染色用に乾燥固定する。生理食塩水の入ったスピッツを用意しておき，ブラシをその中で洗浄する。スピッツを遠心後，沈渣をスライドグラスに塗抹する。

3.2.3　消化器擦過物 brushing of digestive tract

口腔，歯肉，舌，食道，胃，大腸などから綿棒，内視鏡ブラシ，バルーンスポンジなどにより得られた検体をスライドグラスに塗抹する。最初の1～2枚はパパニコロウ染色を，3～4枚目や量のきわめて少ないときはギムザ Giemsa 染色を行う。

3.3　生検組織捺印（スタンプ法）
imprint of tissue sample

手術材料や内視鏡下生検材料を軽いタッチで1枚のスライドに3～4カ所捺印を行う。スタンプ後病理組織標本を作成するのでピンセットなどで強くつまんではならない。すべての面から細胞が得られるように心がける。組織液や血液の混入の少ないものが良好な標本である。この場合，併行して病理組織診が行われるとしても安易な気持ちで行ってはならない。病理組織診と細胞診の見方が異なるからである。場合によっては，細胞診でのみ正診が得られることがあることを銘記すべきである。

3.4　液体処理標本と塗抹標本

液体処理標本は観察する検体細胞を液体中で固定，分散させ，重積しないように単層に塗抹した標本で，モノレイヤー標本とも呼ばれている。モノレイヤー標本で行う細胞診を液状処理細胞診 liquid-based-cytology（LBC）と呼ぶ。

3.4.1　標本作成法

子宮腟部，頸部から各種採取器具（綿棒採取は不向き）で細胞を採取後，保存液中に細胞を洗い出す。保存液中に含まれる薬剤により粘液は融解し，赤血球は溶解するが，目的とする上皮細胞はほとんど影響を受けない。保存液中の採取細胞は回転操作で分散化し，フィルター膜あるいは遠心分離法を用い回収，スライド上に直径2cmの円内に均一に細胞を

塗抹する。これらは液体処理標本作成装置により自動的に作成される。作成された標本をパパニコロウ染色し，鏡検する。

3.4.2 液体処理標本の有用性と問題点

直接塗抹標本では採取した細胞の約20〜30%しか塗抹されず，細胞採取の段階での細胞数不足，スライド上での乾燥や固定不備など細胞採取時にもエラーが生じる。一方，液体処理標本の場合，採取した細胞は大部分が回収可能で，乾燥や固定不備などスクリーニング以前の問題が生じない。さらに細胞観察は重層化や重積がなく均一に細胞が塗抹され，粘液，血液，破壊・壊死物質あるいは細胞残屑debrisがなく明瞭となる。さらに直接塗抹法に比べ鏡検面積が少なく，細胞検査士の負担は軽減するなど，液体処理標本は直接塗抹標本に比べ，多くの有用性を有している。しかし，扁平上皮系異常の精度は液体処理標本と直接塗抹法との間に差がなく，子宮頸部腺癌あるいは子宮頸部上皮内腺癌では最も特徴である「ロゼットパターン」，「柵状パターン」，「羽毛状パターン」の喪失，また腺系細胞が一塊なって出現する傾向があり，判定に困難が伴う。このためベセスダシステム2001は液体標本の観察の際には，別項を設け注意を促している。

子宮内膜癌に対しては液体処理標本における判定基準はまだない。今後子宮頸部腺癌，子宮内膜癌など腺系病変に対する検討が望まれる。

一方，コンピュータ技術の飛躍的な発達で細胞診が自動化される可能性は現実のものとなりつつある。細胞診自動化には，背景がきれいで細胞が単層に塗抹され，標準化されている標本が必要となってくる。近年米国を中心に，液体処理標本を用いた細胞診自動化が臨床に導入されつつある。

第6章
標本作製・固定・染色

1 標本作製

　信頼性の高い細胞診断は，適正に作製された標本を正確に観察し判断することで可能となる。このためには，採取された貴重な検体を短時間かつ適切に塗抹し，診断に耐える標本を作製することが重要である。細胞を単一な平面に塗抹し，細胞の剥離を最小限にとどめる。塗抹後はスライドグラスを固定液にすみやかに入れ固定する。また，ギムザ染色用は迅速に乾燥させる。検体材料により塗抹法は異なり（表6.1），また，同じ採取法や材料でも，検体の性状や量によって塗抹方法を使い分ける必要がある。さらに，塗抹方法により標本作製の手順も異なる。

1.1 ひきガラス法（末梢血液式塗抹法）

　遠心後の液状検体沈渣を1滴，スライドグラスに滴下し，ひきガラスまたはカバーグラスの1辺に広げ末梢血と同じ要領で薄く塗抹する。遠心後の沈渣の水分を十分に除くことが必要である。また，沈渣の粘度が低いときはひきガラスを立てて早く引き，粘度の高いときはねかせてゆっくり引く。

　髄液は細胞が壊れやすく，剥離しやすいので2％牛アルブミンを少量混合させて塗抹すると，細胞破壊や剥離を防止できる。同時に剥離防止のためにシランコートスライドグラスを使用する必要もある。

　遠心は尿，体腔液などは2,000 rpmで5分間，髄液は800 rpmで5分間が一般的である。

1.2 捺印塗抹法

　細胞を直接スライドグラスに塗抹する方法で，綿棒，ヘラ，ブラシなどで採取された細胞を直接スライドグラス上に擦り付けて塗抹する。ブラシはスライドグラスに叩きつけるようにしてやや強めに塗抹する。ときに擦り合わせ塗抹法も用いる。

　生検組織片を直接スライドグラス上にスタンプ（捺印）する要領で塗抹する。リンパ節の割面を捺印する場合，強く塗抹すると細胞が挫滅するので，軽

表6.1　各種塗抹法と検体

塗抹法	検体
ひきガラス法 （末梢血液式塗抹法）	液状検体：腹水，胸水，心囊液，尿，カテーテル尿，胆汁，各洗浄液(膀胱，肺胞，術中)，囊胞内容液など 穿刺吸引液：乳腺，甲状腺，唾液腺など 穿刺吸引後の針などの洗浄液など
捺印塗抹法 採取器具による直接塗抹	組織：リンパ節，乳頭分泌液，乳房切除断端など 擦過：婦人科材料，咽頭，食道，呼吸器，膵など 穿刺吸引材料：乳腺，甲状腺，唾液腺，前立腺など
擦り合わせ塗抹法	喀痰，擦過物，粘稠材料など 穿刺吸引材料：乳腺，甲状腺，唾液腺，前立腺など
集細胞塗抹法	液状検体：細胞量の少ない尿，髄液などの液状検体
圧挫塗抹法	組織：脳腫瘍，軟部腫瘍など 集塊物：フィブリン塊など
セルブロック法	液状検体，喀痰

くタッチするように塗抹することが大切である。
　病変部（乳頭分泌物など）から直接塗抹する方法もある。

1.3　擦り合わせ塗抹法（図6.1～6.3）
　一方のスライドグラスに細胞（組織片，液状検体など）をのせ，別のスライドグラスを軽く重ね左右に引き伸ばし塗抹する方法で，代表的な検体は喀痰である。
　喀痰を肉眼で観察し，2枚のスライドグラスの先端部分で血性の部分，赤みがある部分，不透明な部分などを混ぜた小豆大の検体をとり，粘液を適当に分断して塗抹する。細胞が重ならない程度の厚さに均等にスライドグラスを擦り合わせる。
　乳腺や甲状腺などの穿刺吸引検体では組織構造や結合性がわかるように塗抹することが大切で，強く擦り合わせたり，過剰に引き伸ばしたりしないように，力加減が必要である。

　また，穿刺吸引検体では擦り合わせることなく，注射針からスライドグラスに直接噴出して塗抹する方法もよく用いられる。いずれも塗抹後すみやかに固定液に入れる。

1.4　集細胞塗抹法（オートスメア法）
　検体量や細胞数の少ない尿，髄液などに有用な塗抹法で，細胞収集率が高い。
　遠心用セルに検体を入れ，遠心しながらスライドグラス面に直接細胞を付着させる。剥離防止のためにシランコートスライドグラスを使用することも必要である。また，髄液などのタンパクが少ない検体には牛アルブミンを加えるとよい。

1.5　圧挫塗抹法（図6.4）
　生検組織片（脳組織など）が微小で直接スライドグラス上にスタンプ（捺印）が困難な検体や，やや硬い穿刺吸引検体や組織片，フィブリン塊などを2枚の

低粘調性材料　　　　　　　　高粘調性材料
図6.1　ひきガラス塗抹法

スライドを検体に　　　　　検体をスライドに

針を直接スライドに

図6.2　捺印塗抹法・器具による直接塗抹法

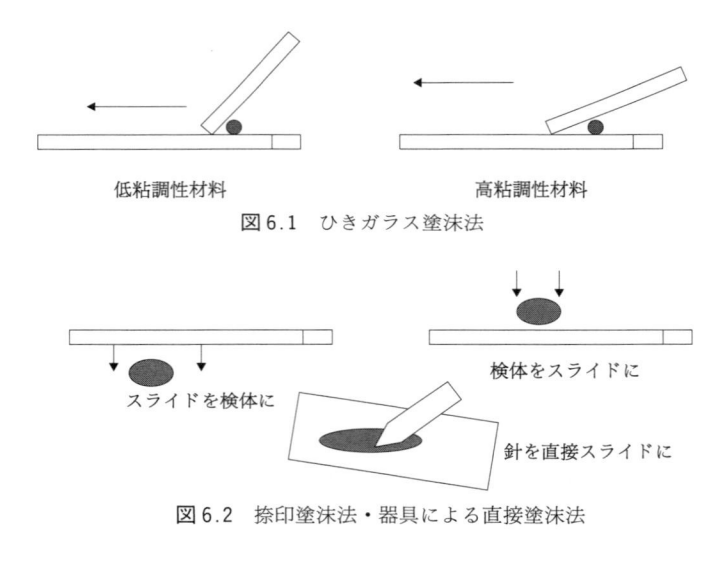

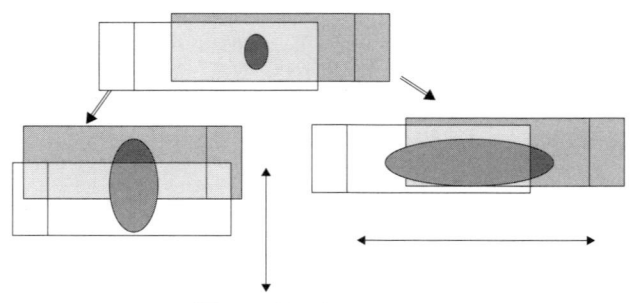

図6.3　擦り合わせ塗抹法

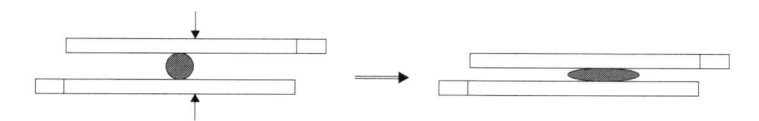

図6.4　圧挫塗抹法

スライドグラスに挟んで，押しつぶし塗抹する。

1.6　セルブロック法

液状検体の沈渣や喀痰を固定液で固定し，その後組織標本と同様にし，薄切・染色する。固定液にはブアン固定液が用いられる。セルブロック法では細胞集塊の立体的構造が観察でき，数種類の免疫染色にも対応できる。

1.7　その他

メンブレンフィルター法は細胞数の少ない尿，髄液などに用いられフィルター表面に細胞をとらえる。

2　固定

固定の目的は細胞内の物質を凝固させ，不溶性・不動性にして細胞の変性や変化を最小限におさえ，細胞構造を保持させることにある。

2.1　湿固定

95％エタノール単独固定が最もよく利用される。塗抹後すみやかに固定液に入れる。

2.2　乾燥固定

ギムザ染色，メイギムザ染色などの固定法である。塗抹後，塗抹面を急速に冷風ドライヤーなどで乾燥させる。

2.3　コーティング固定

塗抹面に固定液を噴射または滴下して固定する方法で，コーティングすることで塗抹表面に保護膜をつくって細胞を保持する。固定液としてはプロピルアルコールを主成分とし，これにカーボワックスを混合したものが用いられる。

3　細胞診検査における染色

3.1　細胞診検査で用いられる一般的染色

これについては表6.2（次頁）にまとめる。

3.2　細胞診検査で用いられる特殊染色

これも表6.3～6.8（60～63頁）にまとめる。

なお，レゾルシン・フクシン染色など弾性線維染色やクリューバー・バレラ染色（KB染色）など髄鞘染色は，細胞診ではほとんど用いられない。

3.3　細胞診検査における免疫組織（細胞）化学染色 immunohistochemistry

細胞・組織内の抗原性をもった物質の局在を，抗原抗体反応を利用して証明し，細胞の起源と機能を解明する手段として広く用いられるようになった。

その原理として酵素抗体標識法があるが，一次抗体（特異抗体）に酵素を直接標識するのが直接法で，一次抗体に反応する二次抗体に酵素を標識するのが間接法である。また，この抗原抗体反応を可視化する際の感度を上げる目的において，付加する標識物質の違いにより，PAP法，ABC法，酵素標識ポリマー法，CSA法などの高感度染色法が挙げられている（口絵51，52）。

これら原理と染色法の概念については，表6.9と図6.5～6.7にまとめている（63～65頁）。

なお，一般的な免疫組織（細胞）化学染色法（間接法がよく用いられる）の標本処理手順については，表6.10（65頁）にまとめる。

そして，この染色に用いられる代表的な抗体と，それら抗体の反応特異性（細胞起源特定の意義）について表6.11（66頁）にまとめる。

表6.2 細胞診の代表的染色法

染色名・目的	方　　法	原　　理	対象物と染色結果
パパニコロウ染色 Papanicolaou 細胞診検査での形態観察 （口絵1〜15，41〜44， 53〜68，80〜99他）	塗抹 ①固定 ②親水 ③核染 　ヘマトキシリン ④水洗 ⑤分別 ⑥水洗（色出） ⑦脱水 ⑧染色 　OG-6（オレンジG） ⑨分別 ⑩染色 　EA-50（エオジンY，ライトグリーン，ビスマルクブラウン） ⑪分別 ⑫脱水 ⑬透徹 ⑭封入	染色の三要素 ①化学的親和性： 　（色素と細胞成分中化学的官能基の結合） 　ヘマトキシリンの酸化によって生じたヘマチンが媒染剤の金属と錯体を形成し，負に帯電している核のリン酸と結合 ②濃度： 　（色素が結合する化学的官能基の濃度） ③透過性： 　（色素の大きさと細胞構築の疎密の関係） 　オレンジG（MW452.4），エオジンY（MW691.9），ライトグリーン（MW792.9）の拡散度の相違を利用	核：青藍色 扁平上皮系細胞質：橙赤色〜青緑色 　基底細胞：濃青緑色 　中層細胞：淡青緑色 　表層細胞：淡赤色〜澄黄色 腺系細胞質：青緑色 核小体：暗赤色〜淡青緑色
メイギムザ染色 May-Grünwald-Giemsa 造血器系細胞の形態観察 （血液，体腔液，リンパ節，乳腺・甲状腺穿刺液，尿などに利用） （口絵67，70，75，79，164他）	塗抹 ①乾燥 ②メイグリュンヴァルト染色液で固定 ③等量の緩衝液を加え染色 ④水洗 ⑤ギムザ液で染色 ⑥水洗 ⑦乾燥 ⑧封入	酸性色素と塩基性色素 　負（−）に荷電する酸性色素（エオジンY）：（＋）に荷電する成分と静電気結合すると考えられ，主に細胞質や赤血球を染める。 　正（＋）に荷電する塩基性色素（メチレンブルー）：（−）に荷電する成分とイオン結合し，主に細胞核を染める。	核網：紫色 核縁：紫色 核小体：淡紅色〜青色 細胞質：淡青色〜青色 好酸性顆粒：赤色 好塩基性顆粒：青色 赤血球：赤色

表6.3 核酸の染色

染色名・目的	方　　法	原　　理	対象物と染色結果
フォイルゲン反応 Feulgen DNAの証明	塗抹 ①固定 ②親水 ③1N塩酸 ④シッフ試薬で染色 ⑤亜硫酸水 ⑥水洗 ⑦脱水・透徹・封入	DNAを塩酸により加水分解させ生じたアルデヒドがシッフ試薬と共有結合し，複合体を形成。	DNA（核クロマチン）：赤紫色 真菌，原虫，DNAウイルスの封入体：赤紫色
メチルグリーン・ピロニン染色 Methylgreen pyronin DNA，RNAの証明	塗抹 ①固定 ②親水 ③メチルグリーン・ピロニン染色 ④脱水・透徹・封入	核酸のリン酸基（好塩基性）がメチルグリーン・ピロニンの混合液にて各々核酸の重合度により染め分ける。 DNAは高度に重合し巨大分子でメチルグリーンに，RNAは低分子の重合状態でピロニンで染。	DNA（細胞核）：緑ないし青 RNA（細胞質内の粗面小胞体，核小体）：赤〜赤桃色

表6.4 多糖類・粘液の染色

染色名・目的	方　法	原　理	対象物と染色結果
PAS染色（PAS反応） Periodic acid-Schiff 多糖類・粘液を染める （口絵46，69，100）	塗沫 ①固定 ②親水 ③過ヨウ素酸で酸化 ④水洗 ⑤シッフ試薬で染色 ⑥亜硫酸水 ⑦水洗 ⑧核染色 ⑨脱水・透徹・封入	過ヨウ素酸酸化（酸化反応）によって糖質から産生されたアルデヒドをシッフ試薬で検出。（呈色反応）	陽性部は赤紫色 グリコーゲン 糖脂質 糖蛋白（中性粘液，シアロムチン，スルフォムチン） 赤痢アメーバ 真菌類 など
アルシャンブルー染色 Alcian blue 酸性粘液多糖類の証明 （口絵47，101）	塗沫 ①固定 ②親水 ③核染 ④アルシャンブルー染色 ⑤水洗 ⑥脱水・透徹・封入	アルシャンブルーは構造分子の中心に銅イオンをもち，陰性荷電を有する酸性粘液多糖類のカルボキシル基や硫酸基とイオン結合。	陽性部は青色 酸性糖タンパク 酸性ムコ多糖類 クリプトコッカスの莢膜
ムチカルミン染色 Mucicarmin 上皮性粘液の証明	塗沫 ①固定 ②親水 ③核染 ④ムチカルミン染色 ⑤水洗 ⑥脱水・透徹・封入	酸性ムコ物質の酸性基に対するムチカルミンのイオン結合反応。塩化アルミニウムがカルミンと化合した色ラックを形成。	陽性部は赤色〜淡赤色 粘液酸性細胞 カビなど

表6.5 脂肪の染色

染色名・目的	方　法	原　理	対象物と染色結果
オイルレッドO染色 Oil red O （中性）脂肪の証明	塗沫 ①固定 ②アルコール ③オイルレッドO染色 ④分別（アルコール） ⑤水洗 ⑥核染 　（ヘマトキシリン） ⑦水洗 ⑧封入（水溶性）	疎水性が強いオイルレッドOの色素が一定の分配率にしたがって溶媒より脂肪組織へ移行。脂肪組織内部への色素の溶解による物理的染色法。	脂肪：赤色 核：青紫色
ズダンIII染色 Sudan III （中性）脂肪の証明 （口絵48）	塗沫 ①固定 ②アルコール ③ズダン染色 ④分別（アルコール） ⑤水洗 ⑥核染 　（ヘマトキシリン） ⑦水洗 ⑧封入（水溶性）	オイルレッドO染色法と同様	脂肪：橙黄色〜橙赤色 核：青紫色

表6.6 内分泌細胞の染色

染色名・目的	方 法	原 理	対象物と染色結果
グリメリウス染色 Grimelius 好銀顆粒陽性細胞の証明	塗沫 ①固定 ②親水 ③硝酸銀液 ④還元液 ⑤水洗 ⑥核染 ⑦脱水・透徹・封入	銀イオンを細胞の還元力で反応	好銀顆粒陽性細胞 (膵ラ島のA細胞, 　副腎髄質細胞, 　消化管の銀親和細胞, 　甲状腺のC細胞など): 黒～茶褐色
フォンタナマッソン染色 Fontana-Masson メラニン,銀親和性顆粒の証明	塗沫 ①固定 ②親水 ③アンモニア銀液 ④水洗 ⑤定着 ⑥水洗 ⑦核染 ⑧脱水・透徹・封入	好銀細胞内の分泌顆粒と銀イオンとの反応	メラニン,銀親和性顆粒 (リポフスチン, 　胆汁色素, 　ヘモジデリン): 黒～黒褐色

表6.7 病原体の染色

染色名・目的	方 法	原 理	対象物と染色結果
チール・ネルゼン染色 Ziehl-Neelsen 抗酸菌の証明 (口絵62, 71)	塗沫 ①固定 ②親水 ③石炭酸フクシン ④水洗 ⑤分別 　(塩酸アルコール) ⑥水洗 ⑦メチレン青 ⑧水洗 ⑨脱水・透徹・封入	細胞壁,細胞質膜の種々の脂質成分(ミコール酸など)を石炭酸を媒染剤として塩基性色素で染色。酸やアルコールで脱色されにくい。この特徴を応用。	抗酸菌：赤 背景：青
グロコット染色 Grocott 真菌の証明 (口絵49)	塗沫 ①固定 ②親水 ③無水クロム酸 ④水洗 ⑤亜硫酸水素Na ⑥水洗 ⑦メセナミン銀液 ⑧水洗 ⑨塩化金液 ⑩水洗 ⑪定着 ⑫核染色 ⑬脱水・透徹・封入	真菌に含まれる多糖類をクロム酸で酸化,遊離したアルデヒド基がメセナミン銀に反応。	真菌の細胞壁：黒～黒褐色
グラム染色 Gram グラム陽性菌と陰性菌の証明・鑑別 (口絵50)	塗沫 ①ハッカー液(クリスタル紫) ②水洗 ③ルゴール液 ④水洗 ⑤分別(アルコール) ⑥水洗 ⑦サフラニン液 ⑧乾燥	細菌の細胞壁のリボ核酸マグネシウム結合物の有無で染め分け。リボ核酸マグネシウム結合物パラゾールアニリン系色素のアルカリ液と酸性媒染剤(ルゴール)を作用させアルコール不溶性物質が沈着。	グラム陽性菌：青 (ブドウ球菌,肺炎球菌,カンジダ,クリプトコッカスなど) グラム陰性菌：赤色 (リン菌,髄膜炎菌,スピロヘータ,原虫,キャンピロバクターなど)

表6.8 その他の染色

染色名・目的	方　　法	原　　理	対象物と染色結果
コンゴーレッド染色 Congo red アミロイドの証明	塗抹 ①固定 ②親水 ③核染 ④水洗 ⑤コンゴーレッド液 ⑥脱水・透徹・封入	アミロイドのβ-pleated sheet構造のひだの間にコンゴー赤の分子が規則正しく結合。	アミロイド：橙赤色
ベルリンブルー染色 Berlin blue 血鉄素(ヘモジデリン)の証明	塗抹 ①親水 ②フェロシアン化カリ塩酸混合液 ③水洗 ④核染 ⑤脱水・透徹・封入	3価の鉄イオンをフェロシアン化カリウムと塩酸とでベルリンブルーの形として検出。	ヘモジデリン：青 核：赤 背景：淡桃色
リンタングステン酸ヘマトキシリン染色 Phosphotungstic acid hematoxylin 線維素，神経膠線維，筋の横紋の検出	塗抹 ①固定 ②親水 ③過マンガン酸カリ水溶液 ④水洗 ⑤シュウ酸須溶液 ⑥水洗 ⑦PTAH液 ⑧脱水・透徹・封入	染色機構は不詳。 PTAH染色液そのもので被染色部はある程度染色。 酸化処理は被染色部と他の部を染め分けるため。	線維素，神経膠線維， 横紋：青藍色 膠原線維：赤褐色 核，平滑筋線維：青藍色 神経細胞：茶褐色
ヘマトキシリン・エオジン染色 Hematoxylin-eosin 組織・細胞構造の把握	塗抹 ①固定 ②親水 ③ヘマトキシリン液 ④水洗 ⑤エオジン液 ⑥脱水・透徹・封入	ヘマトキシリンの酸化で生じたヘマチンが媒染剤の金属と錯体を形成し，負に帯電している核のリン酸と結合。 一方，負性荷電のエオジン液が生体構成成分の陽性荷電部と結合。	核，軟骨組織，石灰部位： 　青紫色〜暗青紫色 細胞質，膠原線維，筋肉線維：淡紅色〜濃桃色 赤血球，好酸球：鮮紅色

表6.9 免疫組織化学の手法と染色の種類

	手法の名称	原　　理
酵素標識抗体法	直接法	特異抗体である一次抗体に酵素を直接標識し発色剤を付加
	間接法	一次抗体に反応する二次抗体に酵素を標識し発色剤を付加
高感度染色法	PAP法[1]	非標識二次抗体にHRP[2]とウサギ抗HRP抗体の可溶性抗原抗体複合物 soluble immune complex とを反応させる(図6.5)
	ABC法[3] (口絵51，52)	抗原抗体反応とアビジン・ビオチン反応の組み合わせ法 ビオチン化二次抗体にABCを反応(図6.6)
	酵素標識ポリマー法	発色酵素の多数ついた高分子ポリマーを抗体に結合させ，抗原抗体反応の発色感度をあげる(図6.7)。
	CSA法[4]	フェノール誘導体タイラミン tyramin のHRPによる酸化反応を応用し，検出感度を増強させる。

[1] PAP法：peroxidase-antiperoxidase method
[2] HRP：horseradish peroxidase
[3] ABC法：avidin-biotinylated peroxidase complex method
[4] CSA法：catalyzed signal amplification method

図 6.5　PAP 法の原理

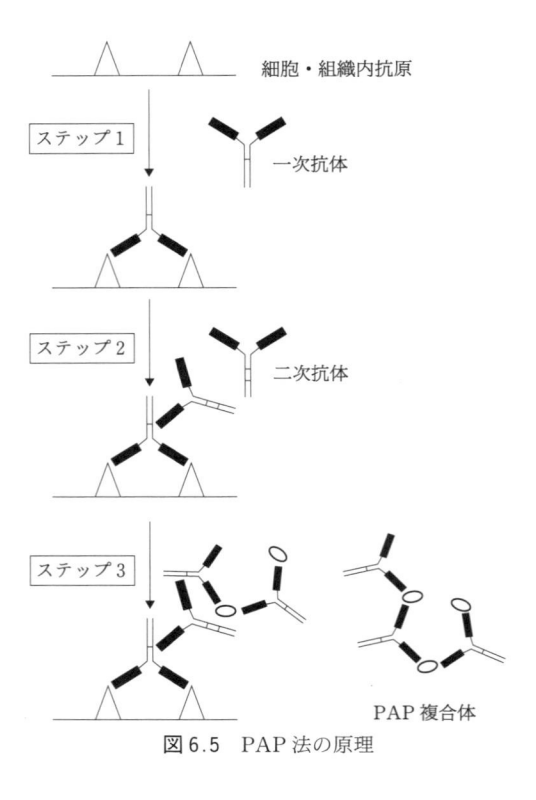

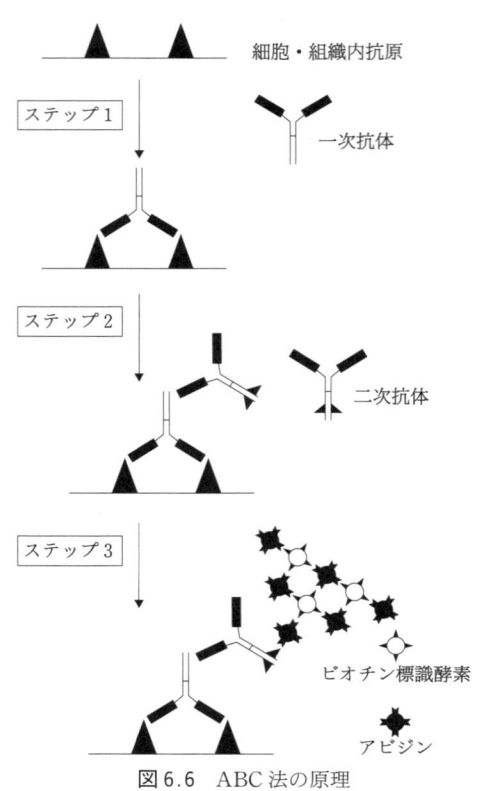

図 6.6　ABC 法の原理

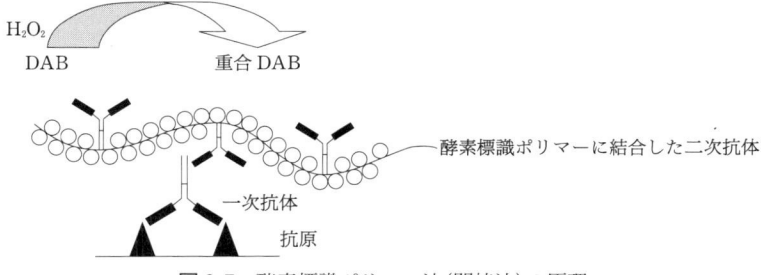

図6.7 酵素標識ポリマー法(間接法)の原理

表6.10 一般的な免疫組織(細胞)化学染色法(間接法)

①塗沫	
②固定	95％エタノール
(③加熱処理)	クエン酸緩衝液(PH 6.0)
④洗浄	水洗
⑤内因性ペルオキシダーゼ阻害	0.3％過酸化水素加メタノール
⑥洗浄	水洗，緩衝液(PBS[1])
⑦非特異的反応の除去	1％正常動物血清
⑧洗浄	緩衝液(PBS)
⑨一次抗体反応	一次抗体
⑩洗浄	緩衝液(PBS)
⑪二次抗体反応	酵素(HRP[2])標識二次抗体
⑫洗浄	緩衝液(PBS)
⑬発色反応	DAB[3] 反応液
⑭洗浄	緩衝液(PBS)，水洗
⑮核染色	ヘマトキシリン
⑯脱水，透徹，封入	アルコール，キシレン，封入剤

[1] PBS：phosphate buffered saline
[2] HRP：horseradish peroxidase
[3] DAB：3,3-diaminobenzidine

表6.11 免疫組織(細胞)化学染色に用いられる代表的な抗体

抗体名	反応特異性
CEA(carcinoembryonic antigen)	消化管腺癌の大半, 肺癌, 乳癌, 甲状腺髄様癌など
Keratin(Cytokeratin)	上皮性腫瘍, 絨毛性腫瘍, 中皮腫, 滑膜肉腫, 脊索腫など
高分子keratin	重層扁平上皮
低分子keratin	腺円柱上皮, 肉腫
Keratin7(CK 7)	多くの円柱上皮, 移行上皮と腺癌
Keratin20(CK 20)	消化管・膵胆道系円柱上皮, 甲状腺上皮
EMA(epithelial membrane antigen)	腺上皮, 中皮, (乳腺, 消化管), 滑膜肉腫, 脊索腫など
Vimentin	間葉系細胞, 非上皮性腫瘍, 一部の上皮性腫瘍
GFAP(glial fibrillary acidic protein)	神経膠腫, 脳室上衣腫など
NF(neurofilament)	神経芽腫, 褐色細胞腫, 神経内分泌腫瘍, 甲状腺髄様癌など
NSE(neuron specific enorase)	神経芽腫, 褐色細胞腫, 神経内分泌腫瘍
S-100	脂肪細胞, 軟骨細胞, 神経性腫瘍, 黒色腫など
α-smooth muscle actin	平滑筋, 筋上皮細胞, 血管外皮腫など
PSA, P504S(prostatic specific antigen)	前立腺癌
TTF-1(thyroidtranscription factor-1)	甲状腺癌, 肺癌(腺癌, 小細胞癌)など
Calretinin	中皮腫, 滑膜肉腫, 心房粘液腫など
ChromograninA	神経内分泌系腫瘍など
Calcitonin	甲状腺髄様癌, 気管支カルチノイドなど
CD56(N-CAM)	神経内分泌系腫瘍, NK細胞リンパ腫, 腺様嚢胞癌 悪性中皮腫など
CD57(Leu 7)	神経内分泌系腫瘍, Ewing肉腫/PENT, 髄膜腫, 甲状腺癌など
Surfactant apoprotein	肺腺癌(クララ細胞型, 肺胞上皮型)など
α1-antitrypsin	組織球系腫瘍, 膵腺房細胞癌など
CD15(Leu M1)	ホジキン細胞, Ki-1リンパ腫, 腺癌など
CD68(KP1)	組織球系腫瘍(MFHは陰性), 悪性黒色腫, 骨巨細胞腫など
HMB45	悪性黒色腫, 明細胞肉腫, 血管筋脂肪腫など
HCG(human chorionic gonadotropin)	絨毛上皮腫, 胎盤合胞体細胞など
AFP(alpha fetoprotein)	卵黄嚢腫瘍, 肝細胞癌, 未熟奇形腫など
CA19-9	膵胆道系腫瘍, 甲状腺髄様癌など
CA125	悪性中皮腫, 卵巣癌(漿液性嚢胞腺癌)など
UEA-1	血管系腫瘍, 一部の上皮細胞など
第VIII因子関連抗原(F-8)	血管腫, 血管肉腫, カポジ肉腫など
CD31	血管腫, 血管肉腫など
CD34	血管腫, 血管肉腫, カポジ肉腫, GIST, 皮膚線維肉腫など
Myoglobin	横紋筋肉腫など
CD99(MIC-2)	Ewing肉腫/PNET, 髄芽腫など
CD117(c-kitタンパク)	GIST, 神経膠芽腫, 悪性黒色腫など
LCA(leucocyte common antigen)	リンパ球系細胞
CD30(Ki-1)	ホジキンリンパ腫, Ki-1リンパ腫など
CyclinD1	マントルリンパ腫, 乳癌, 大腸癌など
HER2(c-erbB2)タンパク	乳癌, 卵巣癌, 唾液腺癌など
ER(estrogen receptor), PGR(progesterone receptor)	乳癌, 子宮内膜癌など
p53タンパク	変異p53を有する多くの悪性腫瘍

第7章
標本観察法

1 顕微鏡観察の基本

1.1 顕微鏡の扱い方
　顕微鏡は振動が伝わりにくい台の上に置いて，明るすぎない静かな部屋で観察する。すべての電気機器と同様，電圧を最低におさえた状態で電源のon/offを行うと故障が少ない。顕微鏡観察の際に常に注意すべきことは照明光学系のチェックで，①光軸の調整，②コンデンサー位置の調整，③コンデンサー絞りによるコントラストの調整が必要不可欠である。実際的には，まず自分の目に合わせた眼幅調節と左右それぞれの目の視度調節を行って，両眼視ができるようにする。次いで，視野絞りを絞り，光軸を真ん中に寄せ，絞られた光束の辺縁が低倍率ではくっきりみえ，高倍率では赤と青の中間の色合いに縁どられる位置までコンデンサーの上下の位置調節を行う。ここで視野絞りを広げて視野を確保する。そして，低倍率ではコンデンサー絞りを絞りぎみに，高倍率ではコンデンサー絞りを開きぎみにして，細胞像に必要なコントラストを与え，同時に背景が暗くなりすぎないように条件を設定する。このように，標本の観察を行う以前に光学的条件を常に一定レベル以上の状態に保った上で，標本観察を始めるよう心がけることが重要である。

1.2 スクリーニングの基本的考え方
　チェックの対象となるものは以下の4項目である。
①悪性腫瘍細胞または悪性の疑いのある細胞。
②悪性ではないが生理的変化を逸脱している細胞（扁平上皮化生など）。
③非腫瘍性の疾患で特徴ある細胞（ラングハンス型巨細胞など）。
④細胞以外の疾患特異性のあるもの（虫卵，菌体，結晶物など）。

　これらのうち，最も重要かつ熟練を要するものは，①と②とを鑑別する作業である。なお，目標とする細胞だけでなく，背景の所見にも参考にすべきものがある。すなわち，婦人科以外の細胞診で赤血球が出現していたら，採取時のアーティファクトartifactと悪性腫瘍細胞の混在との両面を考えながらみる。一方，好中球やリンパ球が出現していたら，炎症やアレルギーを念頭におきながら観察する。

1.3 スクリーニングの実際
1.3.1 申込書および標本の点検
　細胞診に限らず，申込書の点検は絶えず必要である。まず被検者の姓名，性，年齢，採取部位，採取方法，染色法および検査依頼目的と患者の疾患を必ず確かめることを習慣とする。次に肉眼でプレパラートの状態をみる。染色状態，細胞分布の偏り具合などを大まかに把握する。カバーグラスに埃やゴミがついているときは，ブロアーで吹きとばすか，カバーグラスがずれないように注意しながら，そっと清浄なティッシュで拭きとる。

1.3.2 標本の装着
　スライドグラスを横向きに顕微鏡のステージにのせ，クレンメルでしっかりと挟む。このとき，クレンメルのバネを引っ張って急に離すことのないように，穏やかに扱う。標本のラベルの位置は一定の方向，たとえば，右手でマークする人は向かって左側に置く，などと定める。

1.3.3 観察時のハンドル操作
　最も細胞密度の高そうな部分を光路に入れて，弱拡大からピント合わせを行う。その後，標本の四隅の1つが光路に入るようにメカニカルステージを移動する。観察の開始点は常に一定の場所から始めるようにする（たとえば，ラベルから最も遠い方の手前側）。開始点からY軸方向（縦）に標本を平行移動させ，光路が標本の他端に達したら，X軸方向

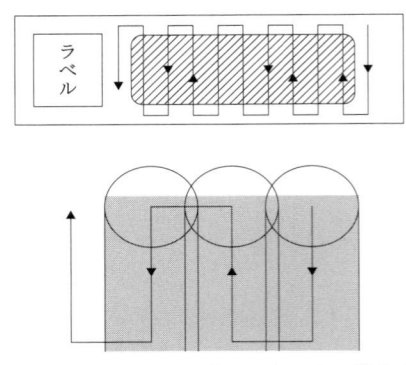

図7.1 標本観察時の視野の移動。初心者は縦方向（Y軸）を基軸にして観察した方が見落としが少ない。

（横）に1視野分よりやや少なめに標本を移動させ、今度はY軸の逆方向に標本を移動させながら観察する。このように順次一定の方向に規則的に標本を移動させ、弱拡大（10×10倍）でまんべんなく標本全体を観察する（図7.1）。液状検体では、スミアを引いた方向に細胞が並んだり、標本の一端に細胞が偏っていることが多いことも考慮に入れて、X軸（横）方向の観察を主にする人もいる。いずれにしても、見落としなく観察することが大事である。

1.3.4 所見のマーキング

こうして観察した所見を後で指導者や専門医にチェックしてもらうために、異常所見や悪性の疑いのある細胞を見かけるごとにその近辺の空白に油性のフェルトペン（マーカー）で、観察の邪魔にならない程度のマークをつけ、全体を把握した上で強拡大（20〜40×10倍）で観察する。マークの色や観察方向などの約束事については、その検査室の決まりにしたがう。なお、マークをつけることに加えて、気になる細胞が視野の中央に来る際の標本の位置を定めるために、ステージの脇についている目盛りの縦、横の数字を記録しておくと、再観察時の細胞捜索時間を著しく節約できる。

2 所見の読み方の基本

スクリーニング時にマークをつける基準は経験を要するが、悪性腫瘍細胞を疑う基準を設定して細胞をみる目を養うことが重要である。具体的な悪性所見の基準は第II部第10章にまとめたが、異型細胞の見方はおおむね次のような手順で行う。

まず弱拡大（10×10倍）で鏡検し、①集合性の細胞、②大きな細胞、核、③不整形、奇怪な形の細胞、核、④濃染した細胞、核、⑤小型であっても同一細胞の集団がある、といったような細胞所見がみつかれば、必ず強拡大で観察する。

強拡大（20×10倍、40×10倍）の鏡検で、集合性の細胞では、①細胞配列の不規則性、②核間距離の不同性、③細胞、核の大小不同、④細胞、核の形の不揃い、⑤細胞質、核の染色性のばらつき、⑥クロマチン構造の多様性、⑦細胞質の染色性のばらつきなどを観察する。これらの程度が強いと悪性が疑われる。

また、個々の細胞については、
①大きな細胞、核で特に直径20 μm以上の核、
②よじれて不整形にみえるもの、
③80％以上のN/C比、
④クロマチンの増量や不均等分布、
⑤核縁の不均等肥厚や切れ込み、
⑥核小体の増大や増加、
⑦核内空胞や細胞質内空胞、
⑧核分裂像の出現、
などに注意し、これらの所見を総合して悪性細胞の疑いの程度を決める。

ただし、炎症などでは核の肥大や核内空胞がみられることがあり、変性の場合は核の構造が不明瞭になったり核縁が均等肥厚することが多く、良性細胞でも細胞質が重なると濃染してみえることがあるので注意を要する。

剥離細胞や洗浄細胞に比べ、擦過細胞や穿刺吸引細胞では変性が少なく核縁が薄いことが多い。したがって、核縁が薄く、核のクロマチンが細かくて淡い集団であっても、N/C比さえ大きければ癌細胞のこともあるので注意を要する。このように、所見の評価については、標本が採取された臓器や母組織の違い、または採取時の条件によって微妙に異なることもあり、その意味づけには総合的な判断を必要とする。

第8章 細胞診の課題

1 細胞診報告様式

1941年Papanicolaouが提唱した採取細胞のクラス分類が細胞診報告様式の始まりで、広く細胞診の診断に用いられてきた（表8.1）。その後、腺系の細胞判定などの問題点や不都合が指摘され、また新たな採取法の出現で臓器別の診断基準が求められ、新報告様式が策定されている。未だに、パパニコロウ分類に基づいた分類を使用している施設もある。

細胞診検査では一般的に陰性negative、疑陽性suspicious、陽性positiveの3段階分類が推奨されている。各診療科や施設間での報告様式の違いは細胞診検査の比較検討を行う上でも問題が多く、共通した報告様式の完成が望まれる。

1.1 婦人科（女性生殖器系）
1.1.1 日母分類の概要

婦人科細胞診の判定にはわが国では当初パパニコロウのクラス分類が使用されていたが、1978年に日本母性保護医協会（現、日本産婦人科医会）がこれを日母式分類法（表8.2）に改正し、1983年2月より

表8.1 パパニコロウのクラス分類

パパニコロウ分類	3段階	呼吸器 健診以外	呼吸器 健診	乳腺・甲状腺唾液腺など		泌尿器・その他
			A	検体不適正		
クラスI	陰性	陰性	B	検体適正	陰性	クラスI
クラスII				正常あるいは良性		クラスII
クラスIII(a,b)	疑陽性	疑陽性	C	鑑別困難	疑陽性	クラスIII(a,b)
クラスIV	陽性	陽性	D	悪性の疑い	陽性	クラスIV
クラスV			E	悪性		クラスV

表8.2 子宮頸部細胞診クラス分類（日母式分類）

クラスI.	正常
クラスII.	異常細胞を認めるが良性
クラスIII.	悪性を疑うが断定できない
IIIa.	悪性を少し疑う。軽度・中等度異形成を想定。このクラスから5％程度に癌が検出される。
IIIb.	悪性をかなり疑う。高度異形成を想定。このクラスからは50％程度に癌が検出される。
クラスIV.	きわめて強く悪性を疑う。上皮内癌を想定する。
クラスV.	悪性。浸潤癌（微小浸潤癌を含む）を想定する。

実施された老人保健法で子宮頸癌検診の細胞診報告書はこの分類で記載することが定められ，一般に普及している。

細胞診クラス分類に対する臨床的取り扱いは以下のように行う。

すなわち，クラスⅠ．の場合は1年に1回の定期検診でよく，クラスⅡ．で原因が明らかである場合はそれに対する対処を行い，それ以外は6カ月後の再検とする。

クラスⅢ．のうち，Ⅲaでは5%程度の癌が検出されることもある。トリコモナス腟炎，組織修復，濾胞性頸管炎[注1]，HPV感染，頸管ポリープなどが含まれるので，それぞれに対処する必要がある。

またⅢbは高度異形成として扱うが，その中には良性でも細胞異常の強いもの，軽度・中等度異形成，上皮内癌，微小浸潤癌が含まれ，50%程度の癌が発見されることも考慮する。

クラスⅣ．の場合は上皮内癌を考えるが高度異形成，微小浸潤癌が存在する可能性を含む。

クラスⅤ．では扁平上皮癌を考えるが，ときに上皮内癌，微小浸潤癌も含まれる。

このようなことに基づき，細胞診判定がクラスⅢa以上の場合はすべてにコルポスコープ下の生検を施行する。

なお，腺系の異常に関する分類では完全な合意が得られていない。1987年に施行された老人保健法による子宮体癌検診の報告書では単に陰性，疑陽性，陽性として報告するように定められている。しかし，日常的には日母分類に準拠した判定がなされている場合が多い。現在，パパニコロウ分類や日母分類は国際細胞学会では認められておらず，欧州の一部を除きベセスダ方式で行われている。

1.1.2 ベセスダシステムの概要（表8.3，8.4）

1988年12月米国Washington DC Bethesda (National Cancer Institute)で細胞病理学者，細胞検査センター代表，医師会および各種関連団体代表らによるワークショップが開催され，"The 1988 Bethesda System for Reporting Cervical/Vaginal Cytological Diagnosis(TBS)"が「ベセスダシステム」として公開された。その後1991年と2001年にワークショップが開催され，TBS1988が改定された。基本的合意事項としては，

　①細胞診報告書は，医学報告書medical consultationである
　②パパニコロウ分類は用いない
　③TBSを子宮頸部腟部細胞診報告のガイドラインとする
　④細胞病理医は，診断と報告に全責任を負う
　⑤検体提出医には適切な臨床情報の記載を義務づける
　⑥細胞病理医は標本の適性を決定し，適当でないと判断したならば，それを報告書に記載する

といったことなどがある。なお，TBSでは，子宮頸部腟部の細胞診は扁平上皮癌およびその前癌病変をスクリーニングするための手段であるとし，子宮内膜病変の診断にはこれを用いるべきではないとしている。

1.1.3 ベセスダシステムにおける標本評価

2001年改定のTBSのガイドラインを簡単に説明する。

まず，標本の種類specimen typeについては通常の細胞標本か，液体処理標本か，その他のものかを示すこととしている。これはTBS2001で新たに加わった項目である。

標本の適性評価specimen adequacyについては適正satisfactory for evaluationの評価の中で円柱上皮成分，移行帯成分の有無を注釈することとなった(TBS1991同様，10個以上の良好な化生細胞が存在すれば，移行帯細胞ありとなる)。

なお，適正と判断するための扁平上皮系細胞の細胞数は「通常細胞標本」で推定8,000～1万2,000個以上とみなされる。一方「液体処理標本」では約5,000個以上で評価可能な細胞数とする。TBS1991では細胞数の評価は，標本上の塗抹面積範囲を「%」で評価していたが，TBS2001では細胞数に基づく評価法に変更された。

不適正unsatisfactory for evaluationな場合についてはその理由の説明が必要となった。すなわち標本不採用の理由として，標本ラベルの不適正，スライドグラスの破損，液体処理標本の漏出などで標本

[注1] 子宮頸部の上皮下にリンパ濾胞が形成されることがある。細胞診標本では炎症性背景の中に散在性に小型リンパ球，やや大型の未熟リンパ球(リンパ芽球)が出現する。リンパ球のクロマチンは微細顆粒状で核縁の不整や核小体は認めない(口絵53)。鑑別すべき疾患として悪性リンパ腫がある。

作製以前に登録できず，評価不採用となった場合などが挙げられる．また，標本は作製され登録されたものの，鏡検によって形態学的評価基準を満たさないと判断された場合は「評価に適さず」となる．

TBS2001でこの2項目（標本不採用と評価に適さず）が新たに加わった．

さらに，血液，炎症，乾燥などで検体の75%以上が覆われている場合は不適正とし，50〜75%が覆われている場合は適正の後にコメントとしてつけるという点は従来と同様である．

なお基本的な事項はTBS2001でも踏襲されているので，ここではTBS1991における標本の適正および不適正の定義を述べておくにとどめたい（表8.5）．

(1)ベセスダシステムにおける総括診断
　　general categorization（optional）

ここでのポイントは，報告を受け取った臨床医が治療の選別を迅速に行えるように，以下の3つのカテゴリーのどれか1つを選択して表示することである．

①陰性 negative for intraepithelial lesion or malignancy という表現は，これまでやや曖昧であった正常範囲 within normal limits よりも明確に「上皮内病変でも悪性でもない」という意味に変更された．良性細胞変化 benign cellular changes はかつては主に反応性変化を示す用語として用いられてきたが，曖昧さや過剰使用が問題となり廃止となった．

②上皮細胞異常 epithelial cell abnormality については「判断/結果」のところで内容をさらに検討する必要があるが，まずは扁平上皮系または腺系を指定しておくことが求められる．

③その他 other についても，解釈は「判断/結果」を参照する必要があるが，たとえば40歳以上の子宮頸部細胞診標本で内膜細胞が認められた場合など，形態的には問題ないが注意を喚起する場合が含まれている（ただし，任意，選択 optional である点はTBS1988と同様である）．

ここで判断/結果の内容に入る前に自動検査と補助的検査についても記録が必要であることが付記されている．

(2)ベセスダシステムにおける判断/結果
　　interpretation/result

ここでは上皮内病変でも悪性でもない対象（微生物，その他非腫瘍性の所見）が示されている．

なお，従来の良性細胞変化 benign cellular changes は廃止され，かわりにその他の非腫瘍性変化 other non-neoplastic changes あるいは反応性細胞変化 reactive cellular changes がこのカテゴリーに入った．

また，従来，良性細胞変化のもとにあった感染の項は紛らわしいとの判断で廃止され，新たに「微生物」の項に変更された．

①微生物 organisms についてはトリコモナス腟炎，カンジダなどによる形態的真菌症，細菌性腟症を示唆する正常細菌叢の変移，放線菌（アクチノミセス）などの細菌症，単純ヘルペスウイルスによる細胞変化が記載されている．これらは必要に応じて治療が施行されることを前提にしている．

②その他の非腫瘍性所見 other non-neoplastic findings については感染症や放射線による影響などの反応性細胞変化が挙げられるとともに，新たに子宮摘出後の腺系細胞が新設されている．

萎縮は従来の反応性変化の項から非腫瘍性所見に変更され，感染を伴った萎縮いわゆる萎縮性腟炎[注2]あるいは老人性腟炎は削除された．

③その他としては，40歳以上の婦人での子宮内膜細胞（扁平上皮所見が陰性の場合は記す）が加わった．

(3)ベセスダシステムにおける上皮細胞異常
　　epitherial cell abnormalities
1)扁平上皮 squamous cells
ⅰ)異型扁平上皮細胞 atypical squamous cells
　（ASC）

従来用いられていた意義不明異型扁平上皮 atypical squamous cells of undetermined signifi-

---

[注2] 卵胞ホルモンの分泌低下に伴い，重層扁平上皮表層や中層細胞が萎縮し，傍基底細胞が主に出現する．表層細胞に比して防御力が弱く，微生物や物理的な刺激により容易に炎症を起こしやすい．剥離後の2次的変化を受け，傍基底細胞がエオジン好性あるいはオレンジG好性に染まることがある．また核は濃縮，破砕，融解，増大，脱核などの所見を呈する．背景に好中球，組織球などの炎症細胞をみる（口絵54）．

表 8.3 ベセスダシステム 2001(The 2001 Bethesda System, 2002 より)

標本の種類：通常の細胞標本(Pap スメア)，液体処理標本，その他
標本の適否(標本の適性評価)
　適正(円柱上皮，移行帯成分の有無，その他一部が血液に覆われている，炎症など評価に関する因子を記載)
　不適正(理由を明記)
　　標本不採用，標本作製せず(理由を明記)
　　標本作製および評価後，○○のため上皮細胞異常の評価できず(理由を明記)
総括区分
　上皮内病変および悪性を否定
　上皮細胞異常：判断，結果を参照(扁平上皮系か，腺系か)
　その他：判断，結果を参照(たとえば 40 歳以上の婦人での内膜細胞など)
自動検査　　自動細胞検査による場合は，機種と結果を記載
補助的検査　臨床医に理解されやすい検査法の簡単な説明の提示
判断/結果
　陰性：上皮内病変あるいは悪性を否定する(総括診断，判断/結果で掲げられている微生物，その他の非腫瘍性変化
　　　で細胞に腫瘍性の根拠がないときとされる)。
　　微生物：　　　　　　　・腟トリコモナス
　　　　　　　　　　　　　・カンジダなどの真菌
　　　　　　　　　　　　　・細菌性腟症を示唆する細菌叢の転換
　　　　　　　　　　　　　・放線菌に相当する細菌
　　　　　　　　　　　　　・単純ヘルペスウイルスに相当する細胞変化
　　その他の非腫瘍性所見：・反応性細胞変化
　　　　　(任意報告)　　　　○炎症(修復細胞を含む)
　　　　　　　　　　　　　　○放射線
　　　　　　　　　　　　　　○子宮内避妊具による
　　　　　　　　　　　　　・子宮全摘後の腺系細胞
　　　　　　　　　　　　　・萎縮　※萎縮は反応性変化の項から非腫瘍性所見に変更，感染を伴った萎縮いわゆる萎縮性腟炎ある
　　　　　　　　　　　　　　　　　いは老人性腟炎は削除され，新たに子宮摘出後の腺系細胞が新設された。
　その他　　・40 歳以上の婦人での子宮内膜細胞(扁平上皮所見が陰性の場合は記す)
上皮細胞異常
　扁平上皮　・異型扁平上皮細胞(ASC)
　　　　　　　○意義不明(ASC-US)
　　　　　　　○高度扁平上皮内病変を除外できず(ASC-H)
　　　　　　・軽度扁平上皮内病変(low-SIL)
　　　　　　　包括：HPV 感染，軽度異形成/CIN1
　　　　　　・高度扁平上皮内病変(high-SIL)
　　　　　　　包括：中等度異形成/CIN2，高度異形成/上皮内癌/CIN3
　　　　　　　○浸潤を疑う所見(浸潤が疑われる場合)
　　　　　　・扁平上皮癌(SCC)
　腺上皮　　・異型腺細胞(AGC)
　　　　　　　○頸管内膜細胞(特定できず，コメントを記載)
　　　　　　　○内膜細胞(特定できず，コメントを記載)
　　　　　　　○腺細胞(特定できず，コメントを記載)
　　　　　　　※ 1988 年 TBS の閉経婦人での良性子宮内膜や意義不明の異常腺細胞（非腫瘍性を示唆）に相当。
　　　　　　・異型腺細胞(AGC)
　　　　　　　○頸管内膜細胞，腫瘍性を示唆する
　　　　　　　○内膜細胞，腫瘍性を示唆する
　　　　　　・頸部上皮内腺癌(AIS)
　　　　　　・腺癌
　　　　　　　○頸管内膜腺癌(頸部腺癌)
　　　　　　　○内膜腺癌
　　　　　　　○子宮以外の腺癌
　　　　　　　○腺癌，特定不能
その他の悪性新生物：ただし書き
特記事項および提言(任意)
提言は簡潔かつ専門機関による診療ガイドラインに沿っていること(関連発行物があれば引用)。

第 8 章　細胞診の課題　　73

表 8.4　Bethesda System 2001 (The Bethesda System, 2002 より)

SPECIMEN TYPE: Indicate conventional smear (Pap smear) vs. liquid-based vs. other
SPECIMEN ADEQUACY
 Satisfactory for evaluation (describe presence or absence of endocervical/transformation zone component and any other quality indicators, e.g., partially obscuring blood, inflammation, etc.)
 Unsatisfactory for evaluation… (specify reason)
  Specimen rejected/not processed (specify reason)
  Specimen processed and examined, but unsatisfactory for evaluation of epithelial abnormality because of (specify reason)
GENERAL CATEGORIZATION (optional)
 Negative for Intraepithelial Lesion or Malignancy
 Epithelial Cell Abnormality: See Interpretation/Result (specify 'squamous' or 'glandular' as appropriate)
 Other: See Interpretation/Result (e.g. endometrial cells in a woman ≥ 40 years of age)
AUTOMATED REVIEW
 If case examined by automated device, specify device and result.
ANCILLARY TESTING
 Provide a brief description of the test methods and report the result so that it is easily understood by the clinician.
INTERPRETATION/RESULT
 NEGATIVE FOR INTRAEPITHELIAL LESION OR MALIGNANCY (when there is no cellular evidence of neoplasia, state this in the General Categorization above and/or in the Interpretation/Result section of the report, whether or not there are organisms or other non-neoplastic findings)
  ORGANISMS:
   ▶ *Trichomonas vaginalis*
   ▶ Fungal organisms morphologically consistent with *Candida* spp.
   ▶ Shift in flora suggestive of bacterial vaginosis
   ▶ Bacteria morphologically consistent with *Actinomyces* spp.
   ▶ Cellular changes consistent with Herpes simplex virus
  OTHER NON-NEOPLASTIC FINDINGS (Optional to report; list not inclusive):
   ▶ Reactive cellular changes associated with
    -inflammation (includes typical repair)
    -radiation
    -intrauterine contraceptive device (IUD)
   ▶ Glandular cells status post hysterectomy
   ▶ Atrophy
 OTHER
  ▶ Endometrial cells (in a woman ≥ 40 years of age)
   (Specify if 'negative for squamous intraepithelial lesion')
EPITHELIAL CELL ABNORMALITIES
 SQUAMOUS CELL
  ▶ Atypical squamous cells
   -of undetermined significance (ASC-US)
   -cannot exclude high-SIL (ASC-H)
  ▶ Low grade squamous intraepithelial lesion (low-SIL)
   encompassing: HPV/mild dysplasia/CIN1
  ▶ High grade squamous intraepithelial lesion (high-SIL)
   -encompassing: moderate and severe dysplasia, CIS/CIN2 and CIN3
   -with features suspicious for invasion (if invasion is suspected)
  ▶ Squamous cell carcinoma
 GLANDULAR CELL
  ▶ Atypical
   -endocervical cells (NOS or specify in comments)
   -endometrial cells (NOS or specify in comments)
   -glandular cells (NOS or specify in comments)
  ▶ Atypical
   -endocervical cells, favor neoplastic
   -glandular cells, favor neoplastic
  ▶ Endocervical adenocarcinoma *in situ*
  ▶ Adenocarcinoma
   -endocervical
   -endometrial
   -extrauterine
   -not otherwise specified (NOS)
 OTHER MALIGNANT NEOPLASMS: (specify)
OCCATIONAL NOTES AND SUGGESTIONS (optional)
 Suggestions should be concise and consistent with clinical follow-up guidelines published by professional organizations (references to relevant publications may be included).

表 8.5 標本の適正，条件付適正，不適正の定義

適正標本の定義と基準
- 氏名が適切で検体情報が確認できる
- 重要な臨床情報
- 保存がよく，扁平上皮の細胞数がよく確認できる
- 頸管内・移行帯構成細胞が適切に存在（患者の頸部からの）

条件付適正
- 適切な臨床情報が不足（最小限年齢，最終月経日：適切な情報の付加）
- 血液，炎症，厚い塗布，固定不良，気泡，混入物などにより，上皮細胞のおおよそ 50～75％が確認できない

不適正
- 検体から患者の確認ができない
- 破損，もしくは修復不可能な標本
- 扁平上皮成分が少ない（よく保存され，認識できる扁平上皮細胞がスライド上に 10％以下の場合
- 血液，炎症，厚い塗布，固定不良，気泡，混入物などにより，上皮細胞のおおよそ 75％あるいはそれ以上確認できない

cance(ASC-US)は，再現性の低さと除外診断的要素が強いことから廃止され，新たに異型扁平上皮細胞というカテゴリーに変更し，扁平上皮内病変を示唆する細胞変化とした．しかしながら「意義不明の異型扁平上皮」あるいは「高度扁平上皮内病変を除外できず」とされる場合もあり，ASC の限定詞として「意義不明 ASC-US」と「high-SIL を除外できず ASC-H」の 2 種類の定義が ASC の下に新たに加えられた．後者は high-SIL を示唆するが確定的解釈をする基準には達しない細胞変化である．

高危険型ヒトパピローマウイルス HPV の DNA が検出されることが少ない「意義不明異型扁平上皮-反応性」とされた症例は慎重に「陰性(negative)」に格下げをすることになろう．

ii) 扁平上皮内病変
squamous intraepithelial lesion(SIL)

扁平上皮内病変は大きな変更はなく，現状の 2 段階区分が従来通り踏襲された．

軽度扁平上皮内病変 low grade squamous intraepithelial lesion(low-SIL，LSIL)と高度扁平上皮内病変 high grade squamous intraepithelial lesion(high-SIL，HSIL)の区別は CIN1 と CIN2 の間に従来通りつけられている．

合意の基となった理由としては以下の諸点が挙がっている．

CIN1(mild dysplasia)と CIN2(moderate dysplasia)の間に区分線を引く 2 段階区分は，生物学的データからその正当性が十分保証されている．米国のみならず国際的にも，細胞診の LSIL/HSIL の 2 段階区分による報告を基にした取り扱い基準が採用され，臨床の場においても LSIL/HSIL という用語に順応している．したがって，CIN2 を LSIL に含ませるような区分移動は，臨床側に広く混乱を起こさせるおそれがある．「ALTS(ASCUS-LSIL triage study)トライアル」によると，細胞病理医は CIN2 と CIN3 の違いよりも，CIN1 と CIN2 の違いの方がより再現性があるとした．検者間で CIN2 と CIN3 の間の区分けの信頼性は低く，Kappa 値は 0.28 にしかすぎなかったことなどによる．

HPV による細胞病理的変化(koilocytosis, koilocytotic atypia, condylomatous atypia など)に関する細胞所見のみを有する標本は従来通り LSIL に分類される．

HSIL と判断された症例で，基準を満たさないものの浸潤癌の可能性がある場合に，[HSIL]の診断の後に「浸潤を疑う所見を有す(with features suspicious for invasion)」とコメントをつける．しかしながら微小浸潤癌を示唆する細胞所見のカテゴリーはない．

2) 腺細胞 glandular cells

異型腺細胞の項は TBS2001 では大きく変更された．閉経婦人での正常子宮内膜細胞出現，意義不明の異常細胞の項は削除された．

異型腺細胞 atypical glandular cell(AGC)は，良性に近いあるいは反応性の変化と思われる〝異型腺細胞〟と腫瘍性を示唆する〝異型腺細胞〟に分類された．前者の場合は「他に特定できない」あるいはただし書きを記載することになった．後者の場合は「腫瘍性を支持(示唆)する」と記載する．さらに，

新たに頸部上皮内腺癌endocervical adenocarcinoma in situ(AIS)の項が新設された。AISの診断基準は通常標本および液体処理標本で多少の違いがある(表8.6, 8.7)。

(4)ベセスダシステムにおける付記

その他の悪性新生物ではただし書きとして具体的記載が必要である。また,特記すべき事項および提言は随意ではあるが,提言は簡潔かつ臨床経過ガイドラインと矛盾しないことが求められている。

なお,TBS2001ではホルモン評価の項は削除された。

1.1.4 ベセスダシステムと米国における癌検診ガイドライン

米国においては細胞診(TBSに基づく)とHPV検査を併用している。それぞれの結果の解釈および検診のガイドラインを示す(図8.1)。わが国独自のガイドラインの作成が望まれる。

今回改訂された2001ベセスダシステム(TBS)は,TBS1991を基本として,浮かび上がったいろいろな問題点を解決するため,3回目のワークショップで作成されたものである。TBS2001は曖昧な表現の排除と明解な表現を採用,多義的な表現の回避と臨床的取り扱いの定式化,および証拠に基づく医学を目指すことなどが大きな特徴である。このシステムが作成され20年以上が経過し,米国ではほとんどすべての施設で採用され,わが国でも採用する施設が出てきている。また国際会議や国際的書物などではパパニコロウ分類(旧日母分類)はまったく採用されず,TBSをもとに発表される。今後日本産婦人科医会(旧日母)はこのシステムを採用する方針を示している。当分の間,旧日母分類とTBSが併用されると思われるが,いずれTBSに変更されるものと思われる。

1.2 呼吸器

健診以外では陰性 negative, 疑陽性 suspicious, 陽性 positive の3段階分類を使用している。

①陰性 negative
悪性腫瘍も良性悪性の境界病変に由来する異型細胞も認めない。

②疑陽性 suspicious
悪性腫瘍が疑われる異型細胞あるいは良性悪性境界病変に由来する異型細胞を認める。

③陽性 positive
悪性腫瘍細胞を認める。

なお,標本上に組織球が認められない場合は唾液

表8.6 AIS判定基準(通常標本)

1)核密度が増加し重積性を示す核を有し,密で一塊となった腺系細胞(クロマチン増量した集団)がシート状あるいは集塊として出現;典型的な「蜂の巣構造」パターンが喪失している。
2)特異的構造:円柱上皮の重層化,ロゼット形成,細胞縁の核の突出(羽毛化現象)が最も目立つ構造である。
3)N/C比は増大する。
4)核の大小不同や核不整を伴った核の腫大化(75μm±2)。通常は背丈が高くなる。
5)核顆粒の明瞭化。クロマチンパターンは均等に分布する(ヘテロクロマチンが明瞭で,ユウクロマチンの分布が均等という意味と思われる)。
6)核小体は特徴的所見ではない。
7)核分裂像やアポトーシス小体が,ときとして観察される。
8)腫瘍性背景は明らかではない。しかし炎症性背景が存在することもある。

1) sheets and clusters of tightly packed glandular cells (hyperchromatic crowded groups) with crowding and overlap of nuclei; typical endocervical "honeycomb" pattern is lost
2) specific architectural features including: pseudostratified strips of columnar epithelial cells, epithelial rosettes, nuclear protrusion at group margins (feathering) is often the most prominent architectural feature
3) higher than normal nucleus to cytoplasmic ratios
4) nuclear enlargement (75 um2 mean) with pleomorphism of nuclear size and nuclear irregularity; elongation of nuclei is common
5) distinctive coarsely granular, evenly distributed chromatin pattern
6) nucleolei are not typically prominent
7) mitoses and apoptotic bodies may often be present
8) tumor deiathesis is not typically present, however an inflammatory background may be present

表8.7 AIS判定基準(液体処理標本LBP)

1) クロマチンが増量した細胞集団の密度が増し，多数の核が重積化，核のクロマチン増量化，細胞集団は立体化しそれぞれの核の不鮮明化を伴う．
2) 「不規則な蜂の巣状」配列が唯一の特徴として認められることがある．
3) 基本的な構造的特徴は通常の標本に比べ不鮮明となる．
4) 核の突出(羽毛化現象)の減少に伴い細胞集塊の辺縁は平滑化および鮮明化する．
5) 細胞の偽重層化した細胞片(柵状配列)は，ときとして最も特徴ある配列である．

1) hyperchromatic crowded groups become denser and more three dimensional with greater nuclear overlap, increased apparent hyperchromasia of nuclei, and with increased difficulty in visualization of individual nuclei in the groupings
2) "disordered honeycomb" arrangement may be the only feature present in some cases
3) key architectural features may be more subtle than in conventional smears
4) margins of the groups become smoother and sharper with lesser degrees of nuclear protrusion (feathering)
5) pseudostratified strips of cells are often the most prominent architectural arrangement

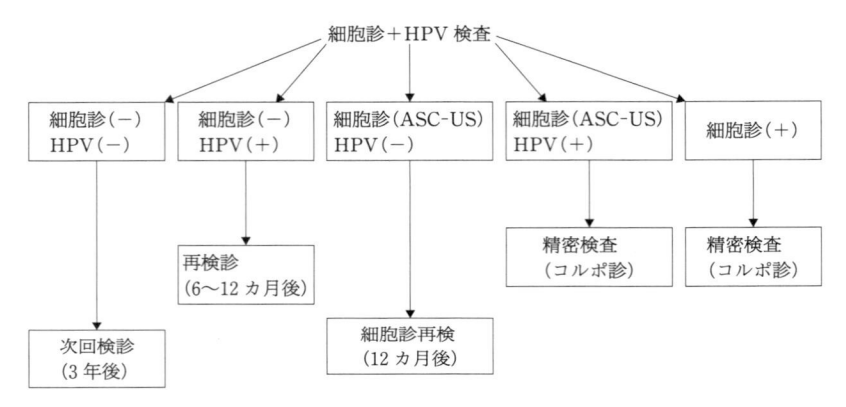

ASC-US: Atypical squamous cells of undetermined significance

図8.1 米国の子宮頸癌検診ガイドライン(ACOG: American College of Obestetricians and Gynecologists)

や鼻汁であると考えられ，判定不能材料 insufficient material として取り扱う．

集団健診での判定は①〜⑤の判定を用いる．
① 喀痰中に組織球を認めない．
② 正常上皮細胞のみ．基底細胞増生．軽度異型扁平上皮細胞．絨毛円柱上皮細胞．
③ 中等度異型扁平上皮細胞．核の増大や濃染を伴う円柱上皮細胞．
④ 高度(境界)異型扁平上皮細胞．または，悪性腫瘍の疑いのある細胞を認める．
⑤ 悪性腫瘍細胞を認める．

1.3 乳腺・甲状腺・唾液腺など

穿刺吸引材料の判定区分は検体不適正，適正に大別し，検体適正の場合はさらに4区分に分類する．

(1) 検体不適正 inadequate
標本作製不良(乾燥，変性，固定不良，末梢血混入，塗抹不良など)あるいは病変を推定するに足る細胞成分が採取されていないため細胞診断不能な標本．不良検体とした場合はその理由を明記する．

(2) 検体適正 adequate
正常あるいは良性 normal or benign
悪性細胞を認めない標本．

(3) 鑑別困難 indeterminate
細胞学的に良・悪性の鑑別が困難な標本．本区分の占める割合は検体適正症例の20%以下が望ましい．

(4) 悪性の疑い malignancy suspected
悪性と思われる細胞が少数または所見が不十分なため，悪性とは断定できない標本．その後の組織学

的検索で「悪性の疑い」の総数の 80％以上（乳腺は 90％以上）が悪性であることが望ましい．

(5)悪性 malignant

各々の組織型に応じた細胞所見を示す悪性細胞を認める標本．

1.4 泌尿器

尿細胞診の評価は陰性 negative，疑陽性 suspicious，陽性 positive の 3 段階とする．

Papanicolaou の 5 段階法ではクラス I，II を陰性，III を疑陽性，IV，V を陽性と評価する．

1.5 その他

陰性 negative，疑陽性 suspicious，陽性 positive の 3 段階法を使用する．または，Papanicolaou の 6 段階法（クラス I，II，IIIa，IIIb，IV，V）を使用する．

第 II 部
各　論

細胞診は，従来，細胞レベルで癌細胞を同定・診断することに主体がおかれていた。細胞診が始まった当初は，対象の細胞が癌細胞かどうかを判定することだけでも経験と熟練が必要であった。しかし，多くの情報とデータの積み重ねにより，現在では高い精度で組織型，さらには組織亜型まで細胞診で診断可能となってきた。
　一方，病理組織診断は，細胞診の進歩をはるかに上回って進歩し，癌の診断は多彩かつ精細になってきた。それに伴って，WHO分類の病理診断名も癌取扱い規約の病理診断名も精細多岐に分かれる一方，個々の定義もより明確となった。こうした中で，病理診断基準を細胞診に適応させることは至難のわざといえる。しかし，細胞診材料は組織診材料よりも入手が容易なことが多く，日常診療上細胞診が最終診断となることも少なくない。したがって，組織診断が検体中のあらゆる要素を診断に利用するように，細胞診でも検体中にみられるあらゆる要素を無駄にすることなく診断する必要がある。こういった観点に立ち，本書では，非悪性細胞診にも可能な限りの記載を行った。また，癌細胞の記載も臓器ごとに記載するのではなく，組織型にしたがって記載し，その後に各臓器ごとの記載を行った。この方が細胞の本来の特徴を理解しやすいと考えたからである。

第9章
非悪性細胞の診断学

1 感染症

1.1 ウイルス感染症

ウイルス感染によって生じる細胞変化は，封入体をはじめ多彩である。サイトメガロウイルス感染の「フクロウの眼」のように形態学的変化からウイルスをある程度同定できる場合もあるが，多くは細胞診所見からウイルス感染を推定し，さらにウイルス同定法を併用する必要がある。

ウイルスの分類は，主にゲノムの性状，粒子構造，感染する宿主などによって行われている(表9.1)。ヒトに感染するウイルスは多くの疾病の原因となるが，腫瘍の原因となる腫瘍ウイルスも発見されている。

1.1.1 ウイルス感染に伴う細胞変化

ウイルス感染を疑う場合も，悪性細胞の細胞診と同様に鏡検し，特徴的所見をとらえる必要がある。

(1)背景

一般に，炎症時には好中球が浸潤するが，ウイルス感染時は二次感染や組織破壊を生じない限り好中球の浸潤はほとんどみられず，きれいな背景であることが多い。癌細胞とは異なる異常な細胞が炎症所見を伴わずにみられるときは，まずウイルス感染を疑う必要がある。

(2)封入体

ウイルスには，RNAウイルスとDNAウイルスがあり，それぞれ封入体の性状も位置も異なる。一般に，DNAウイルスは核内に好塩基性の封入体をつくりやすく，RNAウイルスは細胞質内に好酸性

表9.1 ゲノム型と表現形式による分類(Gillespie and Bamford, 2003を参考に作成)

第1綱　クラスI (2本鎖DNA)	Adenoviridae(アデノウイルス科) Herpesviridae(ヘルペスウイルス科) Papovaviridae(パポーバウイルス科) Poxviridae(ポックスウイルス科)
第2綱　クラスII (1本鎖DNA)	Inoviridae(イノウイルス科) Microviridae(ミクロウイルス科) Parvoviridae(パルボウイルス科)
第3綱　クラスIII (2本鎖RNA)	Reovirus, Reovirus subgroup(レオウイルス属)
第4綱　クラスIV (1本鎖RNA＋鎖) (mRNA)	Coronaviridae(コロナウイルス科) Flaviviridae(フラビウイルス科) Picornaviridae(ピコルナウイルス科) Togaviridae(トガウイルス科)
第5綱　クラスV (1本鎖RNA－鎖)	Filoviridae(フィロウイルス科) Rhabdoviridae(ラブドウイルス科) Paramyxoviridae(パラミクソウイルス科) Pneumovirinae(ニューモウイルス亜科) Metapneumovirus(メタニューモウイルス属) Henipavirus(ヘニパウイルス属)
第6綱　クラスVI (1本鎖RNA＋鎖)	Paramyxovirinae(レンチウイルス亜科) Oncovirinae(オンコウイルス亜科)

の封入体をつくることが多い。しかし，レトロウイルスでは，封入体は認められない。

(3) その他の細胞変化

ウイルス感染により細胞が死滅し，その後に著明な線維化がみられることがある。B型肝炎やC型肝炎はその典型である。

1.1.2 細胞診の対象となるウイルス

ウイルスは，ウイルス血症 viremia を起こし全身の臓器に感染する広汎性ウイルス（麻疹ウイルスなど）と臓器親和性ウイルス（肝炎ウイルスなど）に分類される（表9.2）。

(1) 単純ヘルペスウイルス herpes simplex virus

ヘルペスウイルス科の単純ヘルペスウイルス(HSV)は直径約150～200 nm の DNA ウイルスで，1型(HSV-1)と2型(HSV-2)がある。1型は主として，カゼや高熱のときに，口や唇に水疱や潰瘍を生じる。2型は，主として性器や肛門周辺に水疱や潰瘍を生じる。ヘルペス感染細胞の特徴は，核のすりガラス ground glass 様変化，核辺縁のクロマチン凝集，核内封入体 inclusion body，核の圧排像 molding で，単核細胞のこともあるが細胞融合作用による多核巨細胞として出現することが多い（口絵55)。

また，稀に肺や脳に感染し，肺感染では2型が主である。細胞像は婦人科でみられるものと同様だが，喀痰では口唇ヘルペスの混入もあり鑑別を要する。

HSV と子宮頸癌の関係が指摘されたこともある。その後，子宮頸癌組織中にヘルペス遺伝子が検出されなかったため，直接発癌作用はないとされた。しかし，HSV は粘膜，組織破壊性のウイルスであり，病巣は表皮が脱落し潰瘍を形成する。もし HSV 感染部にヒトパピローマウイルスが存在した場合，基底細胞など未分化な深層系の細胞に容易に感染が起きることは想像に難くない。一方，HPV18-DNA が組み込まれている HeLa 細胞に HSV を感染させると HPV18-DNA が増幅されるという報告や HPV-16 で不死化した子宮頸部由来細胞に HSV-2 の DNA を遺伝子導入することにより形質転換 transformation が生じたという報告がある。これらのデータから発癌機構において HSV は「HPV のよき協力者」である可能性が考えられる。

(2) ヒトパピローマ（乳頭腫）ウイルス
　　human papilloma virus

ヒトパピローマウイルス(HPV)は100種類以上

表9.2　ウイルスと臓器親和性および感染細胞の特徴(Harvey, Champe and Fisher, 2008 を参考に作成)

	ウイルス名	臓器親和性	感染細胞の特徴（腫瘍との関連）
DNAウイルス	単純ヘルペスウイルス (HSV-1・HSV-2・HSV-8)	皮膚，粘膜，性器，脳	核のすりガラス様変化，核辺縁のクロマチン凝集，核内封入体，核の圧排像
	ヒト乳頭腫ウイルス(HPV)	性器，皮膚	コイロサイトーシス
	サイトメガロウイルス(CMV)	広汎性	フクロウの眼封入体，細胞質封入体
	アデノウイルス(adenovirus)	気道，眼球結膜	好塩基性核内封入体
	ポリオーマウイルス(polyoma virus) BK ウイルス（BKV）を含む	唾液腺，腎臓	すりガラス状クロマチン
	EB ウイルス(EBV)	唾液腺，Bリンパ球	異形リンパ球（バーキット腫・上咽頭癌）
	B 型肝炎ウイルス(HBV)	肝，血液	HBs 抗原陽性細胞の細胞質は均一なすりガラス状
	水痘・帯状疱疹ウイルス(VZV)	皮膚，神経，広汎性	
RNAウイルス	インフルエンザウイルス (Influenza virus)	気道，肺	
	狂犬病ウイルス(rabies virus)	脳，脊髄	ネグリ小体
	麻疹ウイルス(measles virus)	リンパ球，上皮細胞	好酸性核内・細胞質内封入体
	C 型肝炎ウイルス(HCV)	肝，血液	肝細胞の脂肪沈着（肝細胞癌）
	成人T細胞白血病ウイルス(HTLV-1/2)	血液，リンパ節，脊髄	（白血病・リンパ腫）
	ヒト免疫不全ウイルス(HIV-1/2)	血液，リンパ節，脳	（カポジ肉腫・リンパ腫）

表9.3 HPVとリスク分類（鈴木，2008を参考に作成）

低リスク型	HPV 6，11，41，42，43，44型
高リスク型	HPV 16，18，31，33，35，39，45，51，52，56，58，59，68，70型

の型に分類（表9.3）され，良性の性感染症である尖圭コンジローマ condyloma acuminatum は HPV6, 11型による感染症であり，軽度異形成を示す表層型〜中層型扁平上皮に核周明庭を伴うコイロサイトーシス koilocytosis を認める．HPV16, 18型などの高リスク型は子宮頸部異形成や扁平上皮癌の原因となる（口絵56）．

(3) サイトメガロウイルス cytomegalovirus

サイトメガロウイルス（CMV）は，通常，幼小児期に不顕性感染し，その宿主に生涯潜伏感染し，免疫抑制が生じると再び活性化し，肺炎など種々の病態を引き起こす．感染細胞は大型の単核細胞であることが多く，核内に1個の大型封入体を認める．また，細胞質内に小型の封入体を複数認めることもある．核内封入体は好塩基性ないしは好酸性で，周囲は明るく（ハロー halo）フクロウの眼 owl-eye のようにみえ，巨細胞封入体病 cytomegalic inclusion disease (CID) とも呼ばれる（口絵57）．

(4) アデノウイルス adenovirus

アデノウイルス（ADV）は，上気道の粘膜で増殖し咽頭炎などを起こす．また，同種骨髄移植の急性 GVHD に伴い出血性膀胱炎を起こす．ADV では現在49型の血清型と多彩な病型が知られている（表9.4）．

ADVの初感染は小児期に多く，ほとんどは急性で自然治癒するが，生涯にわたって潜伏感染することもある．造血幹細胞移植後の患者のADV感染は

表9.4 アデノウイルスによる病型とアデノウイルスの血清型（西村，2007を参考に作成）

病　型	血清型
急性熱性咽頭炎	1，2，5，7型
咽頭結膜熱	3，4，7，14型
成人肺炎・気管支炎	4，7型
乳幼児肺炎・細気管支炎	3，7型
流行性角結膜炎	8，19，37型
急性濾胞性結膜炎	3，4，7型
小児胃腸炎	2，3型
乳幼児下痢症	40，41型
出血性膀胱炎	11，21型

日和見感染と考えられ，特にADV11型は，BKウイルス（BKV，後述）とともに免疫不全状態の患者で出血性膀胱炎を起こす．ADV11型による出血性膀胱炎は出血と膀胱刺激症状が強く，遅延性で移植後1〜4カ月に多く，非血縁者間移植で頻度が高い．

ADV感染は組織学的に肺，肝などにみられる．高度の壊死と出血を伴い，気管支上皮細胞，肺胞上皮細胞，肝細胞，腎尿細管上皮細胞に好塩基性核内封入体を認める．出血性壊死性腎炎は，組織学的に腎実質の著しい壊死，出血を生じるとともに尿細管上皮細胞に感染細胞を認め，核縁が不明瞭で変性細胞様にみえる"smudge cells"と不整形封入体が核中心にある"Cowdry type A"封入体細胞の出現が特徴的である．また，前立腺，膀胱にも感染細胞が認められ，出血性壊死性腎炎の原因に膀胱からのADVの上行感染が考えられる．ADV11型はCMV，BKV，JCVとともにPCR法で簡便に検出される．

細胞形態学的には，尿中に出現したADV核内封入体細胞の一部はBKV感染細胞に類似するが，フクロウの眼状核内封入体細胞はCMV感染細胞より小型で核縁が不明瞭，核内に透明感がなく核内構造は不鮮明である．細胞形態の特徴は，①出血と同時に壊死物質や壊死細胞を認め，②感染細胞の核内封入体がくすんだヘマトキシリン染色性を呈し不鮮明で，③核形が多彩で，④集団でも観察され，⑤少数ながらフクロウの眼状封入体細胞もみられる．光顕レベルでも強拡大で注意深く観察すればADV感染細胞の鑑別は可能である．

(5) ポリオーマウイルス属 polyoma virus

ポリオーマウイルスには，ヒトを宿主とするBKウイルス（BKV），JCウイルス（JCV）やサルを宿主とする Simian virus（SV40）などがある．白血病や悪性リンパ腫の患者など免疫抑制薬により免疫不全状態にある尿路上皮に日和見感染し，ときに出血性膀胱炎をきたす．感染細胞は N/C 比が大きく，孤立散在性に出現し，核クロマチンは魚網状，すりガラス状や濃縮状を呈する．濃縮状核を有するものはデコイ（decoy）細胞（口絵58）と呼ばれ，移行上皮癌との鑑別が必要な場合もある．ポリオーマウイルス感染細胞は，核が均一無構造化する一方，クロマチンが融解，凝集し，核周囲に集まり核縁が不規則にみえるため，顆粒状クロマチン，明瞭な核縁をもつ

癌細胞とは鑑別可能である。免疫組織化学で核内に抗SV40が陽性であれば，確診できる。

(6) エプスタイン・バーウイルス
Epstein-Barr virus

EBウイルス(EBV)は，ヒトに広く常在し，初感染者の一部は伝染性単核症 infectious mononucleosis を発症するが，潜在したEBVが再活性化するとバーキットリンパ腫や上咽頭癌の発生に関与する。伝染性単核症は思春期から若年青年層に好発し，大部分がEBVの初感染によって起こる。主な感染経路はEBVを含む唾液を介した(一部，輸血による)感染で思春期以降に男女間で感染し，キッス病 kissing disease と呼ばれることもある。EBVに感染したBリンパ球を非自己と認識し，これを排除するために細胞障害性Tリンパ球が活性化し増殖する。これが異型リンパ球で，伝染性単核症の重要な所見である。

(7) B型肝炎ウイルス hepatitis B virus

ウイルス性肝炎では，壊死・炎症性変化によって線維化をきたし，肝硬変に進行する。肝細胞は壊死に陥ると，好酸性に濃染し核も凝縮する。HBs抗原を多く含んだ肝細胞は，細胞質が均一にすりガラス状 ground glass になる。

(8) 水痘・帯状疱疹ウイルス
varicella-zoster virus

ワリセロウイルス属DNAウイルスで，ヒトに水痘，帯状疱疹を起こす。単純ヘルペスウイルスに近縁のウイルスである。

(9) 麻疹ウイルス measles virus

RNA型の麻疹ウイルスはヒトのみを宿主とし，リンパ系細胞，上皮系細胞に主に寄生・増殖する。早期に肺炎，腸炎，脳脊髄炎を発症させたり，遅発性に亜急性硬化性全脳炎を発症させることがある。感染細胞は多核巨細胞で，核内および細胞質内に好酸性封入体が認められる。

(10) レトロウイルス retrovirus

RNAを遺伝子としてもち，ゲノムRNAを逆転写酵素によりDNAに変換し，増殖するウイルスの総称である。代表的なものに，レンチウイルス属RNAウイルスのヒト免疫不全ウイルス human immunodeficiency virus(HIV)，C型オンコウイルス属RNAウイルスのヒトT細胞白血病ウイルス human T cell leukemia virus(HTLV)などがある。

レトロウイルスは細胞表面の受容体を介して細胞内に取り込まれ，自己の逆転写酵素の作用でcDNAを経て2本鎖DNAとなり，宿主細胞の2本鎖DNAに組み込まれる。次いで産生されたmRNAは細胞膜下に集積し，ウイルスタンパク質と粒子を形成しながら，細胞表面から出芽する。このため一般的に感染細胞は障害されない。

1.1.3 特異的ウイルス感染診断法

ウイルス感染症の診断は免疫組織化学検査(蛍光抗体法，酵素抗体法)，電子顕微鏡検査などが行われてきたが，最近では，in situ hybridization (ISH)法や polymerase chain reaction (PCR)法などの分子生物学的手法を用いた診断が行われている。

また，細胞診領域では，液状細胞診法 liquid-based cytology(LBC)を用いてモノレイヤー標本を作製し，免疫組織化学的検索や分子生物学的検索に応用され始めている。

(1) サイトメガロウイルス(CMV)の診断

mRNA検出の nucleic acid sequence-based amplification(NASBA)法，ウイルス抗原を検出する antigenemia 法，DNA検出のPCR法，直接ウイルスを分離する方法，ウイルス特異的IgM抗体の測定などがある。

(2) ポリメラーゼ連鎖反応
polymerase chain reaction (PCR)

EBウイルスDNA，水痘・帯状ヘルペスウイルスDNA，アデノウイルスDNA，ヒトパピローマウイルスDNAなどの診断に用いられる。

(3) In situ hybridization (ISH)

単純ヘルペスDNA，サイトメガロウイルスDNAなどの診断に用いられる。EBウイルスの診断にはEBER (Epstein-Barr Virus encoded small RNA) ISH法が用いられる。

(4) サザンブロットハイブリダイゼーション
Southern blot hybridization

HTLV-1プロウイルスDNA(レトロウイルスの組み込み型ウイルスDNA)などに用いられる。

1.2 細菌感染症

細菌の同定は治療法の選択に直結するため非常に重要である。細胞診は細菌を同定・推定するのに組織診より有用である場合が多い。細菌感染症の細胞像は一般に多数の好中球の出現，上皮細胞の核の大

小不同，軽度のクロマチンの増量，化生変化などがみられる急性炎症の像を呈する。好中球・マクロファージに貪食された細菌や好中球の周囲の多量の単一菌は起因菌を示唆する。結核症など特徴的な細胞像を示すものもある。

1.2.1 細胞診で対象となる細菌感染症

細胞診の検体には，白血球や細菌がよくみられるが，一般的にはそのまま見過ごされることが多い。しかし，これは重要な情報であることがあり，常に検体を注意深く鏡検する必要がある。

(1) デーデルライン桿菌 Döderlein's bacilli

グラム陽性の桿菌で，正常腟粘膜の常在菌であり，腟の自浄作用[注1]に役立っている。細菌性腟炎では完全に消失する。

(2) ガードネレラ菌 Gardnella bacilli

グラム陰性の小桿菌で，腟に常在し非特異性腟炎の起因菌と考えられている。炎症性変化は乏しいが，感染した扁平上皮細胞に微細な小桿菌が糸巻き状に付着したクルー細胞 clue cell が認められる（口絵59）。ガードネラ菌は嫌気性菌との混合感染により，悪臭のある帯下を生じる。感染性流産や早産の原因である子宮頸管炎や絨毛膜・羊膜炎の前段階として細菌性腟症が重要である。このクルー細胞を妊娠婦人で観察した場合は，流早産の前兆とみなし，注意を要する。

(3) レプトトリックス Leptothrix

グラム陰性の非病原性糸状細菌で，分岐は示さない。トリコモナスや球菌の感染に合併してみられる。

(4) クラミジア Chlamydia trachomatis

性行為感染症（STD）として若者の間に広がっている。クラミジアは細菌に分類され，グラム陰性球菌様菌である。しかし，クラミジア自体はエネルギー産生系をもたないため，細胞に寄生し，分裂増殖を行う偏性細胞寄生性である。細胞の食菌作用により宿主細胞に侵入し，感染能力をもつ基本小体 elemental body と呼ばれる直径約 $300\,\mu m$ の小粒体となる。これが細胞内で非感染性の増殖型粒体である網様体 reticulate body へ変化し分裂増殖を行う。細胞診では，この時期に細胞質内封入体として観察される。増殖した増殖型粒体は再び感染能力をもつ基本小体に変わる。その後，感染細胞は融解，壊死を起こし，基本粒体は拡散される。その他，細胞診上で際立った特徴はないが浮腫状の核，クロマチンの過染性，リンパ球の出現などが認められる。女性では頸管炎，卵管炎などを起こし，炎症が進むと不妊症の原因になることもある。一般に炎症症状は軽く，自覚症状は乏しい。細胞診材料では，扁平上皮や子宮頸内膜細胞，化生細胞の細胞質にヘマトキシリンに薄く染まる星雲状封入体 nebular inclusion body として認められる。男性では，非淋菌性尿道炎，副睾丸炎や前立腺炎を起こすことがある。

(5) 黄色ブドウ球菌 Staphylococcus aureus

グラム陽性の球菌で，好中球に貪食された球菌が多数認められる。貪食された S. aureus は球状ではなくカス状を呈し形態が変化している像も認められる。本菌は膀胱炎，腎盂腎炎，乳腺炎，化膿性リンパ節炎，化膿性耳下腺炎などの起因菌で，院内感染で一番重要なメチシリン耐性黄色ブドウ球 methicillin-resistant Staphylococcus aureus (MRSA) の可能性も考えなければならない。

(6) 肺炎球菌 Streptococcus pneumoniae

グラム陽性のランセット型双球菌で，ときに短連鎖をなす。莢膜があるので周辺が抜けてみえる。肺炎，気管支炎などの呼吸器感染症や副鼻腔炎，中耳炎，髄膜炎などの起因菌である。

(7) 肺炎桿菌 Klebsiella pneumoniae

グラム陰性桿菌で，多数の好中球を背景に菌体の周囲が抜けて莢膜の存在を疑わせる太い桿菌として認められ，貪食像は少ない。パパニコロウ染色標本ではピンク色に染まることが多い（口絵60）。呼吸器と尿路の感染症の原因になるが，腟炎の起因菌となることもある。

(8) ヘモフィルス・インフルエンザ
　（インフルエンザ菌）Haemophilus influenzae

グラム陰性の小桿菌で，微小な多形性を有する短桿菌が多数の好中球とともに認められる。好中球に貪食されることは少なく無数に散在するのが特徴的である。抗生物質によりフィラメントを形成し，糸状を呈する。慢性気道感染症の急性憎悪の原因菌で，肺炎を起こすこともある。

(9) 緑膿菌 Pseudomonas aeruginosa（口絵61）

グラム陰性桿菌で，緑膿菌の塊がムコイド物質に

[注1] デーデルライン菌が剝離した上皮細胞中のグリコーゲンを乳酸に変え腟内の pH を酸性に保ち，病原微生物の繁殖を抑制している。

包まれ好中球の貪食を免れる(バイオフィルム感染症[注2])。他の病原菌と混合感染することが多く,抗生物質に抵抗性が強いので菌交代症を起こす。抵抗力が低下した人に,呼吸器感染症,尿路感染症,菌血症や敗血症などを引き起こす(日和見感染)。

(10)ブランハメラ・カタラーリス
Branhamella catarrhalis

多数のグラム陰性双球菌が好中球とともに認められ,好中球によく貪食される。本菌は呼吸器感染症をはじめ,易感染宿主における心内膜炎,髄膜炎,また眼科,耳鼻科領域など幅広い感染症の起炎菌として重要な細菌である。

(11)結核菌 *Mycobacterium tuberculosis*

グラム陽性で,柵状・Y字様の特徴を有する桿菌が存在し,貪食像も認められる。細胞診所見としては,炎症性背景に壊死物質,類上皮細胞,ラングハンス型巨細胞を認める特徴的な像を示す。類上皮細胞の出現頻度は高いが,ラングハンス型巨細胞の出現は少ない。パパニコロウ染色,ギムザ染色標本では菌体の確認は難しいが,チール・ネルゼン染色で柵状・Y字様の特徴的な桿菌が認められる(口絵62左)。

(12)非定型抗酸菌 atypical mycobacterium

抗酸菌のうちヒト型結核菌(*M. tuberculosis*, *M. africanum*),ウシ型結核菌(*M. bovis*), *M. microti* の4種類を除外した残りの抗酸菌を一括して非定型抗酸菌と称し,それによる感染症が非定型抗酸菌症である。

日本の非定型抗酸菌症の約75%はMAC菌(*M. avium*, *M. intracellulare*)で占められている。グラム陽性の桿菌で,結核菌に似て細い桿状のものの他,太く長いものや短いもの,球菌様のものもある(口絵62右)。

結核菌,非定型抗酸菌を疑う場合はギムザ染色,パパニコロウ染色標本では同定不能なので,チール・ネルゼン染色または蛍光染色(オーラミン・ローダミン染色)で陽性を確認する。DNA解析も

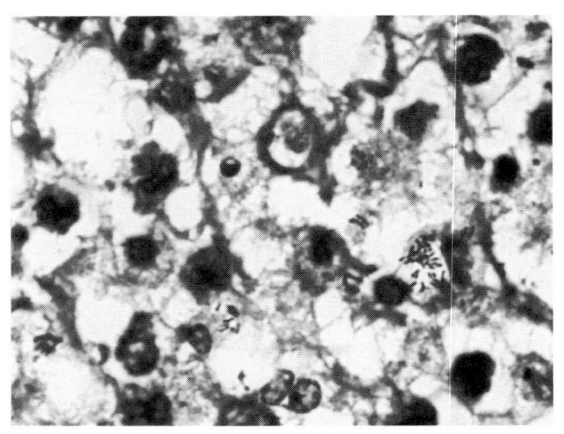

図9.1 レジオネラ・ニューモフィラ(肺組織。ヒメネス染色)。マクロファージに貪食された赤く染まる大型の桿菌をみる。

行われる。

(13)レジオネラ・ニューモフィラ
Legionella pneumophila

グラム陰性で,喀痰細胞診では,マクロファージに貪食された大型の桿菌が認められる(図9.1)。ヒメネスGimenez染色で赤色に染色される。レジオネラと結核菌は,細胞内寄生性細菌の代表である。

(14)ノカルジア *Nocardia asteroides*

グラム陽性桿菌で,繊細に枝分かれした菌糸に集積した好中球が認められる。ギムザ染色,パパニコロウ染色標本では判定できないが,チール・ネルゼン染色で薄い赤色,グロコット染色で黒色に染色される。通常,日和見感染をする。

(15)淋菌 *Neisseria gonorrhoeae*

グラム陰性双球菌で,ギムザ染色で好中球の細胞質に多数貪食されているのが観察される。パパニコロウ染色標本でみつけることは困難である。男性では淋菌性尿道炎,前立腺炎,副睾丸炎,睾丸炎,膀胱炎などを起こし,女性では尿道炎の他に子宮頸管炎,子宮内膜炎,卵管炎,卵巣炎,骨盤内感染症[注3],陰門腟炎などを起こすことがある。

[注2] 細菌同士が凝集し多糖物質複合体で構成されたフィルム状のバイオフィルムbiofilmを形成し,その中の細菌を免疫応答や抗菌薬などから守る働きをし,難治性感染症となる。起因菌のほとんどは緑膿菌であるが肺炎桿菌,黄色ブドウ球菌,肺炎球菌などもバイオフィルムを形成する。

[注3] pelvic inflammatory disease (PID)。女性生殖器である子宮・卵管・卵巣とその周囲にある組織(腹膜や結合組織)に起こる感染症の総称。起因菌としては,結核菌,淋菌が以前は多かったが,近年は大腸菌類が多く,最近はクラミジアが増加しており,淋菌によるものも微増傾向,アクチノミセスも起因菌となりうる。

(16)髄膜炎菌 Neisseria meningitides
　グラム陰性球菌で，髄膜炎の起因菌である。脳脊髄液で，多数の好中球とともに双球菌の貪食像が認められる。

(17)アクチノミセス Actinomyces israelii
　グラム陽性桿菌で，分岐状真菌糸状菌体が分葉状に認められ，周辺の菌体は棍棒状にみえる。骨盤内腹膜炎を起こすことがある。好中球を背景に，桿菌様細菌の線状体からなる集塊として出現する。
　婦人科領域では骨盤内腹膜炎を起こすことがあり，子宮内避妊器具の合併症と考えられている。内膜細胞診，ダグラス窩穿刺細胞診で細菌塊が認められる。歯肉アメーバとの混合感染が最近注目されている。
　放線菌は細菌に含まれるが，臨床的に真菌感染症に類似することから，現在でも真菌感染症として取り扱われることが多い。

(18)ヘリコバクター・ピロリ Helicobacter pylori
　グラム陰性桿菌で，湾曲した特徴ある形をしている。カンピロバクターに類似するが，やや太く両端が鈍円である(図9.2)。ヒトの胃，十二指腸粘膜に感染し，慢性胃炎や再発性の十二指腸潰瘍，胃潰瘍の原因と考えられている。腸上皮化生の原因であり，胃癌の発生に関与するとも考えられている。

(19)カンピロバクター・ジェジュニ
　　 Campylobacter jejuni
　グラム陰性桿菌で，コンマ状，S状，らせん状の桿菌として認められる。本菌は特に小児下痢症の原因菌であり，家畜，鳥類，イヌ，ネコなどの糞便に汚染された飲食物による経口感染が中心である。

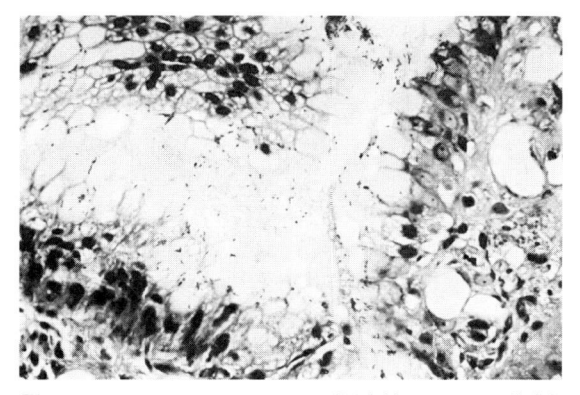

図9.2 ヘリコバクター・ピロリ(胃生検。ヒメネス染色)。胃粘膜に赤色に染まる湾曲した桿菌をみる。

1.2.2　特異的細菌感染診断法
(1)結核の診断
　チール・ネルゼン染色，螢光染色(オーラミン・ローダミン染色)，免疫組織化学，遺伝子増幅法がある。抗酸菌検出のための遺伝子増幅法には，RNA 増幅法による amplified Mycobacterium Tuberculosis direct test (MTD)，ポリメラーゼ連鎖反応(polymerase chain reaction：PCR)法による amplicon Mycobacterium，およびリガーゼ連鎖反応(ligase chain reaction：LCR)法による LCX-M. ツベルクローシス・ダイナジーンなどがある。
　MTD と M. ツベルクローシス・ダイナジーンは *M. tuberculosis* を，amplicon Mycobacterium は *M. tuberculosis* の他，*M. avium* と *M. intracellulare* も検出・同定できる。また，DNA-DNA マイクロプレートハイブリダイゼーション法による DDH マイコバクテリアは TB complex (*M. tuberculosis*, *M. bovis*, *M. africanum*, *M. microti*)，*M. avium*，*M. intracellulare* などを含め抗酸菌属18菌種が同定可能である。

(2)レジオネラ症の診断
　ヒメネス Gimenez 染色，免疫組織化学，特異抗血清を用いた蛍光抗体法 direct fluorescent assay (DFA)などが用いられる。

1.3　真菌感染症
　真菌による感染症は真菌症 mycosis といわれ，表在性真菌症と深在性真菌症とに大別される(図9.3)。表在性真菌症は表皮，毛髪，爪などに感染するもので，感染力は強いが重篤にはならない。一方，深在性真菌症は，全身の臓器や組織が真菌で侵され，皮下組織感染型と全身感染型とに分けられる。皮下組織感染型は，感染皮膚に結節，肉芽腫，膿瘍，潰瘍を形成する。皮膚に初感染した真菌はリンパ行性に拡散し，ときに血行性に深部に伝播する。全身感染型は，さらに原発感染と日和見感染とに分けられる。原発感染症は，真菌の病原性が強く宿主の感染防御能の低下がなくても全身性の真菌症を引き起こす場合をいう。海外で感染し帰国後に発症するものは，輸入真菌症と呼ばれる。日和見感染は，本来は病原性が弱いか非病原性とみなされている真菌が，癌や骨髄移植・臓器移植，AIDS など宿主の感染防

```
真菌症 ─┬─ 表在性 ─── 表皮，毛髪，爪などに感染
        └─ 深在性 ─┬─ 皮下組織感染型 ── 皮膚からリンパ行性，血行性に深部へ
                    └─ 全身感染型 ─┬─ 原発感染(輸入真菌症) ── 病原性が強い
                                    └─ 日和見感染 ── 感染防御機構の低下による
```

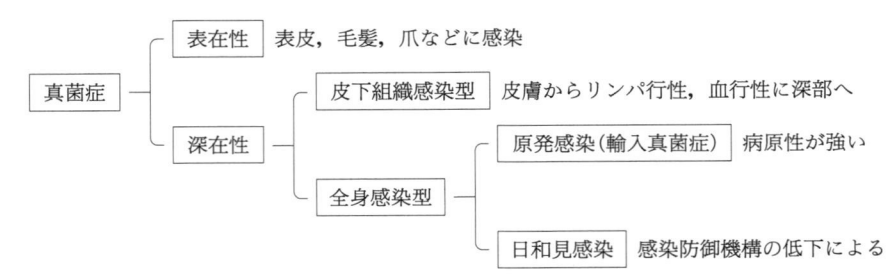

図9.3 真菌症の分類（Harvey, Champe and Fisher, 2008を参考に作成）

御能が低下しているときに起き，しばしば全身性感染を起こし重症に陥る。

1.3.1 細胞診の対象となる真菌

真菌症の原因真菌は接合菌類，子嚢菌類，担子菌類，不完全菌類のいずれかである。

(1)カンジダ・アルビカンス Candida albicans

不完全菌類で，芽胞と仮性菌糸がある。カンジダは消化管，皮膚，腟，外性器に正常細菌叢として常在しているが，日和見感染として病原性を発揮する。腟カンジダ症は炎症反応が弱く無症状のことも多いが，扁平上皮がオレンジG好染性の傾向を示すのが特徴である。扁平上皮を串刺しにしたような形態もみられる。カンジダによる性器感染は妊娠時，抗生物質の服用者あるいは糖尿病を合併している場合にしばしば認められる。標本では好酸性の菌糸と胞子を認める（口絵63，図9.4）。喀痰で多数のカンジダを認めても，カンジダが口腔内に常在するため，カンジダ症と診断することは難しい。この場合は，扁平上皮が存在し口腔内常在菌が存在する。

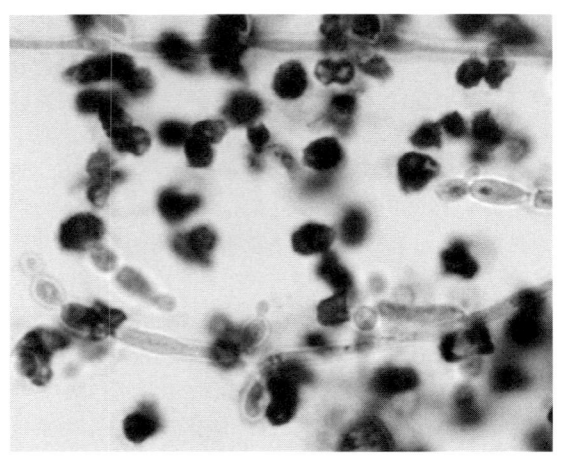

図9.4 カンジダ・アルビカンス（自排尿。パパニコロウ染色）。褐色に染まる分芽胞子をつけた仮性菌糸をみる。

(2)カンジダ・グラブラータ Candida glabrata

不完全菌類の酵母型真菌で，Candida albicansよりやや小型の発芽胞子が認められ，偽菌糸を形成しない。パパニコロウ染色では染色性がまばらで薄く，同定可能な場合がある（口絵64）。

(3)アスペルギルス・フミガトス Aspergillus fumigatus

不完全菌類で，Y字状に分岐した菌糸の管状の構造内に隔壁がみられる。喀痰では，集積した多数の好中球の間に認められる。パパニコロウ染色ではライトグリーンに薄く染まり，ギムザ染色では染まり難いのが特徴である。またアスペルギルス症でしばしば出現する蓚酸カルシウム結晶は，Aspergillus niger の感染で頻度が高い。蓚酸カルシウム結晶は偏光顕微鏡により明瞭に観察できる（口絵65）。

(4)ムコール・ラセマサス Mucor racemosus

ケカビ目と呼ばれる大きな微生物群に属する真菌で，直角に近い分岐を示す，菲薄で幅の広い変形した菌糸の内部は中空状で，隔壁は認められない。リゾムコール・プシルス Rhizomucor pusillus，リゾプス・ミクロスポラス Rhizopus microsporus などとともにムコール症（藻菌症）の起因菌となる。ムコール症は白血病などの悪性腫瘍，糖尿病などに伴う免疫不全状態で感染し，頭頸部，呼吸器，中枢神経などに急性壊死性炎を起こす。血管親和性があり迅速な全身性血行性拡散もみられ，予後不良で，致死率はきわめて高い。

(5)クリプトコッカス・ネオフォルマンス Cryptococcus neoformans

不完全菌類の酵母型真菌で，分芽状や出芽状として認められ，莢膜があるので周辺が抜けてみえる。マクロファージに貪食されるのが特徴である（口絵66）。

(6) ニューモシスチス・ジロヴェッチ
Pneumocystis jirovecii

ニューモシスチス・カリニ *Pneumocystis carinii* は，長年原虫として扱われてきたが，近年の分子生物学的知見などから，真菌に分類され，名称もラット由来を *P. carinii* とし，ヒト由来のものは *P. jirovecii* と変更された．

パパニコロウ染色では囊子がライトグリーンに淡染し泡沫状を示すが，ギムザ染色では囊子ではなく，囊子内小体，栄養体が染色されイチゴのつぶ状に観察される（口絵67）．診断確定のためには，グロコット染色が必要で，*P. jirovecii* の囊子壁に含まれる多糖に銀が結合して囊子壁が黒く染まる．特にニューモシスチスに特有の囊子壁の2カ所の肥厚部が，いわゆる「括弧状構造物」として明瞭に染まるため，アスペルギルス，カンジダ，クリプトコッカスなどの真菌類と鑑別できる．

(7) トリコスポロン・クタネウム
Trichosporon cutaneum

不完全菌類で，菌糸から分芽胞子を生じ，短い連鎖をつくる．カンジダ・アルビカンスと類似しておりパパニコロウ染色などでは鑑別が難しいが，PAS反応にムラがある点が特徴である．夏型過敏性肺炎や尿路系における日和見感染の起因菌である．

1.3.2 輸入真菌症

(1) コクシジオイデス・イミチス
Coccidioides immitis

二相性真菌で，組織内では，内生胞子を内蔵した球状体，および球状体から放出された内生胞子，各種発達段階にある球状体として観察される．

肺コクシジオイデス症はこの病原体（土壌中に棲息）を吸入することで感染する．流行地は北米および中南米である．多くはインフルエンザ様の症状を示し自然治癒するが，約0.5%は全身に感染が広がり，そのうち約半数が死亡する．

(2) ヒストプラズマ・カプスラーツム
Histoplasma capsulatum

直径 $2〜5\,\mu m$ の酵母形として細胞内に寄生する．PAS反応，グロコット染色陽性である．肺ヒストプラズマ症はこの病原体（コウモリなどの糞中にみられる）を吸入することで感染する．アメリカ大陸に多く，アジア〜オセアニアでも散発する．急性肺ヒストプラズマ症はインフルエンザ様症状を，慢性肺ヒストプラズマ症は結核様症状を示す．

(3) ブラストミセス・デルマチチディス
Blastomyces dermatitidis

北米に多く，シカゴおよびその周辺，ミシシッピー川沿いの地域に多発する．アフリカ，イスラエルでも報告がある．痰，膿，尿などの検体の直接塗抹標本で，直径 $8〜15\,\mu m$ 以上で基底部の広い芽を形成する厚壁で被膜のない特徴的な酵母が確認できれば，ほぼ同定可能である．PAS染色，グロコット染色で陽性に染まる．

(4) パラコクシジオイデス・ブラジリエンジス
Paracoccidioid brasiliensis

短菌糸，酵母様である．分生子（胞子）を吸入することで感染する．南米，特にブラジルで多発する．リンパ節腫脹が特徴的であるが，白血病・ホジキン病などと鑑別が必要である．喀痰で，組織球に貪食された酵母様真菌として認められ，グロコット染色でミッキーマウスの耳のように多極性に出芽しているのが特徴である．

1.3.3 特異的真菌感染診断法

(1) コクシジオイデス・イミチスの診断

本菌を特異的に検出するプライマーが28SリボゾームRNA遺伝子や19kDa抗原遺伝子を使って報告されており，血液，髄液，組織標本を用いた *C. immitis* の遺伝子検出が日常検査で行われるようになると期待される．また，培養菌体を固定してDNAを検出し，遺伝子シーケンスにより同定することが可能である．

(2) ヒストプラズマ・カプスラーツムの診断

本菌の遺伝子をパラフィン包埋した組織より抽出して検出する方法がほぼ確立している．また，培養菌体を固定してDNAを検出し，遺伝子シーケンスにより同定することが可能である．

1.4 原虫・寄生虫感染症

寄生虫は，真菌を除く真核生物で寄生生活を営むもので，単細胞性の原虫と多細胞性の蠕虫（線虫類，吸虫類，条虫類）がある．これらの寄生虫が引き起こす疾患が，寄生虫感染症である．

1.4.1 細胞診の対象となる原虫・寄生虫

寄生虫感染症は，原虫感染症（原虫症）と蠕虫感染症（線虫症，吸虫症，条虫症など）に分類される．前者にはトリコモナス原虫，赤痢アメーバ，大腸ア

メーバ，ランブル鞭毛虫，クリプトスポリジウム，アカントアメーバなどがあり，後者にはウェステルマン肺吸虫，糞線虫，エキノコックスなどがある。

(1) トリコモナス原虫 *Trichomonas vaginalis*

鞭毛虫類に属するトリコモナス原虫は，女性では主に腟に感染して腟炎を起こし，毛髪状の菌糸をもつレプトトリックス *Leptothrix* がみられることがある。バルトリン腺や子宮頸管，尿路などにも感染する。男性では主に尿道に感染して尿道炎を起こし，膀胱，前立腺，精路などからも検出される。

虫体は10〜25μmの洋梨状で，白血球より大きく，4本の前鞭毛と1本の後鞭毛および波動膜によって活発に運動する。

パパニコロウ染色では，トリコモナス原虫は西洋梨状で，虫体はライトグリーンに淡染し，保存がよい場合には虫体内に赤色の顆粒を確認できる。核は卵円形で偏在する。通常は孤在性にみられるが，表層細胞に群がるような像を呈する。背景は，強い炎症性で，好中球浸潤を示し，上皮細胞は核周ハロー，細胞質の多染性，細胞境界の不明瞭化がみられ異形成との鑑別を要する(口絵68)。

尿では，炎症性でない場合が多いが，白血球を多数認めることもある。ギムザ染色では，三日月状の核が鮮明に赤紫色で，細胞質辺縁に鞭毛を確認できることもある(図9.5)。

(2) 赤痢アメーバ *Entamoeba histolytica*

赤痢アメーバには，消化管症状を主とする腸アメーバ症と，肝や肺などに膿瘍を形成する腸管外アメーバ症がある。腸アメーバ症は，大腸に壺型の潰瘍を形成し，アメーバ性赤痢の原因となる。囊子に汚染された飲食物を経口摂取することにより感染し，大腸に潰瘍をつくる。腸管外アメーバ症としては肝臓が最も多く，大腸の腸壁で増殖した栄養型アメーバが門脈の分枝に塞栓を形成し，肝膿瘍を形成すると考えられるが，腸アメーバ症がなく肝膿瘍のみ認められる症例も多い。

アメーバは，ミトコンドリアがなく嫌気的条件下でしか生きられない。グリコーゲンを豊富に有し，エネルギー源を解糖系に頼っているので，検体採取後すみやかに運動性が失われるためただちに検査しなければならない。

細胞診染色標本では，栄養型は10〜40μmの円形から類円形を呈し，しばしば赤血球の貪食がみられ，核は1個で核の中心に核小体が認められる。囊子は6〜20μmの円形状で核は1〜4個を有し，棍棒状の類染色体を認める(口絵69)。

赤痢アメーバ栄養型と組織球の形態学的鑑別点は，①赤痢アメーバには内・外質があり，PAS染色でより明瞭となる。②赤痢アメーバの核は4μm大で小さくて丸く，小型の明瞭な中心性のカリオゾームがある。③組織球の細胞質や核は多様である。赤痢アメーバと他のアメーバとの鑑別点として赤血球の捕食能は信頼性が高い。

(3) 大腸アメーバ *Entamoeba coli*

大腸アメーバは，赤痢アメーバと同様に大腸に寄生するが，組織侵入性はなく，病原性はないため，赤痢アメーバとの鑑別が重要となる。赤痢アメーバとの鑑別は，大きさ・成熟囊子の核数・カリオゾームの位置および類染色質体の形で行う。栄養型は15〜50μmで，円形から類円形を呈し，しばしば細菌の貪食がみられるが，赤血球の取り込みはない。

細胞診染色標本では核は1個で核小体は大きく，中心をはずれる。囊子は10〜30μmの円形状で成熟期の核は8個を有し，類染色体は裂片状である。

(4) 歯肉アメーバ *Entamoeba gingivalis*

歯肉アメーバは口腔内に絶対嫌気的環境で常在するが，病原性はない。囊子は形成せず，栄養型は10〜40μmで，円形から類円形を呈する。パパニコロウ染色では，ライトグリーン淡染性，細顆粒状の胞体と核を1個有し，白血球などを貪食しており，核が数個あるようにみえる。ギムザ染色では濃青色

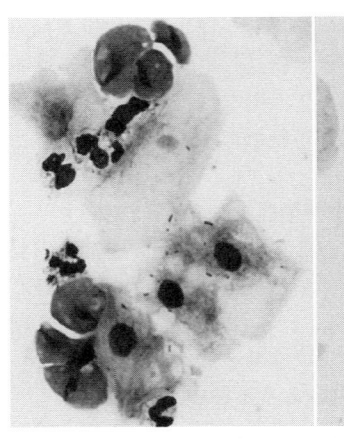

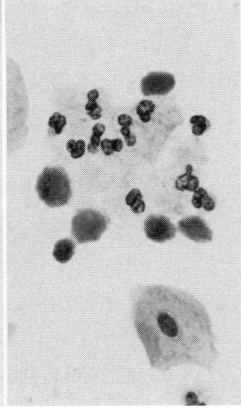

図9.5 トリコモナス(自排尿。ギムザ染色(左)，パパニコロウ染色(右))。左：三日月状の核が赤紫色に鮮明に染まり，細胞質辺縁に鞭毛を確認できる。

の細胞境界の明瞭な外質が認められる。
　婦人科領域では，子宮内避妊器具（IUD）の合併症として放線菌との混合感染が最近注目されている。

　(5) ランブル鞭毛虫 *Giardia intestinalis*
　ランブル鞭毛虫の栄養型はヒトの十二指腸，空腸上部に寄生し，主に下痢を引き起こす。特に，熱帯への旅行時に感染する例が増加している。
　栄養型は長径 10～15 μm，短径 6～10 μm で，腹部吸盤で粘膜に吸着する。核は中央に2個で4対の鞭毛を有し活発に運動する。嚢子は長径 8～12 μm，短径 5～8 μm の卵円形で，成熟期の核は4個ある。
　栄養型は後端の尖った洋梨状で左右対称で2個の核を認める。パパニコロウ染色ではライトグリーンに淡染し，ギムザ染色では，鞭毛があり，行司の軍配に似る（口絵70）。

　(6) クリプトスポリジウム
　　Cryptosporidium parvum
　クリプトスポリジウムは，オーシスト oocyst（接合子）の経口摂取によって宿主の腸管上皮細胞の微絨毛に侵入して下痢を引き起こす。*C. parvum* のオーシストは塩素消毒に抵抗性で，水系集団感染が発生することがある。また AIDS 患者などの免疫不全者に日和見感染症を引き起こす。
　オーシストは直径約 5 μm の類円形で，壁は薄く無色で表面は平滑である。その中にはC字型に湾曲した4個の細長いスポロゾイト sporozoite（胞子小体）が包蔵されている。パパニコロウ，ギムザ染色では判定が難しいが抗酸菌染色（ZN 染色）でオーシスト内部のスポロゾイトや残体が明るい赤，薄いピンク色に染色され，中央部が白く抜けた馬蹄形を示す点は診断上有用である（口絵71）。

　(7) アカントアメーバ *Acanthoamoeba castellani*
　アカントアメーバは土中に棲息する原虫だが，コンタクトレンズ保存液中で増殖すると角膜炎を起こす。嚢子は 12～19 μm で内外2層の嚢子壁を有し，内壁と外壁は数箇所において融合してレイと呼ばれる蓋模様を形成する。
　角膜擦過標本で，表面が皺状を呈する厚い嚢子壁を有する嚢子を認める。

　(8) ウェステルマン肺吸虫
　　Paragonimus westermani
　成虫が肺に寄生し，血痰と胸部異常陰影を生じる。肺結核や肺癌との鑑別が重要で，確定診断には喀痰あるいは糞便から虫卵を検出する。
　肺内で成熟した成虫から生まれた虫卵は喀痰とともに喀出されるか，あるいは喀痰が嚥下され糞便とともに排出される。濃褐色で人体に寄生する虫卵の中でも比較的大きく，左右非対称で，前端にある小蓋側が最大で尾端は卵殻が肥厚している。背景の好酸球反応が特徴的である。

　(9) 糞線虫 *Strongyloides stercoralis*
　土壌中などから感染幼虫（フィラリア型幼虫）が経皮感染し，血行性に肺に至り，気管，食道を経て小腸に寄生する。悪性腫瘍など免疫不全をきたす要因があるときに虫体が急激に増加し，播種性糞線虫症を起こす。虫体に付着した腸管内細菌が同時に播種され，敗血症，肺炎，髄膜炎などが起きることもある。
　感染の重症時に，喀痰中にオレンジGに染まる成虫やフィラリア型幼虫が認められる。

　(10) エキノコックス *Echinococcus*
　Echinococcus 属には，独立種として単包条虫 *Echinococcus granulosus*，多包条虫 *E. multilocularis*，フォーゲル条虫 *E. vogeli* およびヤマネコ条虫 *E. ologarthrus* が知られているが，北海道を中心に分布しているのは多包条虫である。キタキツネやイヌの糞に混じったエキノコックス虫卵が水，食物などを介してヒトに経口感染し，腸から肝臓に移行した幼虫が無性増殖し，著明な肝腫大をきたし，稀に肺にも転移する。
　膿瘍の穿刺は禁忌で，手術材料の捺印，術後のドレナージチューブからの材料が細胞診の対象となる。炎症性および壊死性背景に，散在性にエオジン好性またはライトグリーン好性の無構造物質として虫体が認められる。この無構造物質は大小様々で部分的にはクチクラ層の断片様にみえる。ヒトにおいては原頭節の発育が不良でほとんどみられないが，稀に一端に切れ込みがある原頭節様構造物がみられる（口絵72）。

1.4.2　特異的原虫・寄生虫感染診断法
　(1) 赤痢アメーバ
　糞便内嚢子のDNAを標的にしたPCRは，*E. histolytica* と *E. dispar* の鑑別に有用である。アメーバ性肝膿瘍では，血清学的診断が特異性や感度に優れているが，発病初期には陰性で，治療後強陽性を示す例もあり，血清抗体価が陰性であっても必

ずしもアメーバ性肝膿瘍を除外できない．
　顕微鏡下の赤痢アメーバの同定法に免疫組織化学的染色法があり，一次抗体として赤痢アメーバ原虫に対するモノクローナル抗体を用いる方法と血清抗体価高値の患者血清を用いる方法がある．細胞診用のエタノール固定標本やパパニコロウ染色標本からも免疫染色は可能であり，生鮮標本中に運動性アメーバが検出されず，血清抗体価も陰性のアメーバ性肝膿瘍例でも免疫染色による細胞診が有用で，セルブロックからの免疫染色も有用である．

(2) クリプトスポリジウム
　抗酸染色法，直接蛍光抗体法(DFA)などが有用である．

2　アレルギー・免疫学的疾患

　アレルギーは生体にとって有害な免疫反応を指し，過敏反応とも呼ばれる．アレルギーは発生機序により4型(あるいは5型)に分類され(表9.5)，Ⅰ～Ⅲ型は液性免疫が関与し，Ⅳ型はTリンパ球が関与する細胞性免疫により惹起され，甲状腺機能亢進症にみられるⅤ型は，甲状腺刺激ホルモン(TSH)受容体に対する自己抗体による．
　免疫系が自分の体の一部を非自己と認識し，これを攻撃する自己免疫反応はアレルギーのⅡ型とⅢ型に相当する．このように，防御機構である免疫反応が異常な反応を惹起し，その結果生じる様々な疾患を総称してアレルギー・免疫疾患と呼び，自己免疫疾患，膠原病(全身性結合織病)などが含まれる．

2.1　細胞診の対象となるアレルギー・免疫疾患
　アレルギー・免疫疾患には，気管支喘息，アレルギー性鼻炎，全身性エリテマトーデス，慢性関節リウマチなど様々な病気がある．

2.1.1　気管支喘息 bronchial asthma
　気管支の可逆性閉塞性疾患で，炎症を基礎として気道が過敏状態になり，誘導される．好酸球増多を伴う場合と伴わない場合があるが，いずれも気道の狭窄を伴う．好酸球増多を伴う場合は，喀痰細胞診で，好酸球あるいはシャルコー・ライデン結晶がみられる(口絵73左)．気道の閉塞所見としてはクルシュマンらせん体がある(口絵74，図9.6)．慢性化すると扁平上皮化生細胞やクレモナ体(口絵73右)などが出現し，感染に伴う ciliocytophthoria (CCP) 細胞がみられることもある．パパニコロウ染色では，ギムザ染色でみられる好酸性顆粒はみられ

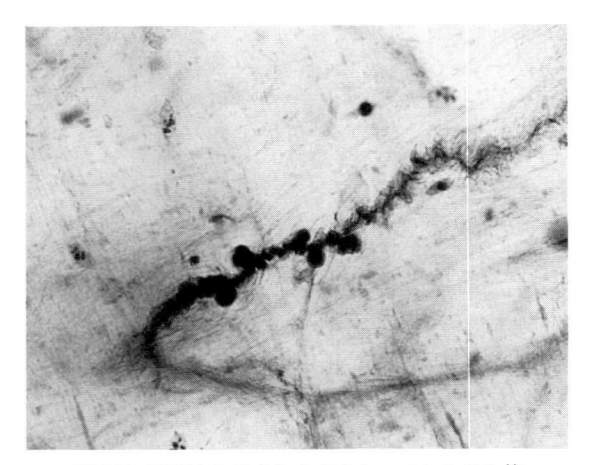

図9.6　喀痰中にみられたクルシュマンらせん体

表9.5　アレルギー反応の分類と疾患

分類	抗体の種類	標的臓器	関連疾患
Ⅰ型(アナフィラキシー型)即時型	IgE	皮膚，肺，消化管	アナフィラキシーショック，アレルギー性鼻炎，気管支喘息，じん麻疹，花粉症
Ⅱ型(細胞融解型)	IgG，IgM	赤血球，白血球，血小板，腎，甲状腺	溶血性貧血，アレルギー性鼻炎，血小板減少症，慢性甲状腺炎
Ⅲ型(免疫複合体型)	免疫複合体(IgG，IgM)	血管，皮膚，関節，腎，肺	全身性エリテマトーデス，血清病，薬剤アレルギー，糸球体腎炎
Ⅳ型(細胞性免疫型)遅延型	感作Tリンパ球 キラーT細胞	皮膚，肺，甲状腺，中枢神経系	接触性皮膚炎，移植片対宿主病，ツベルクリン反応
Ⅴ型(刺激型)	IgG	甲状腺	甲状腺機能亢進症(バセドウ病あるいはグレーブス病)

ないことも多い。この場合，鉄アレイ様の核が参考になる。シャルコー・ライデン結晶は，気管支喘息に特異性が高い八面体の好酸性結晶で，好酸球顆粒の溶解物質が結晶化したものと考えられている。クルシュマンらせん体は，小気管支の閉塞により生じた白血球などの核破壊物を含む濃縮した粘液で形成されている。したがって，他の閉塞性肺疾患や気管支閉塞性の癌によっても生じうる。クレモナ体は，集塊となって剝離された気管支上皮細胞が球状を呈したものである。CCP細胞は，線毛円柱上皮細胞が変性し，線毛が剝離され刷子縁から線毛円柱上皮細胞と同定できるような細胞である。

2.1.2 アレルギー性鼻炎 allergic rhinitis

反復するくしゃみ発作，水性鼻汁，鼻閉の3つの症状を特徴とする。症状が特定の時期に限定される季節性のものと非季節性（通年性）のものがある。鼻汁に好酸球が増加し，パパニコロウ染色よりギムザ染色の方がよく同定できる。

2.1.3 全身性エリテマトーデス
systemic lupus erythematosus (SLE)

SLEは若い女性に好発し，寛解と増悪を繰り返す原因不明の全身性慢性炎症性疾患で，抗核抗体など多彩な自己抗体を産生する自己免疫疾患であり，膠原病の代表的疾患でもある。

漿膜炎を合併した場合，体腔液細胞診でリンパ球，好中球を背景にヘマトキシリンに好染する球状無構造物質を貪食したLE細胞を認める。ギムザ染色では，LE体は核本来の青紫色の色調を失い，紫紅色に染色される（口絵75）。

2.1.4 関節リウマチ rheumatoid arthritis (RA)

RAは全身の関節を中心とする慢性炎症性疾患で自己免疫反応が関与し，女性に多い膠原病である。

体腔液細胞診で変性物質を背景に多数の好酸球と多核組織球を認め，稀に細胞質内小型封入体を有するRA細胞 RA cell (Ragocyte)を認めることがあるが，パパニコロウ染色，ギムザ染色では判定は難しい。

2.1.5 慢性甲状腺炎 chronic thyroiditis
（橋本病 Hashimoto's disease）

慢性甲状腺炎（橋本病）は，サイログロブリン抗体やマイクロゾーム抗体などの甲状腺に対する自己抗体が出現し，浸潤したリンパ球により甲状腺が破壊され甲状腺機能低下症に至る自己免疫疾患で，中年女性に多い。

甲状腺穿刺細胞診では，多数の小〜大型リンパ球や形質細胞を背景に，細胞質が顆粒状に（H.E.染色では好酸性に）染まる細胞が認められ，ヒュルトレ細胞 Hürthle cell (Askanazy cell)と呼ばれる（口絵76）。核が腫大し，大小不同を示し，細胞質は広く，N/C比が増大するが，核小体の腫大化はなく，配列も平面的である。慢性甲状腺炎では，乳頭癌や悪性リンパ腫の合併も少なくないため，鑑別診断には十分注意が必要である。

2.1.6 サルコイドーシス sarcoidosis

サルコイドーシスは結核病変に似た特異的肉芽腫性炎症で，類肉腫症とも呼ばれ，肉芽腫が皮膚，リンパ節，肺，目，心臓，神経などを侵す慢性進行性全身性疾患である（口絵77）。原因は不明だが，何らかの抗原に対する細胞性免疫の過剰反応と考えられている。

リンパ節穿刺細胞診で，リンパ球を背景に組織球および類上皮細胞集塊が散見され，壊死物質を認めない。また，肺サルコイドーシスでは，気管支肺胞洗浄液（BALF）で総細胞数とリンパ球の割合の増加，$CD4^+/CD8^+$比の増加が認められる。

2.1.7 尋常性天疱瘡 pemphigus vulgaris

天疱瘡とは，皮膚ないし可視粘膜に反復性で難治性の概して破れやすい小〜中型の弛緩性水疱が多発する自己免疫性水疱性疾患である。

口腔，皮膚の擦過細胞診で，N/C比の増大した著明な核小体を有する異型扁平上皮細胞（ツァンク細胞 Tzanck cell）（口絵78）が認められる。

2.1.8 肺好酸球症候群，PIE症候群 pulmonary infiltration with eosinophilia

PIE症候群は，胸部X線所見上肺野の浸潤影を認め，末梢血好酸球増多を伴う症候群で好酸球性肺炎とも呼ばれる。

喀痰，気管支肺胞洗浄液（BALF）で好酸球の増加が認められる。

2.1.9 histiocytosis X

原因不明の組織球 histiocytes の増殖症で，増殖細胞が電顕的にも免疫組織化学的にも皮膚表皮内のランゲルハンス細胞 Langerhans cell とほぼ一致するので Langerhans cell histiocytosis とも呼ばれる。以下の3つの病態が含まれる。

①Hand-Schüller-Christian 病

②Letterer-Siwe 病
③好酸球(性)肉芽腫 eosinophilic granuloma

好酸球肉芽腫には全身性好酸球肉芽腫症とリンパ節，皮膚，肺，胃などの単独臓器に発生する好酸球肉芽腫がある。

一般に好酸球肉芽腫は好酸球などの炎症性細胞を背景にライトグリーンに淡染する泡沫状の広い胞体を有する組織球様細胞からなり，その核は長軸方向の切れ込みや不規則なくびれ，皺などの核形不整があり，核クロマチンは繊細でクロマチン量の増量はなく，核縁の肥厚や核小体は目立たない。ただ，パパニコロウ染色では，好酸球は好酸性顆粒が不明瞭であり注意を要するが，鉄アレイ状の核が特徴的である。

2.2. 間質性肺炎 interstitial pneumonia

間質性肺炎は組織学的に，通常型間質性肺炎 usual interstitial pneumonia (UIP)，非特異性間質性肺炎 nonspecific interstitial pneumonia (NSIP)，器質化肺炎 organizing pneumonia (OP) などのパターンが知られている。びまん性肺疾患である間質性肺炎の確定診断は，組織診によるが，最近は気管支肺胞洗浄液を用いた検討も盛んに行われるようになった。BALF で得られる細胞は主に白血球，リンパ球，マクロファージであるが，ときに特徴的な細胞もみられる。また，間質性肺炎は肺腺癌の合併も多く，異型細胞が得られた場合は，肺腺癌との鑑別が重要である。

2.2.1 気管支肺胞洗浄液 bronchoalveolar lavage fluid (BALF)

(1)間質性肺炎に特徴的な所見

間質性肺疾患の数は非常に多く130種にも及ぶ。慢性の肺実質への炎症性細胞，免疫担当細胞の浸潤の増加は，肺胞構造を破壊し，線維化を助長し，肺の最大の機能であるガス交換を著しく妨げる。さらに間質性肺炎では，気道にまで炎症が進むことは稀であるため，回収された BALF から得られた情報はほぼ確実に肺胞領域からのものと考えられる。主な間質性肺炎における細胞分画の特徴(表9.6)は，疾患によって著しく異なる。

肺間質領域に炎症性細胞が非常に増加する過敏性肺炎とサルコイドーシスでは，回収される細胞総数は健常人の5～100倍にまで増加し，回収細胞のリンパ球の比率が顕著に多くなる。リンパ球の大部分はT細胞であるが，サルコイドーシスにおいてはCD4$^+$細胞が増加し，CD4/CD8比が上昇する。一方，過敏性肺炎ではCD8$^+$細胞が増加しCD4/CD8比は低下する。しかし，これら細胞比の変化は疾患の活動性や予後の判定には関連しない。また，過敏性肺炎の中でも農夫肺患者ではこのCD4/CD8がサルコイドーシスと同様に上昇する。

特発性間質性肺炎に特有のものはない。

膠原病に伴う間質性肺疾患のうち，慢性関節リウマチに伴う間質性肺炎すなわちリウマチ肺 rheumatoid lung の初期の BAL 所見では，リンパ球比率の増加が観察されるが，進行してくると好中球比率が増加する。初期のリンパ球が増加する時期にはステロイド治療が奏効するが，好中球が多くなると効果が期待できない。

全身性紅斑性狼瘡 systemic lupus erythematosus (SLE) やシェーグレン Sjögren 症候群に合併する間質性肺炎でもリンパ球の増加がみられる (lymphocytic interstitial pneumonitis)。特にシェーグレン症候群では BAL 所見としてリンパ球増加と CD4/CD8 比の上昇がみられる。

(2)間質性肺炎にみられる異型細胞

異型腺系細胞は，炎症細胞を背景に，単独ないしは数～10数個で小集塊としてみられ，個々の細胞は類円形で線毛上皮に比し大型の核を有し，明瞭な核小体がみられるがクロマチンは粗雑で増量を伴わない。細胞質は辺縁明瞭で厚みがあるか，あるいは空胞状である。これらは，傷害を受けた変性細胞か組織傷害後の修復過程における再生細胞と思われる。間質性肺炎は気管支鏡検査や手術により急性増悪を招く可能性があるので，安易に再検査を依頼するこ

表9.6 主な間質性肺炎における細胞分画の特徴(小西・毛利，1994を改変)

リンパ球	好中球	好酸球	疾患
増加	→	→	過敏性肺炎，サルコイドーシス
増加	増加	→	自己免疫疾患に伴う間質性肺炎
増加	増加	増加	BOOP
→	増加		びまん性汎細気管支炎
→	→	増加	好酸球性肺炎
→	→		特発性間質性肺炎，histiocytosis X

とは避けるべきで，診断は慎重に行わなければならない。

IPでは症例により肺胞腔内線維化巣が縮小した膠原球 collagen globule や細胞質内硝子化物（変性ケラチン）であるマロリー小体 Mallory body 様構造がみられることがある。膠原球は主に肺胞上皮に取り囲まれたライトグリーン好染性の球状あるいは棒状物質で，マロリー小体は扁平上皮化生様細胞の細胞質内にライトグリーン好染性の無構造物質としてみられる。これらは間質性肺炎に特異的な所見ではなく，これで間質性肺炎と診断することはできないが，重症度と関係する可能性がある。

(3) 薬剤性肺炎 drug-induced pneumonitis

薬剤による間質性肺炎であり，アレルギー反応による急性間質性肺炎と，主に薬剤そのものの毒性による慢性間質性肺炎がある。原因となる薬剤は，抗生物質，抗癌薬，免疫抑制薬，インターフェロン，漢方薬，リウマチ治療薬などの報告が多い。

気管支肺胞洗浄液（BALF）で，総細胞数，リンパ球および好酸球が増加するが（口絵79），好中球や好塩基球が増加する薬剤もある。

3 代謝性疾患

生体における物質代謝が障害された場合には，血液中や特定の臓器に代謝産物が過剰になったり，逆に不足したりして正常な状態を保てなくなる。このような疾患を代謝性疾患という。

3.1 細胞診の対象となる代謝性疾患

代謝性疾患には，糖尿病，高脂血症，肥満症，骨粗鬆症など様々な病気があるが，細胞診が主体となる代謝性疾患は少ない。しかし，痛風，肺胞タンパク症などでは，細胞診が決定的な役割をもつ。

3.1.1 痛風 gout

痛風は，プリン体の代謝障害による高尿酸血症を原因として，足指の関節に急性の尿酸結晶誘発性関節炎，関節内および周囲組織への尿酸結晶の沈着，尿酸結石や腎障害などを起こす。特に糖尿病患者や慢性アルコール中毒患者のように，血清中に尿酸上昇がみられず関節炎の所見もない患者では，癌の皮膚転移と痛風結節との鑑別は重要である。

光顕所見では尿酸の針状結晶が，組織中や関節液中に浮遊したり食細胞に取り込まれたりしている。関節液や痛風結節の針穿刺吸引診上重要である尿酸モノナトリウム塩結晶の関節液中あるいは痛風結節中の存在を証明することが必要である。パパニコロウ染色でもギムザ染色でも，尿酸モノナトリウム塩の結晶は複屈折性の針状結晶として散在性にも集積性にも認められる（口絵80）。一部が好中球やマクロファージに貪食されている。

鑑別すべきものに，腫瘍性石灰沈着と偽痛風がある。腫瘍性石灰沈着は無定形で好塩基性に強く染まり，結晶構造がない。また，偽痛風では，結晶はもっと小さく針状か菱形である。

3.1.2 肺胞タンパク症

pulmonary alveolar proteinosis (PAP)

肺胞タンパク症は，肺胞腔内にPAS反応陽性で多量の脂質を含むタンパク様物質（肺サーファクタント）が充満して呼吸不全をきたす原因不明の稀な疾患である。貯留している物質はレシチンに富むサーファクタント類似物質であり，マクロファージの機能低下を含む肺からのサーファクタントの除去機能の低下や，肺胞II型上皮細胞からの脂質やタンパクの過剰産生が，肺胞腔内物質の貯留を引き起こすと考えられる。特発性肺胞タンパク症では，顆粒球・マクロファージコロニー刺激因子（GM-CSF）に対する中和抗体がみられることもあり，同症はこの抗体がGM-CSFを中和することにより肺胞マクロファージの機能低下を引き起こす自己免疫性疾患であると考えられる。20～50歳の男性に多く，自覚症状としては労作時呼吸困難が最も多いが，約1/3は無症状である。胸部X線では，微細斑点状陰影が両側肺門から末梢に向かって蝶形に広がることが多い。肺胞タンパク症の組織学的特徴は，PAS反応陽性・ジアスターゼ抵抗性の好酸性顆粒状物質 eosinophilic body が肺胞腔内に充満し，それらに加えてコレステリン空隙，泡沫細胞，細胞の破片などが観察される。

気管支肺胞洗浄（BAL）では，リン脂質，コレステロール，アポタンパク，アルブミン，崩壊した細胞片などを含む白濁した洗浄液（BALF）が得られる。BALFの細胞診では，豊富なPAS反応陽性の顆粒状物質あるいは類円形物質がみられるのが特徴で，免疫組織化学的にCEA，PE10も陽性となる。パパニコロウ染色では，リンパ球，肺胞マクロファー

ジを背景に境界不明瞭なライトグリーン好染の微細顆粒状物質とともに比較的境界明瞭で大小様々な顆粒状物質が多量に認められ，この顆粒状物質は一部マクロファージに貪食されている。また場合によっては，組織所見における eosinophilic body に相当する厚みのある球状体が観察される(口絵81)。

沈渣を電顕的に観察すると層状体 lamellar body がみられサーファクタントであることが確認される。球状体には，多数の変性した層状体が凝集している。

鑑別診断としては肺浮腫やニューモシスチス(Pc)肺炎が挙げられるが，前者は比較的無構造均一で細胞成分を欠き，後者では泡沫状物質がみられ，グロコット染色などで Pc 菌体がみられる。

3.1.3 アミロイドーシス amyloidosis

アミロイド(繊維タンパク質)が全身性，あるいは局所性に組織内に蓄積して機能障害を引き起こす原因不明の疾患である。このアミロイドタンパクには多くの種類があり，病型によって沈着するアミロイドタンパクは異なる。

全身性アミロイドーシスは，AL，AA，ATTR，$A\beta_2M$ などアミロイドタンパクの沈着に起因する。AL は免疫グロブリン L 鎖に由来し，原発性アミロイドーシスおよび多発性骨髄腫に合併するアミロイドーシスで認められる。AA は HDL に含まれるアポ SAA に由来し，二次性アミロイドーシスの患者にみられる。ATTR はトランスサイレチン(プレアルブミン)に由来し，家族性アミロイド性多発性神経障害に合併する。その他の遺伝性アミロイドには，AApoA 1，AGel などがある。$A\beta_2M$ は β_2 ミクログロブリンに由来し慢性の血液透析に合併する。

限局性アミロイドーシスは $A\beta$，Ascr などに関連し，$A\beta$ は β 前駆体タンパクに由来し，脳アミロイドーシスのアミロイド血管症やアルツハイマー病などで出現する。Ascr はプリオンタンパクに由来し，クロイツフェルト・ヤコブ病などで出現する。

限局性肺アミロイドーシスで気管支擦過，肺穿刺細胞診が，全身性アミロイドーシスでリンパ節穿刺細胞診が対象となる場合がある。細胞像は，リンパ球，好中球，マクロファージを背景に，ライトグリーンないしエオジン好性の壊死様無構造物質を認める。確定診断には，パパニコロウ染色を脱色または細胞転写法を用いたコンゴーレッド染色を行い，偏光顕微鏡で緑色偏光を確認する。

4　内分泌疾患

内分泌腺は排泄管を有しないため分泌されたホルモンは血行によって他の諸器官に運ばれ，全身的影響を与える。これに対して分泌内容が排泄管によって管腔内あるいは体表に分泌され，局所的作用を営むものを外分泌腺と呼ぶ。また，膵臓，性腺，唾液腺などは排泄管を有して外分泌するとともに，内分泌腺機能も営んでおり，これらを混合腺という。

内分泌疾患は，内分泌腺，混合腺から分泌されるホルモンの過剰あるいは欠乏により起こる。

4.1　細胞診の対象となる内分泌疾患

内分泌機能亢進症は良性および悪性腫瘍により起因することが多いことから細胞診の対象となる場合がある。腫瘍は甲状腺腫瘍，副腎腫瘍，下垂体腫瘍など様々な腫瘍があるが，一般に良性腫瘍が多い。また，悪性腫瘍では神経内分泌腫瘍などで異所性ホルモン産生がみられる。

4.1.1　下垂体腺腫 pituitary adenoma

下垂体腺腫は下垂体前葉を起源とする脳腫瘍の一種で，プロラクチン prolactin 産生腫瘍，成長ホルモン growth hormone (GH) 産生腫瘍，副腎皮質刺激ホルモン adrenocorticotropic hormone (ACTH) 産生腫瘍，甲状腺刺激ホルモン thyroid-stimulating hormone (TSH) 産生腫瘍などがあるが，ホルモンを産生しない腫瘍もある。

組織学的には，細胞配列によりびまん型，類洞型，乳頭型に，HE 染色による細胞質の染色性により好酸性，好塩基性，混合性，嫌色素性に分けられる。嫌色素性(プロラクチンを産生)が最も多く，続いて好酸性(主に成長ホルモンを産生)，混合性(プロラクチンと成長ホルモンを産生)で，好塩基性(主に ACTH を産生)が最も頻度が少ない。

免疫組織化学染色では，産生ホルモンに対する抗体で腫瘍細胞の細胞質を染める。電子顕微鏡では，細胞質内に直径100〜800 nm の分泌顆粒を多数認めるが，分泌顆粒の量や大きさは産生されるホルモンによって異なる。

腫瘍捺印細胞診で，小型円形の腫瘍細胞が平面的に認められる。核は円〜類円形で，軽度の大小不同を呈し，クロマチンは顆粒状で胡麻塩状，小型核小

体を数個認める。細胞質は少なく，好酸性，好塩基性の顆粒を認める。嫌色素性の場合は細胞質に顆粒をもたずライトグリーンに淡染する（口絵82）。

4.1.2 甲状腺機能亢進症

甲状腺の穿刺吸引細胞診はほとんどエコーガイド下に行われるので，びまん性甲状腺疾患である甲状腺機能亢進症（バセドウ病 Basedow's disease）が検査対象となることは少ない。しかし，アイソトープ治療前には癌の合併の有無がチェックされるし，また，長期経過観察中のバセドウ病例では，癌と紛らわしい石灰化病変や低エコー病変がみつかることがあり，穿刺吸引細胞診が行われる（図9.7）。こういった場合の細胞所見は血液成分に富んでいるが，コロイドはほとんどみられず，濾胞上皮細胞は一般に大きめで，核は円形であるが大小不同が著明である。細胞質は豊かで，辺縁部に小さな泡様の空胞がみられ，その周辺には小顆粒が認められる。背景にはリンパ球の浸潤がみられないのが特徴である。

4.1.3 亜急性甲状腺炎 subacute thyroiditis

ウイルス感染後，甲状腺に非化膿性炎症が起こり，甲状腺組織が破壊され，甲状腺濾胞から血中に甲状腺ホルモンが漏出して起こる有痛性甲状腺腫である。

組織学的には，種々の程度の線維化と慢性炎症性細胞浸潤，類上皮細胞，多核巨細胞の出現を伴う肉芽腫で，肉芽腫性甲状腺炎とも呼ばれる。

細胞像は，リンパ球，マクロファージ，核破砕物を背景に，多核巨細胞，類上皮細胞と核肥大などの軽度異型を有する濾胞上皮を認める（口絵83）。

4.1.4 副甲状腺腺腫 parathyroid adenoma

原発性副甲状腺機能亢進症の原因として最も多く，副甲状腺ホルモン parathyroid hormone（PTH）が過剰に産生され，骨からカルシウムを取りだして高カルシウム血症になる。副甲状腺過形成と異なりほとんどが単発性である。

組織学的に，腫瘍細胞は充実性，索状に配列しており明らかな腺管形成はみられない。間質は主に毛細血管からなり，脂肪組織も存在する。

細胞像は，均一な小型細胞が平面的に配列し，核は円～類円形で，クロマチンは細顆粒状で，小型の核小体を数個認める。細胞質はライトグリーン淡染である（口絵84）。甲状腺由来の細胞とは鑑別が難しい場合があり，確診には免疫組織化学染色でPTHを染めて確認する。

4.1.5 褐色細胞腫 pheochromocytoma

副腎髄質の腫瘍で，カテコールアミン（アドレナリン，ノルアドレナリン，ドーパミン）を大量に産生および分泌する。副腎髄質または交感神経節に存在するクロム親和性組織より生じ，多くは良性腫瘍であるが，副腎外腫瘍では悪性の頻度が高くなる。

組織学的に，腫瘍細胞は多辺形で胞体は大きく胞巣状または索状に配列している。グリメリウス染色で黒褐色に染まる陽性顆粒が細胞質内に証明される。電子顕微鏡では，細胞質内に分泌顆粒を認める。

細胞像は，多辺形異型細胞が平面的集塊をなし，核は円～類円形で軽度の大小不同を示し，クロマチンは顆粒状で，小型の核小体を数個認める。細胞質はライトグリーン淡染で顆粒状に染まる。細胞質に黄褐色の顆粒を認めることもある（口絵85）。

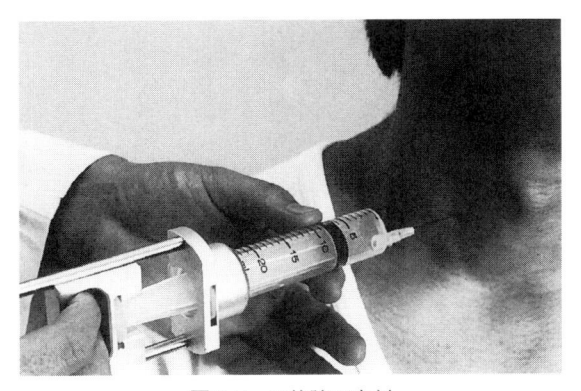

図9.7 甲状腺の穿刺

第10章
悪性腫瘍の細胞診断学

1 癌腫 carcinoma

癌腫の細胞診で最大頻度を示す組織型は扁平上皮癌および腺癌であり，その他に尿路上皮（移行上皮）癌や神経内分泌腫瘍や未分化癌などがある。こうした組織型の頻度はまずその臓器の表層が本来扁平上皮で覆われたところか，あるいは腺上皮に覆われているか否かなど臓器ごとの特徴で大きく異なってくる。また，同じ臓器内でも部位によってその頻度が微妙に異なることも周知の事実である。

これに加えて，近年の生活環境の変化や感染症の合併の影響に関する疫学的検討，さらには遺伝子解析などが細胞診の診断に徐々に影響を与え始めている状況もあるので，集学的情報をあらかじめ得ておくこともこれから必要になってこよう。

たとえば婦人科領域では，HPV 感染症が若年者間に広がり，若年女性の子宮頸部異形成および子宮頸癌（扁平上皮癌）が今後増加する可能性が指摘されている。一方，食生活の欧米化により子宮内膜癌（腺癌）の罹患率がここ数十年で3倍に増加している。こうしたことを念頭においた上で，より矛盾の少ない組織型を推定し診断を行うことが重要である。

1.1 扁平上皮癌 squamous cell carcinoma

扁平上皮 squamous epithelium は原則的に体の表面を覆っている皮膚や粘膜の細胞で，外界の刺激からわれわれの体を保護する役割を果たしている。扁平上皮には単層扁平上皮 single layer squamous epithelium と重層扁平上皮 stratified squamous epithelium がある。重層扁平上皮は核と細胞質の面積比から基底層，中間層，表層の3層に分かれ，一般に N/C 比は 1/2，1/3，1/6 とされる。

扁平上皮癌は細胞の形態，性格が扁平上皮細胞に類似しており，発生臓器（表10.1）も多彩である。

表10.1 扁平上皮癌発生臓器

消化器領域	上部消化管；舌，歯肉，頬粘膜，口底，硬口蓋，口唇，上顎・下顎，唾液腺，食道上部
	中部消化管；食道下部，胆嚢・胆管
	下部消化管；肛門
呼吸器領域	上気道；鼻腔，副鼻腔，咽頭，喉頭
	下気道；気管，気管支
婦人科領域	子宮頸部，腟，外陰
泌尿器領域	陰茎，尿道
皮膚領域	表皮

扁平上皮癌は皮膚や粘膜の中間層以下から発生し，詳細な原因は不明だが，子宮頸癌におけるヒト乳頭腫ウイルス（ヒトパピローマウイルス human papilloma virus (HPV)），喉頭癌や肺癌におけるタバコ煙中の化学物質，皮膚癌における紫外線などの遺伝子障害因子が有力視され，これらが複雑に作用して発癌に至る。口腔，食道，肛門，尿道，腟，皮膚などは元来扁平上皮で覆われているので，ここから扁平上皮癌が発生するのは容易に想像できるが，気管支，胆道などには本来扁平上皮はなく，扁平上皮化生 squamous metaplasia を経て扁平上皮癌になる場合と癌化した細胞が扁平上皮癌に分化する場合が考えられる。同じ扁平上皮癌であっても，形態学的には類似していながら遺伝子学的に差がみられることが少なくない。

1.1.1 扁平上皮化生細胞
squamous metaplastic cell

気管支上皮は本来腺上皮で，扁平上皮ではない。しかし，喫煙の他に肺結核，気管支拡張症，慢性気管支炎，肺気腫，肺癌などの病的状態でしばしば扁平上皮様細胞がみられ，扁平上皮化生と呼ぶ。気管支上皮細胞の扁平上皮化生は喀痰中で集団あるいは単一細胞として出現する。気管支上皮細胞の化生変化では細胞が円柱形を失って肥大し，細胞質は次第にエオジン好性に変化する。

細胞は核クロマチンが増量し，細胞質の染色性は輝くように濃く染まり，N/C 比が大きくなり，核縁が不整で肥厚するようになる。この異型度が強くなると扁平上皮癌との区別が難しくなる。

喀痰細胞診における扁平上皮細胞では，異型の程度によって軽度異型扁平上皮細胞，中等度異型扁平上皮細胞，高度異型扁平上皮細胞に分ける判定基準が提案されている（表 10.2）。これらの細胞の判定に際しては，細胞所見として，

①核クロマチンに関する所見，ことに増量の程度，
②細胞質の染色性については濃度と彩度（輝くように濃く染まる），
③N/C 比が大きくなること，
④核縁の不整，肥厚および多核細胞の出現，

などが重要である。

婦人科領域で認められる化生は，上皮の角化で，円柱上皮が扁平上皮に置き換えられる現象である。正常の子宮頸部では，扁平・円柱上皮境界付近で円柱上皮あるいは円柱上皮下の予備細胞で化生が生じる。

1.1.2 異形成 dysplasia

扁平上皮の異形成について最もよく観察されるのは婦人科検体なので，婦人科領域でみられる所見を中心に扁平上皮の異形成について述べる。

(1) 扁平上皮における異形成

子宮頸癌取扱い規約（日本産科婦人科学会，1997）では，異形成とは「上皮の各層において細胞成熟過程の乱れと核の異常を示す病変である。すなわち，極性の消失，多形性，核クロマチンの粗大顆粒状化，核膜不整，異常分裂を含む核分裂像がみられるのを特徴とする」と定義されている。

子宮頸癌および異形成の発生に HPV 感染の関与が明らかとなり，核異型がないコイロサイトーシス koilocytosis は，前規約(1987)では HPV 感染があっても異形成とされなかったが，最近は軽度異形成 mild dysplasia に含められるようになった。ただし，尖圭コンジローマは除く。

1) 軽度異形成 mild dysplasia, CIN1, LSIL (TBS)

組織学的背景：異形成が上皮の下層 1/3 に限局する扁平上皮内病変である。すなわち，特徴的な傍基底型の異形成細胞群が下層の 1/3 にとどまり，扁平上皮の層形成や核の極性が保たれている場合である。上層は軽度の核腫大，核の大小不同，核形不整を伴った異型細胞が認められる。核異型のないコイロサイトーシスが表層 1/3 に存在した場合も軽度異形成に含まれる。扁平コンジローマ flat condyloma や異型コンジローマ atypical condyloma は軽度異形成に属する。しかし，尖圭コンジローマの場合はコイロサイトーシスがあっても異形成には属さない。

ⅰ）細胞所見

細胞診では子宮頸部の表層あるいは中層を擦過するため，下層 1/3 の細胞は採取されず，シート状に出現する表層型異型細胞が主体である。核は軽度腫大，N/C 比の軽度増大，核クロマチンは細顆粒状で軽度増量，コイロサイトーシスを伴った異型細胞などが出現する。細胞は分化形態を保ち，背景はきれいである。ベセスダシステム（TBS）では LSIL に分類される（口絵 86）。

コイロサイトーシスは HPV 感染による細胞異型で，異形成の診断に見逃してはならない重要な所見である。しかし，細胞形態の記載であり，診断用語としては用いず，所見として付記する（口絵 56, 87, 図 10.1）。

なお，傍基底型異型細胞が下層 1/3 に限局しているが，核異型が高度な場合は中等度異形成に入れるべきという意見もある。

2) 中等度異形成 moderate dysplasia, CIN2, HSIL (TBS)

ⅰ）組織学的背景

異形成が上皮の下層 2/3 に限局する扁平上皮内病変である。異常核分裂などを含む傍基底型の異型細胞は下層から 2/3 以下の中層の範囲内にとどまり，上層の 1/3 の範囲で扁平上皮の層形成や核の極性は保たれている（図 10.1）。

ⅱ）細胞所見

きれいな背景の中に，表層型あるいは中層型異型細胞が出現し，中層型の細胞に核の腫大，N/C 比の増大が認められる。核クロマチンは細顆粒状を示すが軽度異形成の場合よりも増量し，濃染する。核小体は目立たない。TBS では HSIL に分類される（口絵 88）。

なお，傍基底型異型細胞が下層 2/3 に限局しているが，核異型が高度な場合は高度異形成に入れるべきという意見もある。

表 10.2 喀痰細胞診における扁平上皮化生細胞の判定基準(日本肺癌学会, 2003 より)

異型度区分	出現様相	細胞質染色性 ライトグリーン	エオジン・オレンジG	細胞形	細胞の大小不同	N/C比	核形	核の大小不同	核縁	クロマチン像 増量	パターン	分布	核小体	多核細胞	集検判定区分
軽度異型扁平上皮細胞	敷石状・平面的細胞集団〜結合性のゆるい細胞集団	淡染〜均等	淡染〜均等	多辺形〜ときに類円形	軽度	小〜中[3]	類円形	軽度	円滑〜均等	軽度	細・均質無構造	ほぼ均等〜疎	ほぼ不明〜小	稀	B
中等度異型扁平上皮細胞	結合性のゆるい細胞集団〜孤立散在性稀に細胞封入像	淡染〜やや濃染	やや濃染〜ほぼ均等	類円形多辺形〜ときに不整形	軽度〜中等度[2]	小〜中[3]	類円形〜ときに不整形	軽度〜中等度[2]	円滑〜やや不整ほぼ均等	軽度〜中等度[4]	細・中顆粒均質無構造	ほぼ均等〜疎	ほぼ不明〜中	ときどき核はほぼ同大	C
高度(境界型)異型扁平上皮細胞	不規則な細胞集団〜孤立散在性しばしば細胞封入像	淡染〜濃染均等〜不均等	過染[1]均等〜不均等	類円形〜不整形	軽度〜中等度[2]	小〜大	類円形〜ときに不整形	軽度〜中等度[2]	円滑〜不整不均等肥厚	中等度〜高度	細・疎・均質無構造	やや不均等〜疎〜やや密	不明〜中	しばしば核に大小不同	D

ときに多染

ときに多染

[1] 過染とは彩度の高い濃い染色性のものと, 暗調濃染色性のものとを表す.
[2] 大小不同中等度とは細胞径, 核径とも, 2倍大位のばらつきを表す.
[3] N/C比[中]とはライトグリーン好性細胞で1/2, エオジン・オレンジG好性細胞で1/3とする.
[4] クロマチン増量中等度とは好中球核の染色性と同程度の核濃度のものを指す.
[5] 太字は重視すべき細胞所見である.
[6] 高度(境界)異型には一部癌が含まれる.

	正常	low-SIL	high-SIL		浸潤癌
		mild dysplasia	moderate dysplasia	severe dysplasia / CIS	

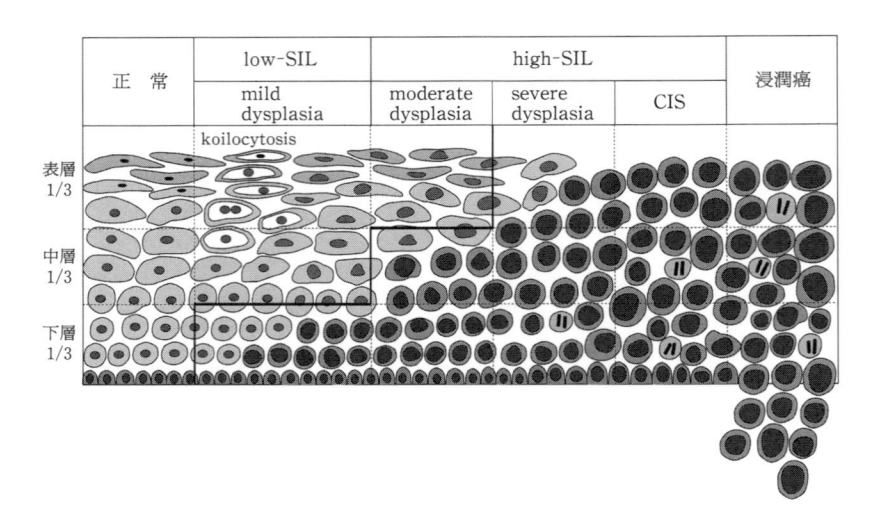

図10.1 HPV感染から子宮頸部浸潤癌への移行模式図(1994年WHO分類による)。異形成/上皮内癌分類，CIN分類，およびSIL分類の相互関係を示す。

3)高度異形成 severe dysplasia, CIN3, HSIL (TBS)

ⅰ)組織学的背景

異形成が上皮の表層1/3に及ぶ扁平上皮内病変である。扁平上皮の層形成や核の極性は表層でわずかながら保たれている。しかし，CIN分類では，高度異形成と上皮内癌との両者を組織学的再現性をもって鑑別することはできないという理由で両者をCIN3に分類している。TBSではHSILに分類される(図10.1)。

ⅱ)細胞所見

きれいな背景のもと，傍基底型異型細胞が擦過により剝離出現する。核は腫大し，N/C比は増大，クロマチンは細顆粒状ないし粗顆粒状で増量している。核膜は肥厚し，不整となり，梅干し状にみえることが多い。核小体はあまり目立たない。細胞質は傍基底型細胞の大きさを保っている(口絵89)。

子宮頸癌細胞診の基となる子宮頸癌取扱い規約は，WHOの規約に準拠して組織分類を行っている。しかし，子宮頸癌および前駆病変が特定のHPV感染によって惹起される一連の病態であることから，WHOの規約やCIN分類が病態の進展と必ずしも一致しないことがある。

日本で最も汎用される細胞診分類(日母分類)では，軽度異形成と中等度異形成はクラスⅢaに，高度異形成はクラスⅢbに分類されている。しかし，HPV-DNAの宿主DNAへの取り込みは軽度異形成(CIN1)ではほとんど認められないが，中等度異形成(CIN2)以上の病変で認められ，今後，この分類の是非が問題となる可能性もある[注1]。

一方，ベセスダシステム The Bethesda System では，CIN1に相当するものはLSIL (squamous intraepitherial lesion)で，単なるHPV感染状態あるいは感染に基づく細胞変化としている。これに対し，CIN2およびCIN3はHSILに相当するが，HSILはHPV-DNAが宿主DNAに取り込まれた可能性がある病態で，HPVにより惹起された組織増殖反応すなわち前癌病変であると考えられる。

また，TBS2001で異型扁平上皮細胞 atypical squamous cells (ASC)には，「意義不明 of undetermined significance の異型扁平上皮細胞(ASC-US)」と「高度扁平上皮内病変を除外できず cannot exclude HSIL (ASC-H)」が新たに加えられた。

ASC-USは，従来からクラスⅢaに分類するかクラスⅡに分類するか判断に迷っていたもので，このカテゴリーにあてはまる細胞異型としては軽度の核腫大，2核 bi-nucleation，偽核周囲空洞 pseudo-

---

[注1] 良性の上皮内病変あるいはLSILの段階ではHPV-DNAはエピゾーム episome の状態すなわち染色体外の環状DNA分子として細胞質内に認められる。扁平上皮癌においては宿主細胞のDNAの中に組み込まれて存在し，取り込み枠 open reading frames であるE6およびE7は分離されることなく取り込まれ，腫瘍性形質転換に重要な役割を果たしている。

koilocytosis あるいは核周囲の小暈輪 small perinuclear halo, 極軽度核異型または細長い重積性のない核を有するオレンジG好性の細胞, 低分化な扁平上皮, あるいは化生細胞などがこれらに属する。

問題となるのは, ASC-H のカテゴリーである。HSIL は, 旧日母分類のクラスⅢa（中等度異形成）からクラスⅣ（上皮内癌）まで広範囲にわたるが, ASC-H はこの範囲の基準を満たさないが HSIL を除外できない場合である。

ASC-H の細胞所見は, 未熟扁平上皮あるいは小型扁平上皮 miniature squamous cells に生じる非定型的錯角化 atypical parakeratosis, 不鮮明細胞境界 ill-defined cell borders, 未熟細胞の好青染性 cyanophilic, 核内微細構造不鮮明な核 smudged chromatin などであり, 実際に細胞を観察する上では, 遊離細胞群と集塊形成群とに分けると理解しやすい。

遊離細胞群は核不整を有する萎縮様細胞, 極性を失いかけた修復様細胞, あるいは低分化型の扁平上皮や化生様細胞があり, 核腫大し, 高クロマチンであるが核内微細構造不鮮明を示す。一方, 集塊形成群は, 比較的小さい細胞が密に集合し, ライトグリーン好染性で, 細胞境界が不鮮明な合胞様細胞 syncytial-like や傍基底様細胞がある。核所見は大小不揃いな核, 核内微細構造が不鮮明または粗雑な顆粒状のクロマチンを有し, 非定型的錯角化を示すことが多い。

1.1.3 扁平上皮癌の特徴

扁平上皮は本来被蓋上皮であるため, 細胞骨格が発達し, 構造は堅牢であり, 細胞も頑丈である。一般に細胞は大型で, 角化型から非角化型まで多彩な形態を示す。細胞質は大きく, 膠原線維に富んでいる。このため極度に角化が進んだり, 角化型に癌化した場合は細胞質が細長くなり, 癌真珠 malignant epithelial pearl（口絵90）, オタマジャクシ様細胞 tadpole-like cell, ヘビ様細胞 snake cell などに変形した細胞になりやすい（口絵91）。非角化型はライトグリーン好性で, 角化型はエオジンおよびオレンジGにより橙色に染まり, 胞体も厚く, 無核細胞 ghost cell も多い（口絵92）。

核は一般的に腺癌に比べ大型で, N/C 比が大きい。核膜は肥厚し, 核縁が不整であることが多い。核クロマチンは増加し, ゴマ状あるいは粗顆粒状を呈することが多く, 核小体は腺癌ほど肥大化することは少ない。

細胞の出現形式は腺癌で認められるボール状, 乳頭状といった立体構造ではなく, むしろ単独・孤立散在型ないしは敷石状で平面的な出現が多い。しかし, 集塊状にみられるときは一定方向に伸長した流れ状構造を示すことも多い。また, 子宮頸部上皮内癌では, 円形の癌細胞が連なって出現する連珠状出現や細胞縁が不明瞭になった合胞状細胞の出現など腺癌と紛らわしい場合もある。

1.1.4 臓器による特徴

(1)婦人科領域

現在, 婦人科細胞診検体数は全細胞診検体数の約70～80%を占め, 細胞診の基本的所見を示す症例が最も多い。

1)上皮内癌 carcinoma in situ (CIS)

癌としての形態学的特徴をもつ細胞が扁平上皮の全層に及ぶ上皮内病変で, 基底膜を越えない。

ⅰ）組織学的背景

定型的上皮内癌は N/C 比の大きい, 小型ないし中型の癌細胞が扁平上皮層の全層に及び, 細胞の分化や極性が欠如し, 核異型が認められるものをいう。一方, 非定型的上皮内癌とは比較的大型の癌細胞で上皮が置換されたものをいう。表層は, 通常, 非角化型細胞であるが, 偽角化層を形成する揚合があり, 高度異形成と鑑別を要する。鑑別点は核異型が強く, 癌とみなせる細胞が出現し, 核分裂像が多数認められることである。

ⅱ）細胞像

上皮内癌は比較的きれいな背景の中に, 傍基底細胞型の円形ないし類円形の異型上皮がシート状または小集塊状に出現する（口絵93）。ときとして裸核状を呈し, 孤立性あるいは数珠状につながって出現する。個々の細胞は N/C 比が高く（80%を超える), 核縁が肥厚し, 細顆粒状ないし粗顆粒状のクロマチンを有し, 緊満状態を呈する（口絵94）。

鑑別診断として, 微小浸潤扁平上皮癌, 頸部腺異形成, 上皮内腺癌がある。

2) 浸潤癌

2.1) 微小浸潤扁平上皮癌 microinvasive squamous cell carcinoma

i) 組織学的背景

微小浸潤とは，癌細胞の間質内浸潤が組織学的に確認でき，かつ浸潤の深さが表層基底膜より 5 mm を超えず，またその縦軸方向の広がりが 7 mm を超えないものをいう．

本病変は臨床進行期では Ia 期に分類され，さらに浸潤の深さが 3 mm を超えないものを Ia1 期，それ以外のものを Ia2 期としている．これは国際産婦人科連合(FIGO，1994)の基準に合わせ，国際的にも通用する基準設定を意図したものである．このため現規約と前規約には相違点がある（表 10.3）．

前規約の微小浸潤癌は現規約の Ia1 期にほぼ相当する．また現規約では癒合浸潤 confluent invasion，脈管浸襲 vessel permeation は所見として記載するにとどめ，微小浸潤扁平上皮癌の診断は計測値のみによってなされる．

現規約の Ia2 期は前規約の Ia 期を超え，Ib 期に相当し，浸潤癌の細胞像を含むことになる．細胞診においては現規約の Ia2 期に対する基準がなく，したがって本項では，従来微小浸潤扁平上皮癌とされていた現規約の Ia1 に相当する細胞像を提示する．

ii) 細胞像

細胞診の標本から浸潤の程度を判定することは不可能である．しかし，上皮内癌像があり以下の細胞変化がみられれば，間質浸潤を示唆するサインとして重要である．すなわち，①上皮内癌に比べ癌細胞数が多く，②核の大小不同がより増強され，③クロマチンの増量や核小体を認め，④異型性が一段と増強され，⑤細胞の扁平上皮癌への分化傾向を認める，さらに⑥細胞境界が不明瞭となる合胞細胞様集塊 malignant syncytia，細胞貪食像 cannibalism が認められるようになる，などである（口絵 95）．

なお，細胞診では現規約の Ia2 期に相当する微小浸潤癌と次項の浸潤癌を区別することは困難である．

2.2) 浸潤扁平上皮癌 invasive squamous cell carcinoma

i) 組織学的背景

重層扁平上皮に類似した細胞からなる浸潤癌と定義され，さらに角化の有無の程度により角化型，非角化型，および特殊型に分類する．なお前規約では非角化型を大細胞非角化型と小細胞非角化型に分類していたが WHO 分類（第 2 版）に準拠し，規約（1997）では細分類していない．

ii) 細胞所見

a) 角化型扁平上皮癌 keratinizing type

汚い背景を示し，オレンジ G 好性の細胞質をもつ角化型の細胞が多数出現する．ときにオタマジャクシ様細胞 tadpole-like cell や線維様細胞 fibroid cell などの奇怪な細胞が孤立散在性に出現する．癌細胞が小集塊となった角化真珠（癌真珠 cancer pearl）を認めることもある．核は円形ないし楕円形で大小不同，クロマチンは増量し顆粒状のことが多いが，核濃縮や膨化など多形性に富む（口絵 96）．

鑑別すべきものには老人性萎縮性腟炎，角化型異形成並びに角化型上皮内癌がある．これらは核異型あるいは多形性に乏しい．

b) 非角化型扁平上皮癌 nonkeratinizing type

汚い腫瘍性背景を示し，未分化型細胞から大型細胞まで非角化型の悪性細胞が孤立性あるいは合胞性に出現する．一般に核は大小不同で多形性に富み，N/C 比が高く，クロマチンは粗大顆粒状で不均一

表 10.3　扁平上皮癌の微小浸潤-組織所見と臨床進行期の関係

	浸潤の深さ[1]		縦軸方向の広がり[2]		癒合浸潤あり[3]	脈管侵襲あり[3]
	3 mm 以内	3〜5 mm 以内	7 mm 以内	7 mm を超える		
現規約	Ia1 期		Ia1 期	Ia2 期	Ia1 期	Ia1
		Ia2 期	Ia2 期		Ia2 期	Ia2 期
				Ib 期		
前規約	Ia 期	Ib 期	Ia 期	Ia 期	Ib 期	Ib 期
			Ib 期	Ib 期		

[1] 縦軸方向の広がり 7 mm 以内に限定．
[2] 浸潤の深さ 5 mm 以内に限定．
[3] 浸潤の深さ 5 mm 以内かつ縦軸方向の広がり 7 mm 以内に限定．

であることが多い。しかし、その細胞像には幅がある（口絵97）。前分類における小細胞非角化型扁平上皮癌に相当する悪性細胞はライトグリーンに好染性の狭い細胞質を有し、ときに裸核状で出現する。核の大きさは好中球に比してやや大きい程度で大小不同はむしろ少なめである。核は粗大クロマチンを有し、ときとして核小体が目立つ。これに対し大細胞非角化型扁平上皮癌に相当する悪性細胞はライトグリーンに染まり、比較的豊富なレース状の細胞質を有している。核はやや大きく大小不同が強く、核濃縮は稀である。

非角化型扁平上皮癌と鑑別診断すべき疾患はリンパ球性頸管炎、悪性リンパ腫、合胞状細胞集塊が存在しているときの頸部腺癌などである。リンパ球は、通常、標本には出現せず、リンパ球性頸管炎を除き認められない。リンパ球性頸管炎では小型の成熟型リンパ球とやや大型の未熟なリンパ球が出現するが、クロマチンは微細で、核縁不整はなく、核小体は目立たない。一方、悪性リンパ腫には多数の組織亜型が存在し、核の大きさや形が各成熟段階で異なり、鑑別は大変困難である。しかし悪性リンパ腫は特定の配列を示さず孤立散在性に出現し、集塊をつくらない特徴がある。頸部腺癌は重積性あるいは立体性をもった比較的小さい集塊として出現し、その周辺は丸みを帯びることが多い。核小体の出現も腺癌の方が高頻度であり、核の偏在、粘液空胞なども腺癌に多く認められる。

c）特殊型 special type
c.1）疣状癌 verrucous carcinoma
乳頭状外向性増殖を示し、間質浸潤部の先端は膨張性の上皮突起を形成する高度に分化した扁平上皮癌で、角化型の変異型とみなされるが、異型性は少ない。ヒト乳頭腫ウイルス感染所見は見いだせない。

c.2）コンジローマ様癌 condylomatous carcinoma
表層が疣状かつヒト乳頭腫ウイルス感染所見を伴う扁平上皮癌をいう。

c.3）乳頭状扁平上皮癌 papillary squamous cell carcinoma
著しい乳頭状構造を示す扁平上皮癌で、扁平上皮成分は中等度ないし高度異型を示す。本腫瘍は上皮内進展にとどまる場合もあれば、乳頭状の茎の部分の間質や頸部壁内へ浸潤を示す場合もある。したがって、表層の生検材料で上皮内進展のみがみられる症例でも浸潤の存在は否定できない。

c.4）リンパ上皮腫様癌 lymphoepithelioma-like carcinoma
鼻咽頭のリンパ上皮腫に近似した細胞像を示す癌で、大型で未分化な腫瘍性上皮細胞と著明なリンパ球浸潤が特徴的である。腫瘍の辺縁部は境界明瞭で、通常型の扁平上皮癌に比べ予後は良好である。

c.5）神経内分泌癌 neuroendocrine carcinoma
神経内分泌癌の項参照（132頁）

(2)呼吸器領域
1）上気道
鼻腔、副鼻腔（上顎洞、篩骨洞、前頭洞、蝶形骨洞）に生じる癌のうち最も多く発生するのは上顎癌である。組織型は扁平上皮癌がほとんどである。その他に悪性リンパ腫、腺癌、腺様嚢胞癌、移行上皮癌などがある。

咽頭に発生する癌の組織型は、扁平上皮癌が多く、次いで悪性リンパ腫で、この両者でほとんどを占める。しかし、上および中咽頭ではリンパ上皮腫と呼ばれるリンパ球浸潤を伴った非角化型扁平上皮癌も発生する。

喉頭癌のうち、最も多いのが声門癌で60～70%、声門上癌は30%、声門下癌は1～2%の発生率である。組織型は角化を伴う高分化型の扁平上皮癌が大多数である。上気道癌の発生原因はタバコ、飲酒といわれ、圧倒的に男性が多い。しかし最近、子宮頸癌と同様、咽頭、喉頭癌発生の機構にHPVの関与を示す報告もある。なお上気道の細胞診では炎症性病変に伴う扁平上皮化生が出現するため、扁平上皮癌との鑑別に注意を払う必要がある。

2）気管・気管支
癌細胞のスクリーニングの通則として、
①大型核（核径15～20 μm 以上），
②濃染核，
③核縁不均等肥厚、クロマチン不均等分布、核小体肥大などを認める核，
④集団をなしている細胞群，
⑤N/C比の大きな細胞，
⑥クロマチンが細かく均等に分布し、しかも密在する核，
⑦核形不整の細胞，
などに該当するものは必ずチェックすることが大切

であるが，扁平上皮癌細胞の判定には原則として，肺癌学会細胞判定基準（表10.4）として公示されたもので判定する。

気管，気管支の扁平上皮癌は腺癌に次いで多く認められ，男性肺癌の40％，女性肺癌の15％を占め，中枢の太い気管支に発生するものが多いが末梢に発生するものもある。ケラチン産生性細胞（角化型扁平上皮癌細胞）はこの型の癌の確証である。高度にケラチン化した細胞は細胞質がオレンジG好性になる。これらを指標に細胞成熟度に基づいて高分化あるいは中等度分化腫瘍と低分化腫瘍が組織学的に分類されているが，これらを細胞学的にも分けることが可能とされる。

ⅰ）高分化型扁平上皮癌

喀痰中にみられる癌細胞は腫瘍の表層からはがれたもので角化型癌細胞が出現しやすい。細胞形態はオタマジャクシ様，ヘビ様，癌真珠形など多種多様で，その結合性は弱く，孤立散在性にみられる（口絵90，91）。細胞質の染色性は多彩である。核のクロマチンパターンは，粗糙で濃縮したインディア・インク India ink 状に染まる。

ブラッシング材料中に認められる高分化型扁平上皮癌細胞は腫瘍の表層からさらに深層の細胞も得られるので，角化型癌細胞の他に細胞質が淡緑色に染まる非角化型癌細胞も混在する。また細胞が集団としてみられることが多い。扁平上皮癌は中心が壊死に陥っているものが多いので，中心部から採取された材料では壊死物質が多く認められることがある。

ⅱ）中・低分化型扁平上皮癌

中・低分化型は高分化型に比べ腫瘍細胞の大きさは小型で比較的そろっており，奇妙な形の多形性細胞の出現は少ない。細胞質はライトグリーンに染まる細胞が多い。

ブラッシング標本では細胞の流れ像がみられ，細長い核がみられることがある。

核クロマチンは粗〜粗顆粒状に増量し，核縁は高分化型では粗糙であるが，低分化型ではやや厚い程度である。核小体はみえにくいことが多いが，低分化型では腺癌に似た大きな円形核小体をもつことがある。

(3) 消化器領域

口腔，食道，肛門周辺は本来扁平上皮で構成されているため，ここから生じる癌はほとんどが扁平上皮癌である。しかし，胃，十二指腸，空腸，回腸，結腸，直腸，膵管，胆道は本来腺上皮で覆われているため，扁平上皮癌の発生頻度は少ない。多くは腺癌と扁平上皮癌が共存する腺扁平上皮癌である。

1) 口腔癌

口腔はもともと扁平上皮に覆われているため，悪性腫瘍の多くは扁平上皮癌である。肉眼的には白斑型，疣贅型，潰瘍型，浸潤型に分けられる。組織型は高分化型，中分化型，低分化型に分けられるが，

表10.4 肺扁平上皮癌の特徴（日本肺癌学会，2003から改変）

細胞種類	角化/非角化	細胞の分布・形態					細胞質			N/C比増大	核の形状					核小体			特徴所見
		配列	大小不同	多形性	細胞間結合	形	辺縁	染色性	性状		位置	形	大小不同	核縁	クロマチン	形	大きさ	数	
扁平上皮癌細胞	角化	平面的（散在性）	+++	+++	きわめて疎	多様	明瞭	多彩	層状重厚感	+	種々	不整	+++	粗剛（薄く均等）	粗大凝塊（細顆粒）	不整	小（大あり）	数個	壊死背景角化
	非角化	平面的（散在性）	++	+	疎	類円〜多辺	明瞭（ときに不明瞭）	青緑・淡褐	やや重厚	++	中心性	類円	+	やや厚い（薄く均等）	粗顆粒（細顆粒）	円・不整	中（大あり）	少数	敷石状

[1] ( ) 内の所見は穿刺，擦過など直接病巣から採取された検体において認められたものを示す。
[2] 少数とは2〜3個，数個とは4〜6個を意味する。
[3] 核小体の「不整」形とは主として丸みを失っているという意味である。

皮膚癌や食道癌とともに典型的な扁平上皮癌であることが多く，よく分化している。

扁平上皮癌の関連病変として白板症 leukoplakia があるが，この一部は扁平上皮癌に移行することがあり，前癌病変とも考えられる。

口腔扁平上皮癌の細胞所見は先に述べた婦人科扁平上皮癌や肺扁平上皮癌に類似する（口絵98）。

2）食道癌

食道癌は癌全体の10番目の罹患数で，50歳頃より急速に増加し，60歳代でピークとなり，男女比は10対1と圧倒的に男性に多い。食道上皮は重層扁平上皮に覆われ，皮膚と同様，下層は基底層，中間層は有棘層，表層は角質化した角質層からなる。しかし完全な角化はほとんどみられず，最表層の細胞も核を有する。

食道扁平上皮癌の前癌病変としての異形成に関する記載は少なく，実際に細胞診として食道の扁平上皮を採取する機会は少ない。しかし，病理学的には子宮頸癌と同様に異形成が起こり，軽度，中等度，高度への変化がある。

口腔癌と同様，食道癌の組織型は扁平上皮癌がほとんどであり，角化巣の有無や組織構築を指標として高分化，中分化，低分化に分類する。実際には，角化の分化傾向を示す症例が多く，特に早期食道扁平上皮癌では70％が高〜中等度分化型である。食道粘膜上皮内に限局し，既存の基底膜を越えていない癌を上皮内癌と呼ぶ。好発部位としては胸部中部食道が挙げられる。

正常な食道粘膜の扁平上皮の有棘層には多量のグリコーゲンが含まれているため，ヨードで染色されるが，癌化や異形成化するとグリコーゲンが減少し，子宮頸癌のシラーテストと同様にヨードで染まらなくなる。

少数例ではあるが腺癌（バレット食道 Barrett esophagus から発生），腺扁平上皮癌，腺様嚢胞癌，未分化癌，癌肉腫も発生する。

食道扁平上皮癌の細胞所見は，婦人科扁平上皮癌や肺扁平上皮癌に類似する。

3）胃・十二指腸・空腸・回腸・結腸・直腸

本来，腺上皮で覆われているため，純粋な扁平上皮癌は少なく，腺癌成分と扁平上皮癌成分が共存する腺扁平上皮癌であることが多い。しかし，癌組織の一部で診断する細胞診では，腺扁平上皮癌の診断は難しく，こういった消化管からの検体が扁平上皮癌の所見を呈した場合でもただちに扁平上皮癌と診断せず，腺扁平上皮癌の存在を念頭において注意深く検討する必要がある。

細胞所見は，婦人科扁平上皮癌や肺扁平上皮癌に類似する。

4）肛門癌

肛門癌は稀な腫瘍であるが，子宮頸癌や腟癌と同様 HPV 感染が発症と関係し，特に HPV-16，18 が関係すると考えられる。

細胞所見は，婦人科扁平上皮癌や肺扁平上皮癌に類似する。

5）膵臓と胆道

膵管や胆道の上皮は本来腺上皮であるので，気管支の場合と同様，扁平上皮化生を経て扁平上皮癌になるものと推定される。

細胞所見は，婦人科扁平上皮癌や肺扁平上皮癌に類似する。

1.2 尿路上皮癌（移行上皮癌）

尿路上皮細胞 urothelial epithelium は，以前移行上皮細胞 transitional epithelium と呼ばれていた。扁平上皮と同様に，過形成，異形成が認められ，上皮内癌 carcinoma in situ も認められる。良性腫瘍としては乳頭腫がある。

1.2.1 尿路上皮（移行上皮）細胞

腎盂，尿管，膀胱，および尿道の内面は，尿路上皮細胞により覆われている。膀胱が空虚のときは6〜8層の細胞層で，内腔に面した表層の細胞は円柱状で大きく，深層では細胞質が狭い小型の立方状細胞となる（図10.2）。表層細胞はアンブレラ細胞とも呼ばれ，膀胱拡張時には扁平となり，細胞層は2〜3層となる。収縮時にはより立方状となる。

1.2.2 尿路上皮過形成

粘膜上皮がしばしば7層以上となり，細胞異型を伴わないものをいう。これには，平坦状尿路上皮過形成（尿路上皮細胞が増殖し多層化したもので，基底層から表皮上皮への分化が明らかである）と乳頭状尿路上皮過形成（尿路上皮細胞が血管結合組織を伴って乳頭状に増殖したもので，上皮層の厚さは一定しない）がある。

1.2.3 異形成

粘膜上皮が乳頭状発育を示さず，上皮に軽度〜中

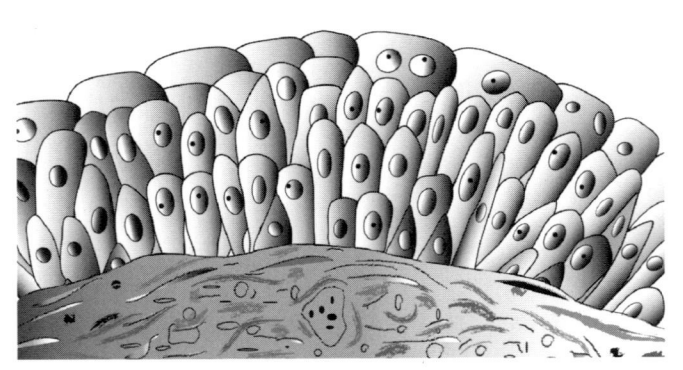

図10.2 膀胱の移行上皮（尿路上皮）の構造

等度の細胞異型を認めるが，表層細胞への分化がうかがえるものをいう。前腫瘍性病変とみなしうる病変と炎症などに対する反応性病変がある。WHO新分類では上皮異形成とは別に反応性異形成が記載されている。しかし，この病変と異形成を区別することは困難である。

1.2.4 化生

扁平上皮化生と腎原性化生がみられる。

扁平上皮化生は尿路上皮が成熟した重層扁平上皮に化生したもので，角化が著明で顆粒層が出現したり錯角化症を伴う場合は口腔内と同様に白板症 leukoplakia となることがある。

腎原性化生は腎尿細管類似の管状腺管が粘膜固有層に増殖するもので，腎原性腺腫 nephrogenic adenoma とも呼ばれ，息肉状あるいは乳頭状腫瘍を形成することがある。

1.2.5 上皮内癌 carcinoma in situ (CIS)

膀胱粘膜内に限局し，内腔への乳頭状増殖を示さない，いわゆる flat carcinoma in situ をいう。したがって，非浸潤性であっても乳頭状癌には適用しない。主に尿路上皮からなる上皮内癌 urothelial carcinoma in situ であるが（口絵99），稀には扁平上皮内癌 squamous cell carcinoma in situ であることもある。上皮内癌は核の異型性を主な指標として診断し，従来の分類の高度異形成 severe dysplasia も含む。癌細胞がページェット型を示すことがある。また，上皮内癌では癌細胞は剥離しやすく，ブルン細胞巣のみに異型細胞が残存することがある。なお他の組織型の癌の一部に CIS を認める場合には組織診断名に併記する。

1.2.6 尿路上皮（移行上皮）癌

尿路上皮より発生した悪性腫瘍で最も多いのは膀胱癌で，次いで腎盂癌，尿管癌である。病理組織学的に移行上皮癌（90〜95%）が最も多い。

癌細胞が正常尿路上皮に類似性を見いだしうるもので，膀胱癌の多くはこの型に属する。乳頭状のものが多いが隆起性，潰瘍形成性のものもある。乳頭状癌の場合，表層を覆う上皮細胞は通常7層を越える。上皮細胞の異型度および浸潤の程度は種々である。細胞分化度が低いほど予後が悪い。

(1) 低悪性度乳頭状尿路上皮（移行上皮）腫瘍 papillary urothelial (transitional cell) neoplasm of low malignant potential

WHO新分類において新たに提唱された概念である。定型的な乳頭腫に類似する乳頭状の尿路上皮腫瘍であるが増殖する上皮の被覆は6層を越える。間質は繊細な血管結合織からなる。細胞異型や構造異型はあっても軽度である。基底細胞は1列に整列してみられる。核分裂像は稀で基底細胞層に限って認められる。表層細胞（傘細胞）はみられるが顕著でなくともよい。また内反型の増殖を示すことがある。従来の分類の移行上皮癌でG1と診断されていたものの一部がこのカテゴリーに含まれる可能性がある。

(2) 乳頭状尿路上皮癌

papillary urothelial carcinoma

移行上皮癌の多くは尿路内腔に向かって乳頭状に隆起し，増殖が進むにつれてハナキャベツ様となり，基底部にも浸潤して尿路壁を貫通する。低悪性度乳頭状尿路上皮（移行上皮）腫瘍のように，組織学的に良性乳頭腫と診断されたものでも，再発や転移をみることがあり，乳頭腫と乳頭状癌の間に明らかな一

線を引くことができないので，尿路の乳頭状腫瘍はすべて悪性性格をもつものとして扱われている。

乳頭状尿路上皮癌の多くは分化型の腫瘍である。尿中に出現する細胞は通常の深層移行上皮細胞の形態を示し，若干クロマチン量は増えているが，大小不同は少なく，細胞質の狭い異型細胞である。散在性に剝離することもあるが，多くは細胞塊としてみられ，一定の方向性を示すことがある。この細胞像は一般の癌細胞の悪性基準に一致する形態ではないので，通常の小型尿路上皮細胞のクラスターとの区別が困難なことがある。ただし，非腫瘍性の小型の尿路上皮細胞が塊状のときは，その細胞塊辺縁に細胞質の広い表層細胞がみられることが多い。

中分化および未分化乳頭状尿路上皮癌は膀胱壁に浸潤発育し，異型性の強い癌細胞が尿中に出現する。核の大小不同が強く，クロマチンは増加し凝集も目立ち，核小体も大型になり癌細胞の悪性基準に一致する。細胞は散在性となり，大小不同も著明になる。細胞質は少なくなり，細胞境界は不鮮明で核・細胞質 N/C 比が大きくなる。

(3) 非乳頭状尿路上皮癌
　　　　nonpapillary urothelial carcinoma

この癌は発生の当初は上皮層内を細胞を置き換えて発育するので，内視鏡的に早期に発見することが難しく，また非常に悪性度が強い。尿中には比較的小型でクロマチン量が多く，大小不同があまり目立たない細胞が散在性に出現する。中には細胞塊として剝離したり，大小不同が明らかなこともあり，未分化な乳頭状癌細胞と区別が難しいこともある。

1.3　腺癌
1.3.1　腺癌の基盤となる正常細胞

正常細胞が癌化する過程は，発育，増殖の調節に必要なタンパク分子を支配している遺伝子（癌原遺伝子や癌抑制遺伝子など）に変異，欠損などの突然変異が生じることにより始まる。しかし，癌細胞が正常細胞から逸脱していく過程には，このような，①変異や欠損といった遺伝子レベルでの変化ばかりでなく，②RNA のプロセシングやスプライシング，メチル化などを介した転写後修飾，③タンパク質のグリコシル化，リン酸化，メチル化，ミリストイル化などの翻訳後修飾が加わる。さらに，癌細胞は集団として，①免疫監視機構からの逸脱，②周囲組織への浸潤，③血管やリンパへの侵入・転移，④腫瘍血管の新生といったように，正常組織とも相互に関係しあう。このようにして，癌細胞は機能的にも形態学的にも次第に正常細胞とは異なっていく。しかし，癌細胞はどこかに発生母地の特徴を保持している。したがって，癌細胞の細胞診断学を正しく行うには，その基盤となる正常細胞について十分な知識をもつ必要がある。

(1) 正常上皮細胞

上皮細胞には扁平上皮細胞 squamous epithelial cells，立方上皮細胞 cuboidal epithelial cells，円柱上皮細胞 columnar epithelial cells，基底細胞 basal cell などがあるが，腺癌の基盤となるのは，立方上皮細胞と円柱上皮細胞である。円柱上皮細胞はどちらかというと広い管腔の表面を覆っており，立方上皮細胞は狭い管腔の表面を覆っている。その典型は，気管支系にみられ，気管支上皮は円柱上皮細胞に覆われているが，細気管支になると立方上皮細胞に変わる。尿路系はさらに複雑で，尿細管や集合細管は立方上皮細胞で，集合管は円柱上皮細胞で覆われているが，尿管や膀胱に至ると尿路上皮細胞 urothelial cells になる。子宮頸内膜細胞は 1 層の円柱上皮で，線毛円柱上皮細胞と分泌円柱上皮細胞 secretory columnar cells からなる。消化管の上皮細胞も，一般に，円柱上皮細胞である。小腸のような吸収機能の発達した臓器の円柱上皮細胞の内腔側形質膜は，微絨毛 microvilli で覆われている。このことは，腎近位尿細管や胆汁を濃縮する胆囊でも同じである。気管支表面の円柱細胞には，線毛円柱上皮細胞 ciliated columnar epithelial cells と杯細胞 goblet cell がある。杯細胞は，酸性ムチンを含む粘液を合成・分泌し，気管支の他，小腸，結腸・直腸にもみられる。しかし，同じように粘液を合成・分泌する胃の粘液分泌細胞や頸粘液細胞は，酸性ムチンを含まず杯細胞とは呼ばない。このことは，外分泌腺の粘液分泌細胞も同じである。

腸管へ流入する胆道系や膵管系は，一般に立方上皮細胞からなる。このように，外分泌腺の特に導管は立方上皮細胞からなり，甲状腺や乳腺でも基本的には同じである。

(2) 基本形態の腺癌細胞における意味

腺癌細胞の特徴として，核の偏在性が挙げられる。その程度は，立方上皮細胞と円柱上皮細胞では異な

り，円柱上皮細胞でより明らかである。同じ円柱上皮細胞でも，杯細胞のような粘液分泌細胞の方が，線毛上皮細胞のような非粘液分泌細胞よりも核の偏在が明らかである。また，円柱上皮に由来する腺癌細胞は一般に大型で，N/C 比は比較的小さい。一方，立方上皮に由来する腺癌細胞は一般に小型で，N/C 比は比較的大きい。肺腺癌は，どちらの形態もとりうる。

(3)円柱上皮細胞や立方上皮細胞の特殊染色

粘液を染めるために，periodic acid-Schiff (PAS)染色やアルシャンブルー染色が好んで用いられる。PAS 染色では，炭水化物複合物がフクシン色(深紅色)に染まり，杯細胞で顕著であるが，基底膜，刷子縁や線条縁，軟骨などの他，肝細胞や筋細胞のグリコーゲンも陽性に染まる。杯細胞の酸性ムチンはアルシャンブルー染色で青緑色に染まる。したがって，杯細胞はすべてアルシャンブルー染色陽性であり，胃粘膜由来の粘液分泌腺癌と結腸や小腸由来の腺癌との鑑別に用いられる。軟骨もアルシャンブルー染色陽性である。

この場合，PAS やアルシャンブルーに染まる物質の局在や染まり方をみることも重要で，いろいろな染色パターンに分けられている(口絵100，101)。

1.3.2 腺癌の前癌病変

結腸・直腸の癌化の過程のモデルが分子生物学的に明らかにされた。このモデルでは，正常上皮細胞が腺腫を経て癌化する過程を染色体変化と関連させて検討が行われている。正常細胞の 5q21 にある癌抑制遺伝子 *APC*(adenomatous polyposis coli) に生じた変異または欠損により，上皮細胞の過形成が生じ，これに DNA の低メチル化が加わり初期腺腫が生じる。次いで，21p にある癌遺伝子 *K-ras* の変異による活性化が生じ中期腺腫へと移行する。中期腺腫に 18q21 にある癌抑制遺伝子 *DCC*(deleted in colorectal cancer) の欠損が加わり後期腺腫へと進み，さらに 17p13 にある癌抑制遺伝子 p53 の変異または欠損により癌化する。こういった早期癌にさらに多くの遺伝子変化が生じて転移をするようになるというものである(図 10.3)。もちろん，これは1つのモデルであって，癌化の過程は千差万別で，一定しているわけではない。しかし，このモデルで明らかなように，形態学的変化は1つ1つが独立したものではなく，正常細胞が癌化する過程の連続した変化の一断面をみていることを示す。換言すれば，前癌病変が存在し，腺癌の場合は腺腫がそれに相当するといえる。

(1)子宮頸部腺上皮の腺異形成

この部における腺異形成は，「核の異常が反応性異型よりも高度であるが，上皮内腺癌の診断基準を満たさない腺上皮の病変をいう」と定義され，やはり腺癌の前癌病変と考えられる。上皮内腺癌(AIS)よりも軽度と判断された核異型，細胞重積性をもって判断する。比較的きれいな背景の中に，柵状配列をもった異型細胞が細胞集塊として出現する。核は軽度腫大，クロマチンの増量，核の不規則配列を伴い，ときとして核小体が認められることもある(口絵102)。なお，腺異形成と上皮内腺癌との鑑別が難しい場合は，上皮内腺癌とする。確定診断は頸部円錐切除またはそれに準じた方法による。反応性異型は著しい炎症や放射線照射により生ずる。核の大型化，多形化，クロマチンの増量，核小体の出現を伴うが，核分裂像に乏しく，細胞の重層化などの構

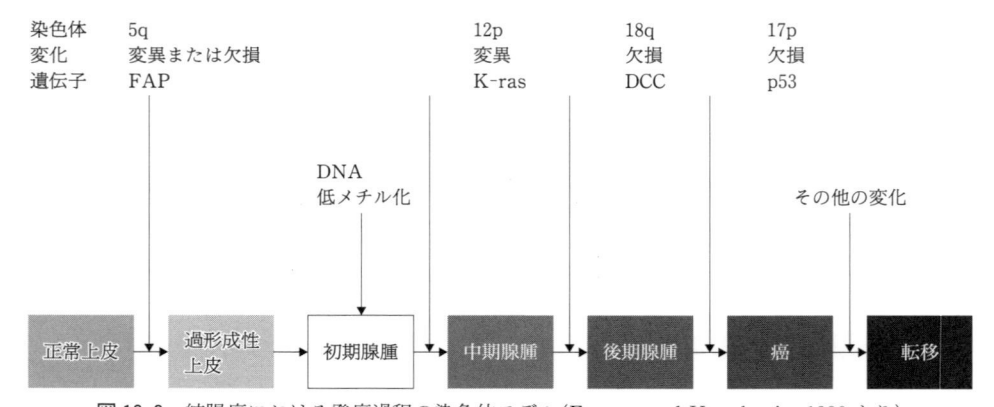

図 10.3 結腸癌における発癌過程の染色体モデル (Fearon and Vogelstein, 1990 より)

造異型はほとんどない。子宮頸部腺上皮の腫瘍類似鑑別疾患として腺上皮管状集塊いわゆる"tunnel cluster"，微小腺管過形成 microglandular hyperplasia，内頸腺過形成 endocervical glandular hyperplasia，中腎遺残 mesonephric remnant がある。"tunnel claster"は均一な内頸腺の境界鮮明な集簇巣であり，腺は拡張し，上皮は扁平化していることが多く，細胞異型はない。微小腺管過形成は粘液を腔内に入れた異型を伴わない内頸腺の過形成巣で，妊婦や経口避妊薬使用者にしばしばみられる。内頸腺過形成は異型を伴わない分化良好な内頸腺の過形成であり，ときにびまん性層状に過形成を示す。中腎遺残は，子宮頸部側壁内にみられる小腺管よりなる顕微鏡的な大きさの遺残組織である。腫瘍類似疾患，過形成は組織学的診断によって行われ，細胞診での鑑別はほとんど不可能である。

(2)子宮内膜増殖症

子宮内膜増殖症 endometrial hyperplasia は子宮内膜の過剰増殖と定義される。子宮内膜の過剰増殖を上皮細胞の異型の有無により，子宮内膜増殖症と子宮内膜異型増殖症の2つの範疇に分け，さらに腺構造の異常の程度により単純型と複雑型に分類する（表10.5）。

癌化の割合（表10.6）からみると，癌化と有意に関係するのは細胞異型と組織学的な構造異型である。細胞診では複雑型や子宮内膜異型増殖症が対象となる。細胞は強い重積性を示し，乳頭状，柵状を呈する細胞集塊として出現する（口絵103）。集塊周辺は不整樹枝状，周辺への核の突出も認められるが，軽微である。核は大小不同も軽微で核クロマチンは微細である。核小体は通常単数で小さい。

(3)肺異型腺腫様過形成 atypical adenomatous hyperplasia (AAH)

AAH は病理組織学的，形態計測学的，核DNA量測定，分子生物学的などの検討から末梢発生腺癌の前癌病変と考えられる。20個前後の細胞よりなる小型異型細胞の小集塊で，平面的配列を示し，結合性は粗で主にリボン状か単分枝状配列が優勢である。細胞は比較的均一な楕円形で，細胞質は豊富で泡沫状である。核は円形で大小不同は軽度だが，核内細胞質封入体が目立つ。N/C比は低いが2核ないしは多核細胞が目立つことなどが特徴である（口絵104）。

(4)乳腺における前癌病変

乳腺では，乳管内乳頭腫 intraductal papilloma，乳頭部腺腫 adenoma of the nipple のほかに管状腺腫 tubular adenoma と授乳性腺腫 lactating adenoma が含まれる。前2者は乳管上皮と筋上皮の2層性で，腺癌との鑑別にはこの筋上皮の同定が重要である。腺腫は比較的間質が乏しいが，周囲組織との境界は明瞭で，組織診では診断しやすい。しかし，細胞診では出現している細胞の種類，核クロマチンや細胞の配列などを注意深く観察して悪性所見がみられないことが重要である。

表10.6 子宮内膜増殖症の癌化の割合

分 類	Kurman et al.	上坊ら
子宮内膜増殖症		
単純型	1(%)	1.1(%)
複雑型	3	3.5
子宮内膜異型増殖症		
単純型	8	8.3
複雑型	29	21.4

表10.5 子宮内膜増殖症の分類（日本産科婦人科学会・日本病理学会，1996より）

	細胞異型なし	細胞異型あり
構造異常軽度	単純型子宮内膜増殖症 endometrial hyperplasia, simple	単純型子宮内膜異型増殖症 atypical endometrial hyperplasia, simple
構造異常高度	複雑型子宮内膜増殖症 endometrial hyperplasia, complex	複雑型子宮内膜異型増殖症 atypical endometrial hyperplasia, complex

[1] 腺構造の異常は単純型と複雑型で表す。
[2] 病理標本において，複雑型増殖症および異型増殖症と，類内膜腺癌 Grade 1 との区別は間質への浸潤を認めるものを腺癌とする。したがって，概念的に考えられる上皮内癌 adenocarcinoma in situ は子宮内膜異型増殖症に含まれる。
[3] 腺腫性 adenomatous は単に腺が構造的に複雑で，高密度であることを意味するが，従来様々な意味で使われており，混乱を避けるために用いない方がよいとされた。

表 10.7 各臓器の腺癌の組織型

臓器	子宮癌		卵巣癌	肺癌	胃癌	大腸癌	膵管癌	胆道癌	甲状腺癌	乳癌
組織型	[頸部] 粘液性腺癌 1)内頸部型 　悪性腺腫 　絨毛腺管状 　乳頭腺癌 2)腸型 類内膜腺癌 明細胞腺癌 漿液性腺癌	[体部] 類内膜腺癌 漿液性腺癌 明細胞性 　腺癌 粘液性腺癌	漿液性腺癌[1] 粘液性腺癌[2] 類内膜腺癌 明細胞腺癌	腺管型腺癌 乳頭型腺癌 細気管支・ 　肺胞型 　腺癌	乳頭腺癌 管状腺癌 膠様腺癌 印環 　細胞癌	腺癌 (高, 中, 低 分化型) 粘液癌 印環 細胞癌	乳頭腺癌 管状腺癌 嚢胞腺癌	乳頭腺癌 管状腺癌 粘液癌 膠様癌 印環 　細胞癌	乳頭癌 濾胞癌 髄様癌	乳管癌 ①乳頭 　腺管癌 ②充実 　腺管癌 ③硬癌 粘液癌 髄様癌 小葉癌 腺様 　嚢胞癌

[1] 漿液性嚢胞腺癌ともいう。
[2] 粘液性嚢胞腺癌ともいう。

1.3.3 腺癌の病理組織

(1)腺癌の組織亜型

腺癌は，各臓器によりいろいろな組織型に分類されている(表10.7)。

組織型の命名は，腺癌細胞の特徴(漿液性腺癌，粘液性腺癌，明細胞腺癌，印環細胞癌など)，腺癌細胞の構築の特徴(腺様嚢胞癌，濾胞腺癌，髄様癌など)，間質との関係(乳頭状腺癌，管状腺癌など)などに分けることができる。

漿液性腺癌や粘液性腺癌は，その名の通り，漿液や粘液を産生するもので，嚢胞を形成することが多い。粘液はHE染色では染まりにくいため空胞状にみえるが，PAS反応やムチカルミン染色で染まる。癌細胞内に粘液が過剰になり核が一方に押しやられているものを印環細胞癌と呼ぶ。明細胞腺癌はグリコーゲンを含むため明るくみえる腺癌で，肺癌では淡明細胞癌は大細胞癌に分類されるが，腺癌に分化する傾向がみられるときは淡明細胞腺癌と診断する。この場合，グリコーゲンがある場合もない場合もある。

上皮などで覆われた腔を嚢胞cystという。前述の漿液性腫瘍や粘液性腫瘍は嚢胞を形成することが多く，それぞれ，漿液性嚢胞腺癌や粘液性嚢胞腺癌と呼ばれる。腺様嚢胞癌 adenoid cystic carcinomaは唾液腺の癌腫で，組織学的に腺上皮-筋上皮の二相性構造を伴うが，導管上皮様細胞の外側の筋上皮系細胞による基底膜物質や酸性ムコ多糖類を容れた偽嚢胞の形成が特徴的である。このため腺様嚢胞癌と呼ばれる。濾胞腺癌では，濾胞構造がみられる。一方，間質の結合組織が乏しく，癌細胞が大きな集塊をつくるものを髄様癌と呼ぶ。

乳頭状腺癌では間質を取り囲むように癌細胞が配列し，乳頭状構造を形成する。一方，管状腺癌では管腔状に配列した癌細胞を間質が取り囲む，あるいは，ネット状に配列した間質の中に癌細胞が管腔状に配列する。

1)分化度

1999年のWHO分類では，従来用いられていた分化度は，再現性が低く予後との相関性も必ずしも明確でないことから，用いられていない。しかし，分化という見方は，組織構築を考える上で非常に重要である。1つは間質反応の程度であり，もう1つは，この間質反応に伴う細胞構築の程度である。高分化型腺癌 well differentiated adenocarcinomaの場合，一般に間質反応が乏しく，既存の間質構造に沿って明らかな乳頭状papillaryないしは腺管状tubular構築を示す。中分化型腺癌 moderately differentiated adenocarcinomaの場合，間質反応が強く，既存の間質よりも明らかに増生しているが，乳頭状ないしは腺管状構築を示す。低分化型poorly differentiatedの場合は，2つの方向がみられ，1つは極端に間質が増生するもの，もう1つは間質の増生がほとんどみられずかつ乳頭型構築も腺管型構築も存在しないものである。この典型は胃癌にみられ，前者は非充実型腺癌であり，後者は充実型腺癌である。乳癌の場合も充実腺管癌は後者に，硬癌の一部は，最も間質反応が強い前者に属するものといえよう。分化度が予後に関係するかどうかは，2つ

の点にかかっていると考えられる。1つは，癌が高分化から次第に低分化に進むかどうかである。もう1つは，分化度により増殖速度や転移速度に差があるかどうかである。しかし，癌には本来多様性があり，発育状況により形態が様々であることから，結論は得難い。

2) 腺癌の構築

乳頭状配列や腺管(管腔)状配列は腺癌の特徴であるが，これも間質と関係づけて考えると理解しやすい。間質が途切れることなく網状に構築していれば，そこに配列する癌細胞は腺管状構築を示す。これに対して，乳頭状配列はもともと間質が網目状構築をしていないものといえよう。もちろん，腺癌には両者の特徴をもつものがあり，乳癌の乳頭腺管癌 papillotubular carcinoma などがそれに相当する。腺房状 acinar 構築は肺癌や膵癌でみられるが，これは管腔構造が房状に連続してみられるものをいい，腺様嚢胞癌 adenoid cystic carcinoma にみられる間質を欠く篩状構築 cribriform pattern とは区別する必要がある。粘液細胞癌や漿液細胞癌といった細胞の特徴により命名された癌でも，多少とも乳頭状配列や腺管状配列のいずれかがみられる。

3) 腺癌の粘液産生性

腺癌細胞には粘液物質を産生するものが多いが，粘液産生性細胞を鑑別するためには特殊染色が必要である。杯細胞はアルシャンブルー陽性であり，これは上皮性酸性粘液が青く染まったものであるが，この他酸性粘液多糖類もアルシャンブルー陽性である。periodic acid-Schiff (PAS) 反応では中性・酸性粘液タンパク，卵巣濾胞液，甲状腺コロイドなどが染まり，消化管の腺細胞，唾液腺の粘液細胞，気道の粘液細胞，子宮頸部の腺細胞などが陽性を示す。しかし，子宮体部の腺細胞は陰性を示す。

ⅰ) 腺癌の特殊染色

腺癌は，ときに，たとえば肺では大細胞癌などとの鑑別が必要になることがある。この場合は，ムチカルミン染色やジアスターゼ消化後 PAS 反応などの粘液染色が有用である(口絵46，47，100，101)。腺癌は免疫組織化学的にサイトケラチンが陽性で，癌胎児性抗原 carcinoembryonic antigen (CEA)，B72.3，CD-15 (Leu-M1)，Ber-EP4 の2つ以上が陽性のことが多い。

こういった同一臓器の組織型の鑑別の他に，同じ腺癌でも原発性か転移性かの鑑別も必要になる。この場合は，形態学的特徴の他に，しばしば，免疫組織化学的染色が行われる。肺腺癌では，サーファクタントタンパク(SPAなど)，甲状腺転写因子-1 thyroid transcription factor-1 (TTF-1) などが陽性である。甲状腺では TTF-1，サイログロブリン(TG)が陽性である。前立腺癌では，前立腺特異抗原 prostate-specific antigen (PSA)や前立腺酸ホスファターゼ prostatatic acid phosphatase が陽性である。エストロゲン受容体(ER)やプロゲステロン受容体(PgR)が陽性であれば，乳癌が考えられる。また，サイトケラチン7とサイトケラチン20を用い腺癌の原発の推定を行うことが可能である。サイトケラチン7は，尿管の移行上皮，胆管，乳腺上皮では陽性となり，大腸，前立腺上皮，肝細胞は陰性となる。サイトケラチン20は，大腸，膀胱，胆管，膵臓の腺癌，移行上皮癌，粘液性卵巣腫瘍は陽性となり，肺，乳腺，子宮内膜，非粘液性の卵巣腫瘍は陰性になる。ビリン villin は上皮細胞の微絨毛に局在するアクチン結合タンパク質の1つで，モエシン moesin はヘパリン結合タンパクの1つである。ビリンは結腸の腺癌でよく発現されるが卵巣の腺癌では少なく，逆にモエシンは卵巣の腺癌に発現が高く結腸の腺癌では発現の割合が低いため，両者を組み合わせて腹水中の卵巣腺癌と結腸腺癌を鑑別することもある。一方，CEA は腺癌に広く存在し，こういった鑑別には役立たないが，逆に，中皮腫との鑑別には有用なことが多い。上皮型悪性中皮腫では，神経組織に広く分布するカルシウム結合タンパク質であるカルレチニン，サイトケラチンが強陽性で，上皮膜抗原 epithelial membrane antigen (EMA)やヒト乳脂肪グロブリン-2 human milk fat globulin-2 が膜に陽性である。

ⅱ) 各臓器別腺癌の特徴

以上に述べたように，各臓器により，また，各臓器の組織亜型により腺癌は特徴が異なる。各癌細胞の形態，PAS やアルシャンブルーの染色性，陽性または陰性臓器特異的抗原の種類を常に念頭に入れ，各臓器の組織亜型を推定するような鏡検の仕方に習熟する必要がある(表10.8)。

1.3.4 腺癌の細胞診

腺癌細胞の特徴は，分化度や細胞型により異なる。比較的共通した特徴としては，①明瞭な細胞集塊，

表 10.8 各臓器の腺癌の特徴の比較

	子宮癌（体癌）	卵巣癌	肺　癌	胃　癌	大腸癌	胆道癌	甲状腺癌	乳　癌
最も頻度の高い組織型の特徴[1]	類内膜腺癌では細胞は比較的小さく、N/C比は大きい。細胞集塊は不規則重積を示す。	漿液性腺癌ではぶどうの房状明細胞腺癌はまり状	細胞の大小、N/C比の大小は細胞亜型により異なる。	細胞は大きく、N/C比は比較的小さい。	背が高く横長の細胞状配列	細胞はやや大きめ。核の大小不同はしく、散在性のことが多い。	細胞は比較的小さく、N/C比は相対的に大きい。ときに核内細胞質封入体がみられる。	細胞は比較的小さく、N/C比は大きいことが多い。ときに細胞質内腺腔をみる。
特殊染色 アルシャンブルー	不染	辺縁型かときに胞体内、不染も多い。	辺縁型かときに胞体内、不染も多い。	網状型かゴルジ型か辺縁型。	胞体内か網状型か全体型か不染。		辺縁型かときに網状型、不染が多い。	
特殊染色 PAS	不染	淡染、不定型かときに内分泌型	淡染、全体型か不定型	全体型か内分泌型か網状型。	淡染、全体型かゴルジ野型。			淡染、全体型か不定型。
臓器特異抗原		サイトケラチン20、モエシン、CA54/61、CA72-4、SLX、CA125、CA199、STN、GAT	サーファクタン、トタンパク、TTF-1、SLX	CA125、STN、CA72-4、NCC-ST439	サイトケラチン20、ビリン、NCC-ST439	サイトケラチン20、DUPAN-2、CA-50、Span-1、SLX、NCC-ST439	サイトケラチン7、TTF-1、TG、カルチトニン	ER、PgR、サイトケラチン7、CA15-3、NCC-ST439、ErbB-2

[1] それぞれの中での分化度によっても異なる

②細胞の重積性，③核の偏在性，④核膜の陥入像などが挙げられる。ときに細胞質内粘液，核内細胞質封入体などがみられることもある。

(1) 細胞の重積性

多くは乳頭状構造や管腔状構造を示す。この場合，注意深く観察すると間質が明瞭にみられることが多い。ときにミラーボール状（マリモ状）集塊（口絵115）がみられることがあるが，この場合には間質がみられないことが多く，特に胸・腹水中では，腺癌細胞以外の細胞もこの形をとることも多いので鑑別が重要である。一般に腺癌は扁平上皮癌が示すような流れ状の一方向性を示すことはほとんどない。

(2) 核の偏在性

腺癌細胞が円柱上皮に由来するものでは容易にみられるが，立方上皮に由来するものでは注意深くみないとわかりにくいことも多い。集塊の周辺部をみるとみつけやすい。腺癌では一般に間質側に核が偏在するが，分化度が低くなり，充実性になるにしたがい結合性や極性は低下する。

(3) 核膜の陥入像

腺癌にかなり特徴的に認められる。核の特徴は，細胞診では最も重要な鑑別点であるので，詳細な観察が必要である。一般に，腺癌細胞は核内タンパク質が多く，パパニコロウ染色では明るくみえることが多い。

(4) 細胞質内粘液（口絵100, 101）

杯細胞に由来する腺癌細胞や，印環細胞が典型である。PASやアルシャンブルー，ムチカルミンなどで粘液染色を行うことが必要である。

(5) 核内細胞質封入体

腺腫でも認められることから癌に特異的ではないが，腺癌に伴う場合は，まず乳頭状腺癌で，甲状腺癌，乳癌，肺癌などに認められることが多い。石灰化小体も乳頭状腺癌に伴うといわれるが，これも癌に特異的ではない。

1.3.5 各臓器の腺癌細胞の特徴

(1) 子宮頸部癌

子宮頸部の扁平上皮癌が頸管円柱上皮下の予備細胞にヒトパピローマウイルス（HPV）が感染し，異形成を経て癌化するのと同様に，頸部腺癌も頸管円柱上皮や予備細胞にHPVが感染し，癌化すると考えられる。子宮頸部腺癌には純粋な腺癌が少なく，臨床病理で子宮頸部腺癌（表10.9）と診断された症

表10.9 子宮頸部腺癌および関連病変の分類

腺上皮病変 glandular lesions
 1) 内頸部ポリープ endocervical polyp
 2) ミュラー管乳頭腫 mullerian papilloma
 3) 腺異形成 glandular dysplasia
 4) 上皮内腺癌 adenocarcinoma *in situ*
 5) 微小浸潤腺癌 microinvasive adenocarcinoma
 6) 腺癌 adenocarcinoma
  a) 粘液性腺癌 mucinous adenocarcinoma
   (1) 内頸部型 endocervical type
    (a) 悪性腺腫 adenoma malignum
    (b) 絨毛腺管状乳頭腺癌 villoglandular papillary adenocarcinoma
   (2) 腸型 intestinal type
  b) 類内膜腺癌 endometrioid adenocarcinoma
  c) 明細胞腺癌 clear cell adenocarcinoma
  d) 漿液性腺癌 serous adenocarcinoma
  e) 中腎性腺癌 mesonephric adenocarcinoma
その他の上皮性腫瘍 other epithelial tumours
 1) 腺扁平上皮癌 adenosquamous carcinoma
 2) すりガラス細胞癌 glassy cell carcinoma
 3) 腺様嚢胞癌 adenoid cystic carcinoma
 4) 腺様基底細胞癌 adenoid basal carcinoma
 5) 未分化癌 undifferentiated carcinoma

例の多くに，扁平上皮の異形成ないしは扁平上皮癌（上皮内癌を含む）の混合 mixture あるいは衝突 collision が認められる。逆に，扁平上皮癌と診断された症例の中に腺異型を認めることも多い。腺上皮と扁平上皮の異常が20～75％に共存するといわれ，子宮頸部病変は腺上皮と扁平上皮という形態の違いはあるが，共通の発生原因や機構が存在すると考えられる。

1) 上皮内腺癌 adenocarcinoma *in situ* (AIS)

腺癌細胞が被覆上皮あるいは頸管腺上皮を置換しながら増殖するが，間質浸潤がないものをいう。細胞診では，柵状配列が特徴的で，柵状配列をした細胞の核が飛びだしてみえる羽毛状 feather edge 集塊，あるいはロゼット状配列としてみられることもある。核は大小不同があり，クロマチンは細顆粒状を呈し，ときに核小体の腫大がみられる。細胞境界は不明瞭なことが多く，背景は比較的きれいで，正常の頸管腺上皮細胞とともに出現することが多い（口絵105）。なお，ベセスダシステム2001でもAISの診断基準が示されている（ベセスダシステムの項，75頁参照）。

2) 微小浸潤腺癌 microinvasive adenocarcinoma

組織学的に既存頸管腺領域内に限局する腺癌で，

上皮内腺癌像の一部に芽出 budding を認め，その輪郭がなめらかで圧排浸潤とみなせる場合をいう。出現する細胞が多く，核が重層化した柵状配列やロゼット状配列を示す細胞の小集塊が多くみられるが，細胞像は上皮内腺癌とほぼ同じである（口絵106）。羽毛状集塊がみられることがあることも上皮内腺癌と同じである。

3）腺癌 adenocarcinoma

3.1）粘液性腺癌 mucinous adenocarcinoma

細胞数や粘液量の多寡にかかわらず明らかに細胞内に粘液を含む腺癌をいう。粘液性腺癌は内頸部型と腸型に分けられる。

ⅰ）内頸部型 endocervical type

内頸部型は〝内頸粘膜の円柱上皮細胞に類似する粘液性腺癌〟で，頸部腺癌では最も頻度が高く，分化の程度により次のように分けられる。

a）管状構造，乳頭状構造を呈する高分化型
　well differentiated type

高分化型の細胞は高円柱状で細胞間結合が強く，柵状，腺房状，ロゼット状などの集塊を形成する。細胞質はレース状でライトグリーン淡染性である。核は円形ないし類円形で大小不同を伴い，偏在性で核密度が高く，重層化を示すことが多い。クロマチンは細顆粒状で，核小体は腫大することが多い。また，細胞集団の周辺に核の突出像がみられる（口絵107）。しかし，細胞異型は少なく，核異型も軽度である場合もある。

b）高分化型と低分化型の中間の像を呈する中分化型
　moderately differentiated type

中分化型の細胞集塊はブドウの房状を呈し，細胞は背の低い円柱状で，細胞質に粘液を含む。核は高分化型に比べ増大し，腫大した核小体が認められる（口絵108）。

c）充実性に増殖する低分化型
　poorly differentiated type

低分化型の細胞は重積性が著明な細胞集団であったり散在性に出現したり，一定しない。細胞は低円柱状あるいは立方状で，細胞質はレース状，細胞質辺縁は不鮮明である。核は大小不同が著明でクロマチンは細顆粒状から粗顆粒状までみられ，ときとして濃染し無構造化するなど多彩である。核小体は腫大する。進行した頸部腺癌は多彩で，細胞診で分化度を推定するのは難しい。

d）特殊型

d.1）悪性腺腫 adenoma malignum (minimal deviation adenocarcinoma)

腫瘍全体が高度に分化した細胞からなり，ほとんどの腺は組織学的に正常の内頸腺と区別ができない。しかし一部に腺の異常分岐や核の異型を示し，あるいは結合織反応を伴うことが多い。細胞は粘液産生を伴い細胞質が豊富で，シート状に出現するが，多少重積性がある。クロマチンの増量はあまり認められないが，軽度の核腫大，核小体の腫大を認めることが多い。パパニコロウ染色では，スルホムチンが主体の正常頸管粘液はピンク色に染色され，シアロムチンが増加する悪性腺腫の粘液は黄色調に染色される。多量の水様性帯下のためか，標本には扁平上皮系細胞が少なく，頸管腺由来の細胞が目立つなど特異な様相を示すことも多い（口絵109）。

悪性腺腫とほぼ同一の細胞像および組織像を呈する分葉状内頸部腺過形成 lobular endocervical glandular hyperplasia (LEGH) が存在する。悪性腺腫は子宮外への浸潤あるいは転移が認められるのに対し LEGH はリンパ節などの転移がない。悪性腺腫では組織学的に腺癌成分の混在があり，LEGH では混在しない。確定診断は円錐切除以上の組織検査を必要とする。細胞診で両者を区別することは困難だが，両者をスクリーニングするには細胞診は有効な手段である。

d.2）絨毛腺管状乳頭腺癌 villoglandular papillary adenocarcinoma

高度ないしは中等度に分化した腺癌からなる絨毛腺管構造を特徴とする癌で，絨毛腺管構造（中央に毛細血管を含む間質）とその周囲に腺癌細胞が認められる。

ⅱ）腸型 intestinal type

腸の腺癌に類似し，杯細胞とときに好銀細胞を伴う粘液性腺癌をいう。以前は，内頸部型腺癌の亜型の粘液性腺癌 mucinous adenocarcinoma といわれていた。粘液産生が著明で，粘液とともに癌細胞がみられることが多く，印環細胞様のこともあり，胃など他臓器由来の腺癌と区別する必要がある。核の腫大，クロマチンの増量はむしろ軽度で，核小体も目立たないことが多い。

3.2）類内膜腺癌 endometrioid adenocarcinoma

子宮内膜の類内膜腺癌と同様の組織像を示す腺癌

をいう．細胞は立方状あるいは低円柱状を呈し，細胞質はレース状で辺縁は不鮮明である．細胞集団の場合には核密度が高く，不規則な重積を呈し，辺縁はわずかに柵状配列が認められる．核は正常細胞より増大し，大小不同は軽度，クロマチンは軽度に増量する．内頸部型腺癌と比較して悪性細胞所見は乏しいことが多い．また，子宮体部の類内膜腺癌からの頸部進展とは区別しなければならない．老人性萎縮でみられる傍基底細胞，上皮内癌，非角化型扁平上皮癌などとの鑑別が必要である．

3.3）明細胞腺癌 clear cell adenocarcinoma

卵巣，子宮体部の明細胞腺癌と同様な組織像を示す腺癌をいう．明細胞あるいはホブネイル細胞 hobnail cell からなり，充実性，管状・嚢胞状，乳頭状構造あるいはこれらの組み合わせからなる（口絵112）．子宮頸部の明細胞腺癌はミューラー管の円柱上皮由来と考えられている．

充実型では細胞質は比較的大型で明るく淡明の細胞で，グリコーゲンを多量に含む．細胞境界は明瞭である．主にシート状あるいは軽度重積性のある細胞集団として認められる．細胞質はレース状で一部粘液空胞を有するものもある．核は円形～類円形で，明瞭な核小体を認める．N/C比は小さい．管腔型は組織像で核が腺腔内に突出するいわゆるホブネイル型を呈するが，細胞診では不規則な重積を示す細胞集団で，一般的な腺癌と鑑別することは難しい．

3.4）漿液性腺癌

富細胞性の芽出を伴う複雑な乳頭状構造と砂粒小体の高頻度の出現を特徴とする腺癌で，子宮頸部では稀である．

3.5）中腎性腺癌

頸管外側壁にある中腎遺残から発生する腺癌である．よく分化した部位では粘液を含まない円柱上皮からなる小腺の集まりを認め，腺腔には好酸性硝子様の分泌物をみる．あるいは，類内膜腺癌に似た大きな管状腺からなる．低分化中腎腺癌では充実性構造を示すこともある．

3.6）その他の上皮性腫瘍

ⅰ）腺扁平上皮癌 adenosquamous carcinoma

腺癌と扁平上皮癌の両成分が移行，混在する癌で，予備細胞から発生し両方向へ分化したものと考えられる．しかし，ヒトパピローマウイルスの感染と癌発生が関係することも考えられ，起源についてもまだ不明な点が多い．よく分化した腺癌細胞と扁平上皮癌が共存している場合は診断が容易である．

ⅱ）すりガラス細胞癌 glassy cell carcinoma

胞巣状充実性増殖をし，すりガラス様の豊富な細胞質をもつ腫瘍細胞が特徴で，腺管構造，細胞間橋や角化細胞を認めない低分化癌である．部分的には腺，扁平上皮癌への分化を認めることがある．細胞質は淡明であるが，グリコーゲンは乏しく，すりガラス様を呈する．核は類円形で腫大し，大小不同，核小体が著明となる．クロマチンは粗大顆粒状で，軽度増量する．大細胞非角化型扁平上皮癌との鑑別が必要である．

ⅲ）腺様嚢胞癌 adenoid cystic carcinoma

境界明瞭な基底細胞様癌巣に，篩状構造を特徴とする癌で，唾液腺由来の腺様嚢胞癌に類似する頸部腺癌であるが，筋上皮細胞成分は欠如する．

(2) 子宮体癌

子宮内膜癌は近年増加傾向にあり，日本産科婦人科学会の子宮癌登録では子宮癌全体の40％（子宮頸癌0期を除く）以上を占める．子宮内膜癌の早期発見，早期治療に果たす子宮内膜細胞診の役割は今後ますます重要となるが，内膜細胞診における内膜癌の正診率は約90％前後である．これは，①内膜細胞採取時のサンプリングエラーが子宮頸癌に比して多いこと，②内膜細胞診における細胞診断学の診断基準が明確でなく，特に異型性の低い高分化型類内膜腺癌の偽陰性率が高いことなど，細胞診断学上の困難さが原因である．さらに，組織診でも，複雑型子宮内膜異型増殖症と高分化型類内膜腺癌との鑑別が容易でないことなど，検討課題を多く含んでいる．1996年に「子宮体癌取扱い規約」の組織分類が変更された（表10.10）．

実際上，低分化型類内膜腺癌は細胞異型が強く，癌の診断は容易である．しかし，高分化型類内膜腺癌は閉経期前後の発症が最も多く，発症年齢が若い．このため不正出血があっても機能性出血 dysfunctional bleeding か，癌からの出血であるのか判断に迷う例も珍しくはない．さらに，細胞採取法の違いによっても細胞形態，特に細胞集団の出現パターンに変化があることなど子宮体癌検診を難しくする要因がある．このため高分化型類内膜腺癌を見逃さないように，いろいろな判定基準が考えられている．高分化型類内膜腺癌の最も大きな特徴は，結合性が

表 10.10 子宮内膜癌の組織分類

子宮内膜癌 endometrial carcinoma
 a）類内膜癌 endometrioid carcinoma
  (1) 類内膜腺癌 endometrioid adenocarcinoma
   (a) 分泌型類内膜腺癌 endometrioid adenocarcinoma, secretory variant
   (b) 線毛細胞型類内膜腺癌 endometrioid adenocarcinoma, cilliated cell variant
  (2) 扁平上皮への分化を伴う類内膜腺癌 endometrioid adenocarcinoma with squamous differentiation（腺扁平上皮癌 adenosquamous carcinoma；腺棘細胞癌 adenoacanthoma）
 b）漿液性腺癌 serous adenocarcinoma
 c）明細胞腺癌 clear cell adenocarcinoma
 d）粘液性腺癌 mucinous adenocarcinoma
 e）扁平上皮癌 squamous cell carcinoma
 f）混合癌 mixed carcinoma
 g）未分化癌 undifferentiated carcinoma

強くクラスターを形成しやすいことである。細胞や核の重積性を最も重要視すべきである。次に重積性をもって出現している細胞集塊が内膜上皮細胞の集団なのか，あるいは内膜間質を構成している細胞の集団なのかを考慮し，細胞を観察することである。高分化型類内膜腺癌と機能性出血（月経）に出現する内膜間質細胞の特徴を示す（表 10.11）。

1) 腺癌 adenocarcinoma
1.1) 類内膜癌 endometrioid carcinoma
ⅰ) 類内膜腺癌 endometrioid adenocarcinoma
体部腺癌の大部分は類内膜腺癌であり，正常子宮内膜腺に類似した形態を示す癌腫をいう。類内膜腺癌では構造異型の程度と細胞異型の程度は平行することが多く，腺癌成分の構造異型と細胞異型の程度により，grade 1～3 に分類される（表 10.12）。細胞異型の程度は核異型が重視される。

細胞診では高分化型類内膜腺癌は結合性が強く，乳頭状，柵状，樹枝状など集団として出現することが多い。不規則な重積，集塊辺縁の細胞のほつれ，核の突出などが特徴である（口絵 110）。核は核縁の不整，クロマチンの不均等分布が認められる。一般に核小体は小型であるが，ときとして大型の場合もある。異型性が弱いため，子宮内膜増殖症との鑑別が困難な場合もある。

低分化型類内膜腺癌は細胞の結合性が乏しく，散在性に出現することが多い。核の大小不同性は増し，核縁の不整や肥厚，クロマチンは増量し，核小体腫大は著明となる（口絵 111）。

変異型に次の2種類がある。
 a）分泌型類内膜腺癌 endometrioid adenocarcinoma, secretory variant
核下空胞をもつ分泌期初期の子宮内膜に類似した腺癌成分を有する類内膜腺癌である。
 b）線毛細胞型類内膜腺癌
  endometrioid adenocarcinoma, ciliated cell variant
腺癌細胞の多くが線毛をもつ類内膜腺癌である。

表 10.11 高分化型類内膜腺癌と機能性出血（月経）時の内膜細胞の特徴

	機能性出血時の内膜間質細胞	高分化型類内膜腺癌
背景 （出現細胞）	出血，裸核の間質細胞 内膜上皮細胞も散見 大多数が間質細胞	よく出血が観察される 間質細胞は少ない 内膜上皮細胞（癌細胞）が主体
重積性 細胞所見	主に内膜間質細胞の集塊，不規則な重積 間質細胞は内膜上皮細胞より小型，染色性はやや強い 核は円形ないし楕円形	内膜上皮細胞の集塊を形成，不規則な重積立体構造 乳頭状発育 細胞集塊の密度が高く，極性の乱れが強い。細胞質はレース状，核は円形ないし類円形で大小不同がある
クロマチン	粗顆粒状，ときに腺癌より強い	顆粒状であるが比較的均一

表 10.12 類内膜腺癌の grade（日本産婦人科学会，1996 より）

grade 1：充実性増殖 solid growth の占める割合が腺癌成分の5%以下のもの。
grade 2：充実性増殖の占める割合が腺癌成分の6～50%のもの。あるいは，充実性増殖の占める割合が5%以下でも細胞異型の著しく強いもの。
grade 3：充実性増殖の占める割合が腺癌成分の50%を超えるもの。あるいは，充実性増殖の占める割合が6～50%でも細胞異型の著しく強いもの。

ii）扁平上皮への分化を伴う類内膜腺癌
endometrioid adenocarcinoma with squamous differentiation

　良性扁平上皮ないし悪性扁平上皮への分化が局所的にみられる類内膜腺癌で，類内膜腺癌と扁平上皮成分が混在する．腺癌成分の形態により grade 1〜3 に分類する．ただし，この場合扁平上皮成分については考慮しない．

a）腺扁平上皮癌 adenosquamous carcinoma
　扁平上皮成分が悪性を示し，悪性異型細胞の一般基準を満たし，核分裂像，破壊性間質浸潤が認められる．なお，腺扁平上皮癌では扁平上皮成分の形態による段階づけ grading は行わない．細胞診で腺癌と扁平上皮癌の両成分が観察された場合は診断が可能である．

b）腺棘細胞癌 adenoacanthoma
　組織学的に扁平上皮成分が良性像を示す．細胞診で分化の進んだ扁平上皮成分および扁平上皮化生細胞を検出できれば診断は可能である．
　なお，扁平上皮成分と判定するための組織学的基準（表10.13）が定められている．

1.2）漿液性腺癌 serous adenocarcinoma
　卵巣の漿液性腺癌に類似し，乳頭状に入り込んだ構造と細胞の芽出を特徴とする腺癌で，しばしば砂粒小体 psammoma body を伴う臨床的にきわめて予後の悪い腫瘍である．組織学的には，乳頭状構造は幅のある線維・血管を含む結合組織性の芯を形成し，その周囲を不規則な重積性を示す細胞が覆い，これらの細胞がさらに別の乳頭状構造を形成し，細胞小集塊からなる突出（芽出 budding）を形成する．核は異型が強く，壊死像もよくみられる．砂粒小体が認められることもある．未分化細胞からなる充実性部分が通常みられる（図10.4）．
　細胞診所見としては，乳頭状に発育した小集塊や腺構造をもつ小集塊が認められる．核は多核，巨核などを形成し，濃染性で大型の核小体や奇怪な核が特徴的である．また，核が外方へ突出し，あかたも明細胞腺癌でみられるホブネイル様にみえることもある．砂粒体が認められるときは診断が可能であるが，一般には細胞診での診断は困難なことが多い．

1.3）明細胞腺癌 clear cell adenocarcinoma
　　　（図10.5）
　主に明細胞ないしホブネイル細胞からなる腺癌で，

表 10.13　扁平上皮成分と判定するための基準（日本産婦人科学会・日本病理学会，1996 より）

1) 通常の染色で確認できる角化
2) 細胞間橋
3) 次の(a)〜(d)の 4 項目中 3 項目以上
　(a) 腺構造や核の柵状配列を伴わないシート状増殖
　(b) 明瞭な細胞の輪郭
　(c) 好酸性，濃染色性ないしすりガラス状細胞質
　(d) 腫瘍内の他の部分よりも低い核/細胞質比

上記の 1)〜3) の中の少なくとも 1 つが必要である．

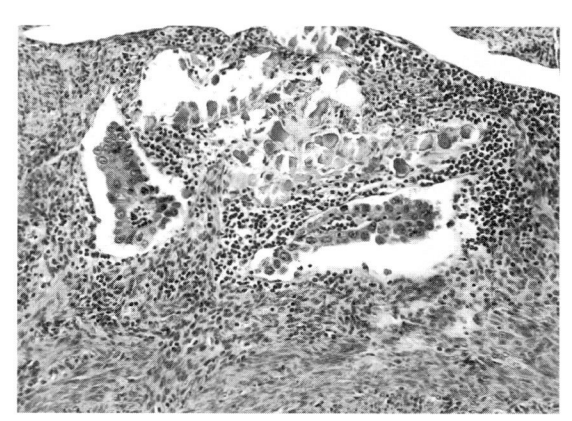

図 10.4　漿液性腺癌（子宮内膜）

充実性，管状嚢胞性，乳頭状ないしこれらの混在した組織構造を示す．全子宮体癌の 1〜5% で，以前は中腎管由来の中腎管腫瘍 mesonephroma あるいは中腎管癌 mesonephric carcinoma と呼ばれていたが，近年はミュラー管由来 Müllerian histogenesis の腫瘍と考えられている．ほとんどの例が閉経後で，発生年齢中央値は 67 歳（範囲 25〜77 歳）

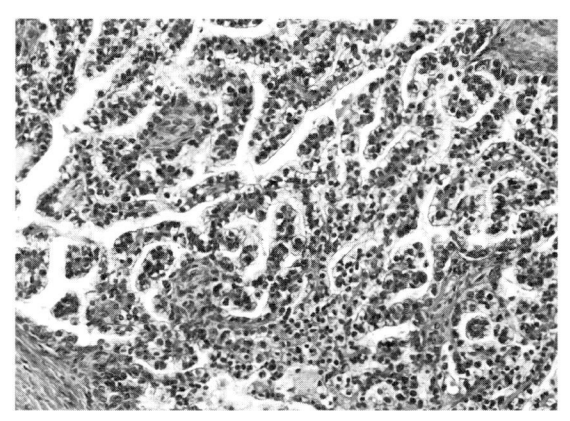

図 10.5　明細胞腺癌（子宮内膜）

で，通常の類内膜腺癌に比して高齢である。予後は類内膜腺癌に比べ，不良である。本疾患の約25%は子宮内膜ポリープから発生するといわれる。漿液性腺癌との混在が多く(30～60%)，類内膜腺癌や粘液性腺癌との混合型も稀ではなく，純粋型の明細胞腺癌は比較的少ない。明るい胞体内にはグリコーゲンが多量に含まれ，αフェトタンパク陽性であり，PAS，アルシャンブルーいずれも陽性である。細胞像は，細胞質が豊富で，胞体が明るく抜けるのが特徴である。核は円形ないし類円形，大型でほぼ中心に位置し，核小体は明瞭で大きく複数の場合が多い。ホブネイル型は裸核状でN/C比が大きく，核の外方突出が認められる(口絵112)。異型核分裂像がしばしば認められ，分裂像数は卵巣明細胞腺癌に比して多い。

1.4) 粘液性腺癌 mucinous adenocarcinoma

ほとんどの癌細胞が細胞質内に多量の粘液をもつ。通常は高分化型腺癌で，子宮頸部の粘液性腺癌に類似し，子宮頸部原発の腺癌と鑑別することが難しい。また，子宮内膜の粘液化生 mucinous metaplasiaとの鑑別も重要である。

1.5) 混合癌 mixed carcinoma

複数の組織型が混在する癌腫で，各成分が腫瘍全体の10%を占めるものをいう。ただし，腺扁平上皮癌，腺棘細胞癌は除く。

1.6) 転移性子宮内膜癌 metastatic endometrial carcinoma

子宮体癌取扱い規約には掲載されていないが，子宮内膜細胞診上で他臓器由来の転移性腫瘍細胞がみつかることがある。転移がよく認められるのは卵巣癌や卵管癌で，乳癌，消化器癌の場合もある。特に腹水中に癌細胞が浮遊している場合は卵管を経由して子宮腔内で観察されることが多い(口絵113)。卵巣癌や卵管癌細胞が出現するときには腫瘍性背景を示さず，少数の集塊として認められることが多い。印環型の細胞や高円柱状あるいは柵状の配列を伴う場合は胃癌あるいは大腸癌などの消化器由来の癌を推定することもある程度可能である。しかし，実際の子宮転移は子宮頸部がほとんどで内膜への転移は少なく，通過性の場合が多い。

(3) 卵巣癌，卵管癌

卵巣および卵管腫瘍の細胞診は捺印標本による観察が主であるが，腹水細胞診で診断されることも多い。卵巣腫瘍および子宮体癌取扱い規約では，「腹水または洗浄液の細胞診」が臨床進行期分類の決定因子に加えられている。術中迅速診断として腹腔洗浄液細胞診や組織捺印細胞診が術中に要求されることもある。

表層上皮性・間質性腫瘍 surface epithelial-stromal tumors は，卵巣腫瘍で最も発生頻度が高く，上皮性組織と間質性組織が種々の割合で混在する腫瘍群である。通常は上皮性組織の増殖が主体で，ときに間質の増殖の強い例がある。一般に腫瘍性上皮成分は卵巣表面を覆う体腔上皮に由来する。しかし卵巣表層上皮ないし卵管上皮に類似する漿液性腫瘍，子宮頸管腺上皮に類似する粘液性腫瘍や子宮内膜腺上皮に類似する類内膜腫瘍など，種々のミュラー管由来上皮への多分化を示す。明細胞腫瘍やブレンナー腫瘍も同様の分化によると考えられている。ときにこれらの混合型がみられ，いずれに分類すべきか困難な場合も多い。

さらにこの範疇に入る腫瘍では，良性と悪性の中間病変として境界悪性 borderline malignancy がある。境界悪性腫瘍の組織学的特徴は，①上皮細胞の多層化，②腫瘍細胞集団の内腔への分離増殖，③同一細胞型における良性と悪性の中間的な核分裂活性と核異型，④間質浸潤の欠如といわれているが細胞診で判定することは困難である(表10.14)。

1) 漿液性腫瘍 serous tumors

卵巣表層上皮ないし卵管上皮に類似した細胞からなる腫瘍である。良性腫瘍は扁平化した単層円柱上

表10.14 卵巣腫瘍の臨床病理学的分類(日本産婦人科学会・日本病理学会，1990より)

	境界悪性腫瘍	悪性腫瘍
表層上皮性・間質性腫瘍	漿液性嚢胞性腫瘍[低悪性度]	漿液性(嚢胞)腺癌
	粘液性嚢胞性腫瘍[低悪性度]	粘液性(嚢胞)腺癌
	類内膜腫瘍[低悪性度]	類内膜腺癌
	明細胞腫瘍[低悪性度]	明細胞腺癌
	腺線維腫(上記の各型)	腺癌線維腫(上記の各型)
	表在性乳頭状腫瘍[低悪性度]	腺肉腫
	ブレンナー腫瘍[増殖性]	中胚葉性混合腫瘍[ミュラー管混合腫瘍][癌肉腫]
		悪性ブレンナー腫瘍
		移行上皮癌
		未分化癌

皮で覆われるが，ときとして剥離欠如することもある。ときに良性でも上皮細胞の多層化や乳頭状発育あるいは限局的な結節性増殖をみる。

　細胞診では良性腫瘍は細胞重積性の少ない小型の円柱ないし立方形細胞からなり，細胞質はライトグリーンに染まり，線毛を認めることが多い。線毛は悪性腫瘍では稀である。腺癌はブドウの房状あるいは乳頭状の細胞集団で構成され，細胞異型の弱いものから強いものまで様々であるが，一般的にはN/C比が増大し，核は濃染する傾向が強い。砂粒体 psammoma body を伴う頻度が多い（口絵114）。しかし良性や境界病変でも出現することがあり，良性か悪性かの鑑別にはならない。腹腔内に転移した場合にはブドウの房状を呈し，核小体の腫大した典型的な腺癌細胞像として腹水標本上にみられる。

2）粘液性腫瘍 mucinous tumors

　上皮性成分が子宮頸部の腺上皮に類似した内頸部型 endocervical type の他，杯細胞やパネート細胞を含む腸上皮型 intestinal type およびこれらの混合型 mixed type がある。そして，それぞれに良性，境界悪性，および悪性型がある。

　組織学的には，高円柱上皮細胞よりなる。大小の腺管を形成し，淡明で豊富な胞体には粘液を含有する。粘液産生の強いものは腺腔内を粘液で満たし，上皮細胞は欠落するか，粘液内に浮遊する。

　細胞診では粘液により標本背景がオレンジG，エオジン，あるいはライトグリーンに染まり，ときに膜状にみえる。内頸部型良性腫瘍では細胞は頸管円柱上皮に類似した柵状あるいは細胞境界が鮮明な蜂の巣配列を示す。平面的でシート状の細胞集団としても出現する。細胞質には明るい好酸性の粘液が認められる。腸上皮型では羽毛状細胞配列を呈する。

　腺癌では細胞の重層化を示す乳頭状細胞集団を構成し，細胞異型の程度は様々である。細胞質は好酸性の粘液あるいは空胞形成をもち，PAS反応陽性を示す。核は大小不同で核クロマチンは粗大顆粒状を呈する。低分化型ではクロマチンの粗大性が増し，大型核小体を認める。

　なお粘液性腫瘍は同一腫瘍内でも部位により良性，境界悪性，悪性の成分が混在することがあり，多数の採取捺印部位で観察する必要がある。

3）類内膜腫瘍 endometrioid tumors

　子宮内膜の腫瘍に類似する所見を呈する腫瘍である。良性，境界悪性は稀で，腺線維腫または囊胞性線維腫としてみられる。類内膜腺癌は一部充実性で囊胞性であることが多い。しかし大部分が充実性を示すこともある。組織学的には子宮体癌の場合と同様で，純粋型，腺扁平上皮癌型の所見を認める。

　細胞診では乳頭状のクラスターとして出現することが多く，腺管状，柵状，シート状の細胞配列を示す。細胞重積性は強い。細胞質はライトグリーン好染性である。核は円形ないし類円形で大小不同を伴い，核クロマチンは濃染する。

4）明細胞腫瘍 clear cell tumors

　良性，境界悪性は稀で，大多数が明細胞腺癌である。わが国では卵巣癌の約22%を占め，欧米の5～10%に比べ高頻度であり，最近増加傾向が認められる腫瘍である。子宮頸部や子宮体部の場合と同様の細胞形態を示す。細胞質が豊富で淡明な胞体をもつ型とN/C比が高く，細胞から核が突出してみえるホブネイル型のいずれか，または両者からなる。

　細胞診では腺管状，シート状，乳頭状の細胞集団として認められ，腹水中に出現したときは球状の細胞集塊を形成し，ミラーボール状を呈する（口絵115）。PAS反応は陽性である。

5）ブレンナー腫瘍 Brenner tumor

　特異な上皮構造と間質の増殖を伴う上皮性・間質性腫瘍で，大部分が良性である。

　細胞診では上皮細胞がシート状に出現し，間質細胞は孤立性，裸核状で出現することが多い。上皮細胞の細胞質はエオジン好性あるいはライトグリーン好性に染まる。核は類円形，楕円形で，核膜に深い皺（縦溝 broove）を有し，コーヒー豆様 coffee bean nuclei と表現される。

6）転移性卵巣腫瘍 metastatic ovarian tumors

　卵巣には胃，大腸，膵臓，胆囊などの消化器官，子宮，肺，乳腺など多くの臓器からの転移が認められる。通常は両側性で，転移経路としては血行性，リンパ行性，播種性，直接浸潤などであるが，リンパ行性を支持するものが多い。消化管から転移したものをクルッケンベルグ腫瘍 Krukenberg tumor と呼び，胃の低分化粘液性腺癌の転移が最も多い。類円形の細胞が孤立性あるいはシート状に出現し，細胞質は泡沫状で多数の小空胞を形成し，好酸性の粘液を認める。核は偏在し印環状にみえる。大腸癌の転移では重積性集塊で出現し，柵状，樹枝状，腺

房状の細胞配列をみる。

7) 卵管の腫瘍

卵管癌は婦人科悪性腫瘍の中でも稀な疾患で発生頻度は1%前後である。術前診断は難しく，卵巣癌との鑑別は困難とされる。しかし子宮内膜吸引細胞診では癌細胞の検出率は高い。組織型では腺癌が最も多く，その他腺扁平上皮癌，腺棘細胞癌，明細胞癌などがある。原発性卵管癌の細胞診では背景がきれいで，乳頭状の配列を有する細胞集塊が出現する。細胞質はレース状で，ライトグリーンに染まり，小空胞形成がある。核は偏在し，クロマチンの増量，核小体の腫大が認められる。

(4) 乳癌

今日の分類では，まず乳癌は1. 非浸潤癌，2. 浸潤癌，3. Paget病に大別され，次いで非浸潤癌が1a. 乳管癌と1b. 小葉癌に，浸潤癌が2a. 乳管癌と2b. 特殊型に分けられ，浸潤性乳管癌がさらに2a_1乳頭腺管癌，2a_2充実腺管癌，2a_3硬癌の3つに分けられている。浸潤癌の特殊型としては2b_1粘液癌や2b_2髄様癌，2b_3浸潤性小葉癌，2b_4腺様嚢胞癌，2b_5扁平上皮癌，2b_6紡錘細胞癌，2b_7アポクリン癌などがある。頻度別には乳管癌がほぼ80%で，小葉癌は10%以下，乳頭腺管癌(面疱癌)は5%以下，髄様癌も5%以下と少なく，粘液癌などは稀である。

乳管内に癌が浸潤すると多くは血性の乳頭分泌液を生じるが，分泌液中の細胞から細胞型を鑑別することは非常に困難である。ここで，比較的共通してみられる癌細胞の特徴について述べると，

1) 背景

血性のことが多い。壊死や変性による破壊産物がみられる。組織球がヘモジデリンを含んでいることも多い。

2) 細胞

N/C比は大きく，細胞の大きさも形態も不規則である。細胞の相互封入像がみられることもある。

3) 核

核の増大と大小不同，核形の不整，多核化，クロマチンの増量と不規則な凝集および不均等分布，核縁の切れ込み，異常核分裂像，核小体の増大と増加などが悪性細胞の所見として挙げられる。

4) 穿刺吸引

得られる細胞は新鮮であり，背景をよく観察することにより，癌の鑑別診断が可能であることが多い。

以下，主な浸潤癌(2a, 2b)の所見を記載する。

ⅰ) 乳頭腺管癌($2a_1$) papillotubular carcinoma

腺上皮由来と考えられる細胞が認められるが，良性腺上皮細胞の集団と異なり，散在性のものが多く，ときに明らかな乳頭状構造があることもあるが構成細胞数は少ない。このような集塊では線維性の間質に癌細胞が粗に付着している。細胞は正常上皮細胞に比して明らかに大きく，大小不同がみられる。集塊状の部分では核間距離が不均一で，重積性が認められる。胞体と胞体の境界は不明瞭なことが多い。核小体は一般的には明瞭である。クロマチンは顆粒状で大小不同があり，不均等分布を示す(口絵116)。

ⅱ) 充実(髄様)腺管癌($2a_2$) solid-tubular carcinoma

乳頭腺管癌に比較して，さらに結合性は疎であり，孤立散在性の細胞配置をとることが多い。細胞の大きさもやや小さいが，大小不同は認められる。集塊状の部分では，核間距離の不整があり，核の多形性や多染色性などの悪性所見がみられるが，核小体は再生上皮に比較して不鮮明である(口絵117)。

ⅲ) 硬癌($2a_3$) scirrhous carcinoma

病理組織では，間質の増生が著明で，豊富な結合織の中に癌細胞が孤立あるいは小集塊をなして散在する。この組織像を反映して，乳癌の中では唯一採取細胞数が少ないのが特徴である。病巣から確実に採取されているにもかかわらず，標本中に細胞数が少なければまず硬癌を考える必要がある。細胞は，充実腺管癌と類似して小型で弧立散在性に出現することが多い。しかし，集塊状のところでは明らかな重積性が認められ，中には細胞相互封入体像を示す小集塊も認められる(口絵118)。

ⅳ) 粘液癌($2b_1$) mucinous (colloid) carcinoma

豊富な粘液を背景に，比較的均一な細胞がシート状または集塊をなして展開しているのが特徴である。粘液は，メイギムザ染色では赤色から紫色に染まり，パパニコロウ染色では薄い灰色から緑色に染まるが，ときに透明に近いこともあるので注意を要する。線維腺腫との鑑別が必要であるが，

①背景に粘液がみられること，

②線維腺腫に比較して集塊の構成細胞数が少ないこと，

③集塊の周辺には腫瘍以外の細胞がほとんどみられないこと，

などが鑑別点として挙げられる(口絵119)。

　　v)(リンパ球浸潤性)髄様癌(2b₂) medullary carcinoma (with lymphocytic infiltrate)

細胞の特徴は，髄様腺管癌細胞の特徴と類似しているが，癌細胞は大きく核小体も明瞭なため，異型性が強くなった印象を受ける。この癌の特徴は，多数の異型性のない小リンパ球の混在である(口絵120)。

　vi)小葉癌(2b₃) lobular carcinoma

核の大小不同性の乏しい小型の癌細胞が孤立散在性にみられ，充実腺管癌に類似した印象を受ける。しかし，集塊状の部分では明らかに重積性があり，シート状配列はとらず，むしろ1列から2,3列で索状に配列しているのが特徴である(口絵121)。

　vii)腺様嚢胞癌(2b₄) adenoid cystic carcinoma (cylindroma)

呼吸器や唾液腺などにみられる腺様嚢胞癌(後述)と同様である。

　viii)アポクリン癌(2b₇) apocrine carcinoma

アポクリン化生を伴った腺癌をアポクリン癌と呼ぶ。これは乳癌に特有であるが，異常な汗腺から生じるものと考えられたため汗腺癌と呼ばれることもある。乳腺症の乳腺上皮に見られると同様に乳腺癌細胞がアポクリン化生を起こしたものと考えられる。良性のアポクリン化生との鑑別は，

①胞体が厚く，不透明であること，
②核の大小不同が著明で，核間距離が不均等であること，
③細胞間の結合性が減弱していること，

が挙げられる。

(5)肺癌

1)腺癌 adenocarcinoma

腺癌は原発性肺癌の約40％を占めほとんどが末梢に局在する。早期の末梢型腺癌症例ではほとんど無症状なので，喀痰細胞診で陽性となるのは進行癌のことが多い。

ブラッシングや針穿刺法で得られた腫瘍細胞は喀痰中癌細胞より細胞配列や細胞質，核偏在性などの特徴的所見が少なく，診断が難しくなる。特に低分化型腺癌の場合は低分化型扁平上皮癌や大細胞癌との鑑別が困難なことがある。

大小不同のある腫瘍細胞が密に重積してクラスター(集塊)を形成することが多く，腺様配列を呈することがある。細胞質は泡沫状，ライトグリーンに染色され，粘液空胞がみられることがある。個々の細胞の核/細胞質比(N/C比)は高い。

核は類円形でクロマチンが顆粒状に増加し，偏在傾向が強い核の一部には切れ込みがみられ，核内封入体を認めることがある。核小体は大きく円形で1個みられるものが多い(口絵122)。

細胞診の検体で腺癌の組織学的分化度[注2]を推定することはある程度可能である。一般に高分化な腺癌ほど腫瘍細胞の異型性は乏しく，大小不同性も軽度となる。核の偏在傾向は著明で細胞の結合性は強くなり，腺様配列やブドウの房状の構造を示す。

2)細気管支肺胞上皮癌 bronchiolo-alveolar cell carcinoma

細気管支肺胞上皮癌は高分化型乳頭状腺癌の特殊型で，既存の肺胞壁を枠組みにして腫瘍は肺実質全体に拡大する。多量の粘液を産生するタイプもある(口絵123)。拡大した腫瘍では喀痰中に多数の剥離細胞が出現する。しかし，核が小型でN/C比が小さいので悪性細胞と認識できないことがある。

(6)唾液腺の癌

腺房細胞癌 acinar cell carcinoma，唾液腺導管癌 salivary duct carcinoma，腺様嚢胞癌 adenoid cystic carcinoma，腺癌 adenocarcinoma がある。

1)腺房細胞癌 acinar cell carcinoma

腺房細胞癌の増殖形態には充実型，微小嚢胞型，乳頭状嚢胞型，濾胞型の4型があり，構成細胞は漿液性腺房細胞，明細胞，担空胞細胞，非特異的腺腔細胞および介在部導管様細胞の5種類に亜分類されている。腺房細胞癌は全唾液腺腫瘍の1～6％を占め，女性に多い。腺房細胞癌では出血性の背景に腫瘍細胞が散在性に多数出現し，細胞間の結合が正常腺房細胞に比べて弱い(口絵124)。また，腺房細胞癌では腺房様集塊や，腺腔および乳頭状構造を示す細胞集塊，毛細血管を含む細胞集塊が認められ，多彩な細胞集塊が出現する。鑑別すべき腫瘍は，上皮筋上皮癌，粘表皮癌，oncocytoma，多形腺腫，Warthin腫瘍および腺様嚢胞癌である[注3]。

[注2] 現在のWHO分類では分化度は記載しない。
[注3] 唾液腺由来の腺様嚢胞癌では，導管上皮様細胞と筋上皮系細胞が混在している。

上皮筋上皮癌 epithelial-myoepithelial carcinoma は，大部分が高齢者の耳下腺に発生し，乳腺の腺筋上皮腫 adenomyoepithelioma にほぼ相当するものと考えられる。組織学的には，よく分化した上皮細胞と筋上皮細胞の2層性の腺管構造を示す。上皮細胞は介在部導管上皮細胞に類似し，ケラチンや EMA などの上皮マーカーが陽性である。筋上皮細胞はグリコーゲンを含む淡明で豊富な細胞質を有し，アクチンやミオシンなどが免疫組織化学的に認められる。核異型は一般に乏しいが核分裂像はしばしばみられる。神経周囲浸潤など周囲組織に対して浸潤性の発育をし，リンパ節転移や血行性転移を示すことがある低悪性度癌である。細胞診の特徴は，壊死物質や炎症細胞を含まず，多数の筋上皮性の裸核状細胞を背景として，異型性の乏しい上皮細胞集塊が多数採取され，2層性管腔構造がみられることで，粘液腫様ないし軟骨様基質を伴わない。

2) 唾液腺導管癌 salivary duct carcinoma

唾液腺導管癌は，乳腺の面皰癌に類似した組織像を示す耳下腺の小葉内外の導管上皮から発生する稀な癌である。1991年の WHO 分類において高悪性度の腫瘍として単なる腺癌 not otherwise specified (NOS) の項目から独立した。唾液腺導管癌は耳下腺に好発し，発生頻度は耳下腺腫瘍の0.9%，耳下腺悪性腫瘍の6%程度で，初老の男性に多い。臨床症状は，無痛性腫瘍の急速な増大と顔面神経麻痺が特徴的である。高悪性度の腫瘍で早期転移がみられる。局所再発，リンパ節転移，遠隔転移が約半数にみられ，約半数の患者は2.5年以内に腫瘍死するといわれる。

唾液腺導管癌の細胞像に共通する細胞所見は，①壊死を背景にシート状から重積性乳頭状に腫瘍細胞が出現し，しばしば篩状構造を示す，②細胞は多稜形ないし円柱状で，顆粒状，泡沫状の豊富な細胞質を有する，③核は類円形から卵円形で大小不同を示し，クロマチンは増量，大型の核小体が認められる，など高悪性度腫瘍細胞の像を呈する（口絵125）。さらに，細胞形が多彩で，細胞質内空胞や篩状構造，壊死性背景が特に重要である。免疫組織化学的にはむしろ前立腺癌に近く，アンドロゲン受容体 androgen receptor の出現が唾液腺導管癌にきわめて特異的である。

鑑別を要する腫瘍には，粘表皮癌，腺様嚢胞癌，

表10.15 唾液腺導管癌と鑑別を要する腫瘍

腫瘍名	特　徴
粘表皮癌	細胞質に空胞を有する粘液産生細胞の出現。背景は粘液性でその中に扁平上皮と腺細胞との中間型細胞。篩状構造はなく，壊死はほとんどない。
腺様嚢胞癌	篩状構造あり。壊死性背景に乏しい。細胞は一般に小型で多形性なし。細胞質も狭小。典型例では硝子様球状構造。
腺房細胞癌	一般に細胞質が泡沫状で明るい。核に多形性なし。しばしば裸核状。篩状構造や壊死はない。
腺癌(NOS)	鑑別は非常に困難

腺房細胞癌，腺癌(NOS)などがある（表10.15）。

3) 腺様嚢胞癌 adenoid cystic carcinoma

筋上皮への分化を示す細胞と導管上皮細胞への分化を示す細胞が特徴的な篩状構造を呈するが，筋上皮が優位で，好塩基性の粘液様物質が筋上皮細胞群間を満たしている。導管上皮様細胞の管腔内には好酸性物質がみられる。細胞診上では，篩状構造の細胞集塊を認めることが重要である（口絵126）。

4) 腺癌 adenocarcinoma

管状，乳頭状，嚢胞状の配列を示し，粘液産生性のものもある。前2者に比べれば，明らかに悪性所見が明瞭である。

(7) 食道癌

腺癌 adenocarcinoma

噴門に近い食道に発生する。これは，胃液による逆流性食道炎に起因する難治性潰瘍の治癒再生過程において，円柱上皮が噴門から連続して食道粘膜と入れ替わった Barret 食道を基盤に生じる。細胞所見は胃癌とまったく同様なので，胃癌の項で詳細に述べる。

(8) 胃癌

腺癌 adenocarcinoma

胃や十二指腸の癌の大部分は腺癌である。多くはよく分化し，乳頭腺癌 papillary adenocarcinoma や管状腺癌 tubular adenocarcinoma の特徴をよく残している。しかし，分化度の低いものもあり，特に印環細胞癌 signetring cell carcinoma は硬癌のほとんどすべてにみられ，重要である。

こうした細胞に比較的共通しているのは，

①悪性細胞の核所見（核膜の陥入像など）が一般的

に認められ，

②細胞所見と組織所見は比較的よく一致している，ことである。低分化型腺癌poorly differentiated adenocarcinomaでは，乳頭状または腺腔状構造は認められず，異常な核の細胞または著明な細胞内空胞をもった細胞（印環細胞）が，孤立散在性あるいは小集団やシート状集団として認められる（写真127）。印環細胞は杯細胞と混同されやすいが，核の性状をよくみることが重要で，印環細胞の核はやはり核縁の不整などの悪性所見を示しており，区別は容易である。低分化型腺癌で印環細胞とは異なり，細胞内空胞を伴わず，少数の悪性細胞が散在することがある。この場合も核所見は明らかに悪性であり，N/C比も大きく，後述の悪性リンパ腫との鑑別が必要になる。

早期癌の細胞診も重要である。特徴的な所見としては，

①背景がきれいであること，
②細胞集塊は小さく，むしろ密な感じがすること，
③個々の細胞は再生上皮に類似するが，細胞は多形性に富み，核膜は不整で，細胞間距離も不均等であること，

など悪性所見が認められる。

(9) 結腸・直腸癌

腺癌 adenocarcinoma

結腸癌のほとんどは高分化から低分化に至る種々の程度の粘液産生性の腺癌である。構造的には管腔状のものが多く，大きな円柱状細胞の集塊として認められる（口絵128）。癌細胞は他の消化器腺癌と類似しており，明らかな核小体をもちクロマチンが増加し，核の大小不同も明らかで，大型の核をもつことが特徴的である。胞体は一般に胃癌に比し豊富であるが，ほとんど認められないものもあり，診断は胃癌の場合と同様，核所見に基づいて行われる。ときに，典型的な印環細胞が混在する。

(10) 肝細胞癌

正常肝組織では肝細胞が最も多く数千億個といわれるが，その他に，肝特有のマクロファージであるクッパー細胞（類洞壁細胞），生理的にはビタミンAを貯蔵し，病理的にはコラーゲンを産生する伊東細胞（星細胞，脂肪貯蔵細胞），血管壁内皮細胞，ナチュラルキラー細胞（ピット細胞），胸腺外分化T細胞などがある。

肝細胞の特徴はタンパク・アミノ酸，糖，ビリルビン・色素，脂質，ホルモン・サイトカイン，薬剤・アルコール，ビタミン，胆汁酸など多くの物質の代謝を行うと同時に，胆汁を分泌することである。このため，性質としては腺細胞に類似するが，類洞から積極的に物質を吸収し細胆管に分泌するため，極性を失い，核は中心性となる。

原発性肝癌 primary hepatoma は，肝細胞癌 hepatocellular carcinoma と胆管細胞癌 cholangiocarcinoma に分けられる。その他の癌はほとんど転移性腫瘍である。胆管細胞癌 cholangiocarcinoma は腺癌そのものの性質を示すが，肝細胞癌 hepatocellular carcinoma (liver cell carcinoma) は普通の腺癌とは性質が異なる。

細胞診上の特徴は，

①核も胞体も大きいにもかかわらず，N/C比が比較的小さく，
②核小体が明瞭で大きく，
③核は濃染し，クロマチンの分布は不均一で，
④細胞質は好酸性顆粒状であることが多く，中には好酸性の球状硝子体がみられる，
⑤敷石状の細胞配列がみられる，
⑥変性によるものと考えられる核内空胞もよくみられる，

ことである（口絵129）。

(11) 胆管細胞癌 cholangiocarcinoma

胆管細胞癌は胆汁分泌のない腺癌で，肝外胆管や胆嚢原発の癌と組織学的に同一で，その他の腺癌とも大きな差はなく，乳頭状腺癌も管状腺癌もみられる（口絵130）。このため，細胞診所見のみからでは転移性腺癌との鑑別は困難である。

(12) 膵癌

1) 膵内分泌腫瘍，膵島腫瘍 islet cell tumor

膵ランゲルハンス島細胞由来の腫瘍を膵内分泌腫瘍または膵島腫瘍といい，膵内分泌ホルモンを産生するものを機能性膵内分泌腫瘍，ホルモンを産生しないものを非機能性膵内分泌腫瘍と分類する。腫瘍細胞が産生するホルモンによって，インスリノーマ insulinoma，グルカゴノーマ glucagonoma，ガストリノーマ（Zollinger-Ellison症候群），VIPoma（血管作動性腸管ポリペプチド産生腫瘍WDHA症候群）などがある。インスリノーマはほとんど良性で，グルカゴノーマ，ガストリノーマは悪性の確率

が高い．非機能性膵内分泌腫瘍のほとんどは悪性である．

組織学的には，類円形の核を有し細胞質の明るい腫瘍細胞が，豊富な毛細血管網を伴い小胞巣状に増殖している．部分的に小管腔形成をみる．グルカゴノーマではグリメリウス染色で細胞質内に黒褐色に染まる陽性顆粒が証明される．インスリノーマでは，アルデヒド・フクシン aldehyde-fuchsin 染色で細胞質が青紫色に染まる．免疫組織化学染色で，各腫瘍細胞の細胞質のインスリン，グルカゴン，ガストリン，血管作動性腸管ポリペプチド vasoactive intestinal polypeptide (VIP) などを染めることができ，電子顕微鏡では，細胞質内に直径 100～300 nm の分泌顆粒を認める．

腫瘍捺印細胞診では，豊富な細胞質を有する多辺形の腫瘍細胞が結合性の弱い平面的集団あるいは孤立性に出現し，索状やシート状配列を示し，一部ロゼット状配列も認める．核は小型円形～類円形で偏在傾向を示し，クロマチンは粗顆粒状に分布し，ごま塩状で，小型で明瞭な核小体を 1～2 個認める．細胞質はインスリノーマなど大部分の腫瘍ではレース状でライトグリーンに淡染するが，グルカゴノーマでは細顆粒状のこともある．

2) 腺癌 adenocarcinoma

ほとんどが，膵管由来の腺癌である．内視鏡を用い経管的に細胞を得た場合と穿刺細胞診材料とでは所見が異なる．内視鏡を用いて得た癌細胞は，単離細胞または小細胞集団として認められるが，個々の細胞は，核の偏在，クロマチンの増加と明瞭な核小体，細胞内空胞や細胞の多形性など腺癌としての特徴を保っている．穿刺細胞診材料では，大きな細胞集塊として得られることが多く，腺癌の特徴である重積性がよく観察できる．核間距離も不均等で，クロマチンが粗凝集状で不均一な分布を示す（口絵131）．これらの特徴は分化型腺癌でもよくみられる．

(13) 腎細胞癌 renal cell carcinoma

腎細胞癌は Grawitz 腫瘍とも呼ばれ，腎の悪性腫瘍の 90% を占める．近位尿細管を発生母地とし，泌尿生殖器系悪性腫瘍では前立腺癌，膀胱癌に次いで多い．50 歳代後半に多く，男女比は 2～3：1 である．近年，発生数も死亡数も増加している．

腎細胞癌には，淡明細胞癌 clear cell carcinoma（口絵 132），顆粒細胞癌 granular cell carcinoma（口絵 133），嫌色素細胞癌 chromophobe cell carcinoma（口絵 134），紡錘細胞癌 spindle cell carcinoma（肉腫様癌 sarcomatoid carcinoma），嚢胞随伴性腎細胞癌 cyst-associated renal cell carcinoma（嚢胞由来腎細胞癌 renal cell carcinoma originating in a cyst と嚢胞性腎細胞癌 cystic renal cell carcinoma）および乳頭状腎細胞癌 papillary renal cell carcinoma が含まれる．淡明細胞型，顆粒状細胞型，混合型を通常型と呼び，通常よくみられる散発性腎細胞癌の約 80% は淡明細胞型を示す．

淡明細胞型腎細胞癌細胞は，広く明るい細胞質と偏在する核を有し，細胞質には空胞やグリコーゲンが充満している（口絵 132）．

分子生物学的・細胞遺伝子学的には，淡明細胞型腎細胞癌の 81～98% に第 3 染色体短腕 3p の loss of heterozygosity (LOH) が認められる．さらに，その約 50% 以上で von Hippel-Lindau (VHL) 癌遺伝子異常を伴っている．VHL 病は網膜血管腫と小脳または脊髄の血管芽腫を合併する常染色体優性遺伝病で，腎細胞癌，腎嚢胞，膵嚢胞，褐色細胞腫などが高率に合併する．第 3 染色体短腕の末端部 (3p25・26) より，3 つの exon と約 213 個のアミノ酸からなり，癌抑制遺伝子の 1 つである VHL 遺伝子が単離された．

(14) 前立腺癌 prostate adenocarcinoma

1) 前立腺癌の細胞像

細胞異型の少ない高分化腺癌が多い．一方，精嚢上皮細胞は生理的にも高度の細胞異型を示すことがあり，また，良性疾患時に明らかな細胞異型を認めることも多いので偽陰性，および偽陽性の判定を招きやすく，注意が必要である．

2) 核小体

大型核小体，あるいは小さいが複数個の核小体が存在する．こうした細胞が多数出現することが癌の指標となる．ただし，クロマチンが過剰にある核では，クロマチンに隠されて核小体は明瞭にみえないことがある．

3) 細胞配列

多彩性は少なく，一般の癌細胞に比べて異型が少ない．したがって細胞群としての異型に重点をおいて診断する．不規則な重畳配列や密集した核集団が輪状に分布し，核に取り囲まれた空隙が現れる（篩

状配列像)。また，癌細胞群塊の周囲が凹凸状となる辺縁(scalloping)も特徴的である。

高分化腺癌では細胞の結合傾向が強く，低分化腺癌では細胞の結合性は弱く，孤立散在性である。

非癌細胞群の連続する細胞シートの単層性の部分では細胞境界は明らかで，結合性は強い。

この他に前立腺癌では興味深い分類がある。WHO組織学的grade分類(表10.16)とGleason分類(表10.17)である。これらはいずれも単なる組織学的分類ではなく，癌の進展や予後の推定に役立てられている。

⑴甲状腺癌

1)乳頭癌 papillary carcinoma

悪性甲状腺腫瘍の8割近くを占める。穿刺吸引細胞診検体では，採取される細胞数も，細胞集塊の数も多い。個々の細胞集塊を構成する細胞数も多く，核の大小不同，核間距離の不均等，重積性が認められる。細胞集塊は乳頭状のことが多いが，三日月状のこともある。しかし，核小体はそれほど明らかでない。核の特徴としては，

①核内細胞質封入体が約9割にみられ，
②核縁は一般に不規則で，
③すりガラス状核がみられることもあり，
④コーヒー豆様形態(核の溝)もみられる。

乳頭癌のコロイドは濃く，粘性が強いので，小球状あるいは糸状の粘性物として観察される。砂粒小体も稀にみられるが，診断上の決め手とはなり難い。背景には多核巨細胞，リンパ球の浸潤もみられ，慢性甲状腺炎と鑑別が必要である。乳頭状甲状腺腺腫との鑑別は困難で，細胞診上は乳頭癌としてよいと思われる。濾胞癌と混在する場合は乳頭癌と診断することになっているので，前述の①～④の所見が認められれば，乳頭癌と診断する(口絵135)。

2)濾胞癌 follicular carcinoma

組織学的にほとんど正常な濾胞構造から典型的な腫瘍構造に至る幅広い変化を示すことが特徴である。最も困難なのは甲状腺腺腫との鑑別で，ほとんど不可能な場合もある。濾胞癌では，

①小濾胞が散在し，多くみられること，
②間質と結合しているものが少ないこと，
③核が腺腫よりも大きいこと，

などが鑑別点である。典型的な濾胞癌の所見としては，小型ないし中型の細胞集塊が多くみられ，中には濾胞構造を示すものもあり，核間距離の不均等，

表 10.16　WHO組織学的grade分類

組織学的grading
　スコア0：癌組織のすべてが高分化腺癌より構成されている。
　スコア1：癌組織の一部にわずかでも中分化腺癌を含む。高分化腺癌は含
　　　　　まれていなくてもよい。低分化腺癌は含まない。
　スコア2：癌組織に15%以下の割合で低分化腺癌を含む。
　スコア3：癌組織に16～24%の割合で低分化腺癌を含む。
　スコア4：癌組織に25%以上の割合で低分化腺癌を含む。

核のgrading
　gradeⅠ：大きさ，形がほぼ均一で，良性細胞の核に酷似。核小体がわず
　　　　　かにみられる。癌の診断は主に形態もしくは浸潤性から行う。
　gradeⅡ：中拡大で複数の明瞭な核小体が認められる。gradeⅠに比較し
　　　　　大型で，粗なクロマチンを有する。
　gradeⅢ：大きさ，形に多様性がみられる。濃染し，空胞化もみられる。
　　　　　良性細胞の核に比較し2～3倍の大きさである。核小体も大型
　　　　　となる。gradeⅢでは核分裂像がみられることがある。
核のgradeが2種以上みられる場合は，高い方のgradeを採用する。

核	スコア0	スコア1	スコア2	スコア3	スコア4
grade Ⅰ	1	2	3	4	5
grade Ⅱ	2	3	4	5	6
grade Ⅲ	3	4	5	6	7

表 10.17 Gleason 分類

1) Gleason grade 1
   腺管の形と大きさ：腺管の形が均一で円形。
   腺管の大小不同（直径の大小不同）：2 倍以下。
   浸潤様式：境界明瞭で圧排性増殖を示す。
2) Gleason grade 2
   腺管の形と大きさ：腺管の形が比較的均一でほぼ円形。
   腺管の大小不同：2 倍以下。
   浸潤様式：境界がやや不明瞭で浸潤性増殖を示す。
3) Gleason grade 3
   腺管の形と大きさ：腺管の形が不均一で不規則な形。ときに角状の腺腔形成。
   腺管の大小不同：2 倍以上。
   浸潤様式：間質への細胞浸潤。特に正常腺管を含む癌の腺管増生があれば grade 3 に分類。
   以下の亜型がある。
      Gleason grade 3A：中型腺管よりなる。
      Gleason grade 3B：3 A より小型の腺管よりなる。索状構造はとらない。
      Gleason grade 3C：篩状癌 cribriform carcinoma ないし乳頭状癌 papillary carcinoma。
4) Gleason grade 4
   腺管の形と大きさ：小型の融合腺管よりなる。
   浸潤様式：大小の索状型の腺管増生。篩状癌ないし乳頭状癌で，腫瘍胞巣が大型で浸潤がみられるものはこの型に入る。また小型細胞の索状浸潤があれば grade 4 に分類される。
   以下の亜型がある。
      Gleason grade 4A：融合腺管よりなる。
      Gleason grade 4B：豊富で明るい細胞質を有する細胞所見 hypernephroid pattern を示す。
5) Gleason grade 5
   腺管構造を示さない。
   以下の亜型がある。
      Gleason grade 5A：面疱型壊死 comedo-necrosis を示す癌。篩状癌 cribriform carcinoma ないし乳頭癌 papillary carcinoma で，壊死があるものはこの型に入る。
      Gleason grade 5B：未分化癌 anaplastic carcinoma。充実性集塊 solid mass ないし孤立細胞 single cells よりなるものはこの型に入る。
   優位な組織像のスコアと次に優位な組織像のスコアを合計する。

重積性が認められる。核径は増大し，核小体も明瞭である。核縁は不規則に肥厚している（口絵 136）。

3) 髄様癌 medullary carcinoma

カルシトニン産生性傍濾胞細胞（C 細胞，parafollicular cell）由来の癌である。細胞診所見は症例によりかなり異なるが，紡錘状，三角または多角形，卵円形など多彩な細胞が集合，あるいは単離してみられることが特徴的である。核は偏在性のものが多く，円形または卵円形で，核の大小不同がみられる。そうした中に際立って大きく，クロマチンが増量した細胞が散在する。メイギムザ染色では細胞内に小さく赤い顆粒がみられる細胞もある。背景に無構造なアミロイド物質がみられることが多く（口絵 137），偏光顕微鏡では澄んだ黄緑色の複屈折を示す。確診のためには酵素抗体法により胞体内のカルシトニンを証明する。

(16) 副腎皮質癌

稀な腫瘍であり，発生年齢分布は中高年と小児期の二峰性を示し，小児では 5 歳以下に好発する。しばしばクッシング症候群，副腎性器症候群などの臨床症状を合併する。大きさで 10 cm，重さが 200 g を超える場合は悪性腫瘍が疑われる。

組織学的には，異型の強い腫瘍細胞が充実性に増殖し，ほとんどの胞体が好酸性に染まる充実型細胞 compact-type cell で占められる。電顕でも滑面および粗面小胞体が発達し，ミトコンドリアが豊富な充実型細胞で，細胞診でも，出現細胞のほとんどが厚い細胞質を有する充実型細胞で占められる（口絵 138）。この所見は，腫瘍細胞がアンドロゲンを分泌する副腎皮質網状層由来であることを示唆する。

細胞像の特徴は，
   ①塗抹細胞量が非常に多く，個々の結合性が弱い，
   ②背景は出血性で壊死様物質を認める，

③ 正常の副腎皮質細胞に比し，核・細胞質とも大型で大小不同があり，N/C比が高い，
④ 核クロマチンは増量し，核は偏在傾向にあり，顆粒状の厚い細胞質を有する，
⑤ 多くの細胞は類円形の核，細胞質を有するが，きわめて大型の細胞，多核細胞，核内空胞のある細胞が散見される，

ことである．

1.4 神経内分泌細胞癌
neuroendocrine cell carcinoma

神経内分泌腫瘍 neuroendocrine tumor の発生母地と考えられている神経内分泌細胞はあらゆる臓器・器官に分布し，神経内分泌腫瘍が発生しない臓器はないといってよい．神経内分泌腫瘍には，カルチノイド carcinoid，神経内分泌癌 neuroendocrine carcinoma，小細胞癌 small cell carcinoma，神経内分泌大細胞癌 neuroendocrine large cell carcinoma などが含まれる．

1.4.1 神経内分泌細胞

神経内分泌細胞は，内分泌細胞と神経細胞に共通した種々のマーカー（表10.18）を発現する．こうした細胞は下垂体，副甲状腺，副腎髄質，交感神経節，膵島などの内分泌臓器や神経節に存在するが，気道，消化管，胆道，尿道の各粘膜，皮膚，子宮頸部，前立腺などでは散在性，孤立性に上皮細胞間に介在している．このため，普通のヘマトキシリン・エオジン染色で神経内分泌細胞を観察することは困難なことが多いが，類円形，ピラミッド状，あるいはフラスコ様の細胞形態を示し，細胞質は淡明で，ときに好酸性顆粒を含む．分泌の形態には，開放型 open type と閉鎖型 closed type がある．選択的に神経内分泌細胞を染色する方法としては，銀染色法が最もよく用いられているが，神経内分泌細胞の銀親和性物質を証明する手法には，マッソン・フォンタナ Masson-Fontana 染色とグリメリウス Grimelius 染色がある．神経内分泌細胞はホルモンを産生しているので，抗体を用いて非内分泌系臓器で産生，分泌されるホルモン（表10.19）を検出するのもよい方法である．

1.4.2 神経内分泌細胞癌の前癌病変

びまん性特発性肺神経内分泌細胞過形成 diffuse idiopathic pulmonary neuroendocrine cell hyperplasia (DIPNECH) (NE1, 2)は，細気管支上皮内に限局した神経内分泌細胞の増殖病変と定義される．孤立した細胞あるいは小結節（神経内分泌細胞小体 neuroendocrine bodies）または線状病変として認められるが，テューモレット tumorlet に連なっていることがある．テューモレットも神経内分泌細胞の増殖で，通常基底膜や細気管支壁を越えて小結節を形成する．多くは気道炎症や間質の線維化に伴って偶発的に発見される微小病変であり，テューモレットは浸潤性病変だが腫瘍ではなく，"腫瘍様病変"に分類され，リンパ節転移はきわめて稀である．

表10.18 神経内分泌細胞のマーカー（Sterunberg, 1997 より）

蛍光発生性アミン含有
アミン前駆物質（5-ヒドロオキシトリプトファンや DOPA）の取り込み
芳香族 L-アミノ酸デカルボキシラーゼ
非特異的エステラーゼないしはコリンエステラーゼ
α グリセロリン酸デヒドロゲナーゼ
ペプチドホルモン合成
電位依存性 Ca^{2+} あるいは Na^+ チャンネル
電気的興奮
ニューロン特異的エノラーゼ neuron specific enolase (NSE)
クロモグラニンとセクレトグラニン各タンパク質
チトクローム b561
シナプトフィジン
リンパ網内系抗原（thy1, leu7）
破傷風毒素結合部位
モノクローナル抗体（A2B5, E36）との反応性
SNAP25（25kDa のシナプトソーム結合タンパク質）
PC（プロホルモンコンベルターゼ）
Rab

表10.19 非内分泌系臓器で産生，分泌されるホルモン

臓器	ホルモン
胸腺	ソマトスタチン，カルシトニン
肺	ガストリン放出ペプチド(ボンベシン)，カルシトニン，ソマトスタチン，リューエンケファリン
胃腸管	ACTH，リューエンケファリンとメトエンケファリン，ガストリン，テトリン，ソマトスタチン，セクレチン，コレシストキニン，ガストリン抑制ポリペプチド，モチリン，ニューロテンシン，腸グルカゴン，サブスタンスP，血管作動性腸ポリペプチド，ガストリン放出ペプチド，膵ポリペプチド
皮膚，前立腺など	ソマトスタチン，ACTH，リューエンケファリンとメトエンケファリン，カルシトニン，ガストリン放出ペプチドなど

神経内分泌細胞の過形成は多くの場合，気道や間質の炎症および線維化に続発する非特異的反応である。しかし，末梢型カルチノイド腫瘍の約3/4の症例で，その近傍の気管・気管支粘膜に神経内分泌細胞過形成がみられる。これが腫瘍に対する局所的反応なのか，限局性の前癌病変かは不明である。

DIPNECHは，気道の炎症や間質の線維化を基盤とせずに発生し，多発性のテューモレットや1つあるいは複数の末梢型カルチノイド腫瘍を合併することがある。したがって，DIPNECHは前癌病変であるともいえる。DIPNECHからカルチノイドが発生する率や発生までの期間については，症例の集積がなく不明である。ときに肺移植を要する高度の気道閉塞を生じることがあり，神経内分泌細胞が気道の線維化をきたす物質を産生している可能性もある。

1.4.3 神経内分泌細胞癌の病理組織

(1) 小細胞癌 small cell carcinoma

小型の細胞からなる癌腫である。腫瘍細胞は，円形，卵円形，または紡錘形などの形態を示し，細胞質は乏しく，細胞境界は不明瞭である。核は微細顆粒状のクロマチンを有し，核小体はあっても目立たない。核の相互圧排像が著明で，核分裂像が多い。

1981年のWHO分類では，①燕麦細胞癌 oat cell carcinoma，②小細胞癌 small cell carcinoma，③中間型 intermediate cell type，④混合型燕麦細胞癌 combined oat cell carcinoma の4亜型であったが，その後，再現性の困難さや臨床的な有用性のなさが明らかとなった。1988年のIASLC Pathology Panelでは，①小細胞癌 small cell carcinoma，②小細胞癌/大細胞癌混合型 mixed small cell/large cell carcinoma，③混合型小細胞癌 combined small cell carcinoma の3亜型とし，"燕麦細胞癌 oat cell carcinoma" および "中間型 intermediate cell type" は "小細胞癌 small cell carcinoma" に統一された。"小細胞癌/大細胞癌混合型 mixed small cell/large cell carcinoma" は，小細胞と大細胞の両者からなる腫瘍である。"混合型小細胞癌 combined small cell carcinoma" は，小細胞癌と扁平上皮癌や腺癌とが混在する腫瘍である。"小細胞癌 small cell carcinoma" は，非小細胞癌を含まない純型の癌である。唯一の特殊型である "混合型小細胞癌 combined small cell carcinoma" は，大細胞性神経内分泌癌 large cell neuroendocrine carcinoma (LCNEC)を含む他の非小細胞癌との混在を示す腫瘍であり，他の組織型は診断に明記する。異所性の肉腫像が混在する場合も癌肉腫とはせず，この特殊型に含める。

小細胞癌は主気管支にも末梢肺にも発生する。腫瘍は気管支上皮を破壊し下方に進展するが，上皮と置き換わることは稀である。小細胞癌に上皮内癌のような前浸潤性状態があるか否かは知られていない。扁平上皮異形成や上皮内癌が，隣接する気管支あるいは細気管支上皮にみられることがあり，低分化な扁平上皮癌よりも頻度が高く，小細胞癌の診断には注意を払うべきである。

生検材料では小細胞癌は核分裂像をみることが多く，$2\,mm^2$(10 HPF)あたり平均60～70個で，ときに200個以上にもなる。ただし，核分裂像の多寡はよく保存された生検材料では認識できるが，小さな挫滅した気管支鏡下生検材料では判断が難しい。核分裂像の多さは，小細胞癌とカルチノイドとの鑑別に重要である。

小細胞癌細胞の大きさは，一般に小リンパ球3個

未満である。固定のよい大切片や迅速診断用切片では，細胞の大きさは大きくみえる。壊死は広範囲に認められることが多いが，針生検材料では認められないこともある。壊死細胞のDNAが血管壁に沈着し好塩基性に染色されること（Azzopardi効果）がしばしばみられるが，小細胞癌に特異的ではない。圧挫による人工産物やDNAの沈着は，他の細胞密度が高い腫瘍や炎症でも起こりうる。

小細胞癌は光学顕微鏡により診断可能であるが，電子顕微鏡では，約2/3に約100 nmの神経内分泌顆粒がみられる。免疫組織化学では，クロモグラニン，シナプトフィジン，Leu-7などの神経内分泌マーカーは約1/4の例で陰性である。

小細胞癌はすべて悪性度が高く，小細胞癌の中での悪性度分類は必要ない。

肺の小細胞癌と同様の組織像を示す臓器には，食道（小細胞癌），胃（小細胞癌；内分泌細胞癌），腎臓（小細胞癌），子宮頸部（小細胞癌），膀胱（神経内分泌癌）などがある。

なお，小細胞癌に加え，非小細胞癌の成分を含む混合型小細胞癌 combined small cell carcinoma と呼ぶべきものがある。合併する組織型は，腺癌，扁平上皮癌，大細胞癌が多く，紡錘細胞癌や巨細胞癌との合併は少ない。合併した非小細胞癌の成分は，その組織型を記載する。すなわち，混合型小細胞癌（小細胞癌および腺癌あるいはその他の組織型）とする。

(2) 大細胞性神経内分泌癌 large cell neuroendo-crine carcinoma (LCNEC)

類器官構造 organoid nesting，索状 trabecular，ロゼット状 rosette-like，柵状配列 palisading など，神経内分泌分化を示唆する組織学的特徴をもつ大細胞癌で（口絵139），免疫組織化学的あるいは電子顕微鏡的観察でその分化を確認できる。

鑑別では，LCNECと小細胞癌との鑑別が最も難しく，LCNECと非定型カルチノイドの鑑別がそれに次ぐ。したがって，小細胞癌の診断基準とLCNECとの鑑別点を改めて明確にしなくてはならない。

なお，小細胞癌と同様に，大細胞神経内分泌癌も組織像が均一でないことがある。

すなわち，腺癌，扁平上皮癌，巨細胞癌あるいは紡錘細胞癌が混在する混合型大細胞神経内分泌癌 mixed large cell neuroendocrine carcinoma である。

大細胞神経内分泌癌と小細胞癌は，臨床的，疫学的，予後，神経内分泌的性格など多くが類似しており，このような腫瘍を混合型とする。ただし，大細胞神経内分泌癌と小細胞癌の混合型は，〝混合型小細胞癌〟とする。

(3) カルチノイド carcinoid

直腸，肺，気管支，胃，十二指腸に発生するKulchitsky細胞に由来する腫瘍で，セロトニン，ヒスタミン，カテコールアミン，プロスタグランジンなどの神経ペプチドやアミン（ホルモン様物質）を過剰に産生する。

神経内分泌分化を示唆する類器官，索状，島状 insular，柵状，リボン状 ribbon，ロゼット状などの増殖像を示す。中等度に好酸性で顆粒状の細胞質と細顆粒状のクロマチン像を示す核を有する均一な細胞からなる。核小体が存在することもあるが，非定型的カルチノイドでより頻度が高い。

上記の増殖様式に加え，乳頭状，硬化型，濾胞状，腺管状構造をとりうる。部分的に紡錘細胞や好酸性細胞が出現することは多いが，これが主となることは少ない。稀に腫瘍細胞が粘液やメラニンを産生することがあり，核のくびれがみられることもある。間質では骨，軟骨，線維化，アミロイド沈着をみることがある。気道上皮に神経内分泌細胞過形成や，ときに気道の線維化を伴うこともあるが，これは末梢型カルチノイドで最もよくみられる。きわめて稀に，DIPNECHが多発性のテューモレットやカルチノイド腫瘍に伴ってみられる。

1) 定型的カルチノイド typical carcinoid
　（図10.6）

2 mm²（10高倍視野）あたり核分裂像が2個未満で，壊死を欠くカルチノイドである。細胞異型や高細胞密度，リンパ管侵襲をみることもある。

2) 非定型的カルチノイド

2 mm²（10高倍視野）あたり2個から10個の核分裂像があるか，あるいは壊死巣があるカルチノイドである。

壊死巣は通常小さい。核分裂像の数が定型的カルチノイドとの鑑別に最も重要だが，その他の規準として細胞異型，リンパ管侵襲，核小体の存在，高細胞密度，構築の乱れが挙げられる。生検小検体では

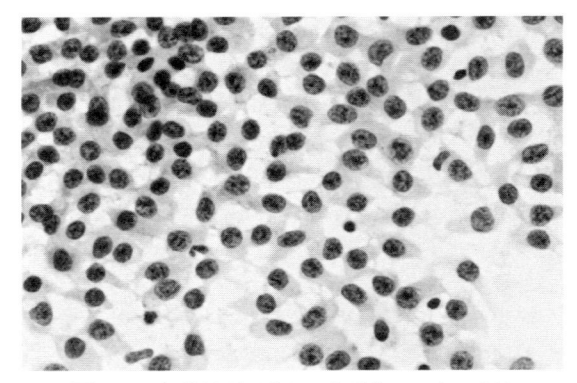

図10.6 細胞異型が少ない定型的カルチノイド

診断が不可能のこともある。

カルチノイドがみられる臓器には，頭頸部，肺，乳腺，食道，胃，膵，胆道子宮頸部などがある。

1.4.4 神経内分泌細胞癌の細胞診
(1)小細胞癌 small cell carcinoma

きわめて悪性度の高い癌で，組織では明瞭な組織型や細胞分化を伴わず，クロマチンが増加した小型核の細胞がシート状をなす。

癌細胞はリンパ球よりやや大きい程度で，疎な細胞集団（ときに一列縦隊）の配列が散在性に展開する。核の大小不同がみられ，核形は円または類円形を示す。細胞質は乏しく裸核様で，核クロマチンの増加が著しく粗顆粒状にみえる（口絵140，141）。変性の結果，核が濃縮しているもの（インディア・インク状）もある（口絵142）。対細胞（核鋳型像 molding）になることもある（口絵143）。

新鮮な小細胞癌は細胞質の境界は明らかではないが，青緑色に淡く染色される。核は類円形であるが，細胞の流れ像がみられ，細長い核がみられることがある。クロマチンは微細顆粒状である。

小細胞癌と細胞診上鑑別を要する疾患としてカルチノイド，悪性リンパ腫（非ホジキン型），神経芽細胞腫がある。悪性リンパ腫との鑑別では，①一部に上皮腫瘍の特徴としての細胞結合がみられること，②核の切れ込みがないこと，などが挙げられる。

(2)大細胞性神経内分泌癌
　large cell neuroendocrine carcinoma

一般に腫瘍細胞は大きく，中等量以上の豊富な細胞質を有し，核クロマチンは淡明から微細顆粒状のものまである。核小体はしばしばみられ，ときに目立ち，核小体で小細胞癌と区別できることがある。しかし，核小体を欠く腫瘍でも，細胞の大きさや細胞質の豊富さなどの形態学的特徴が，非小細胞癌の基準を満たすものもある。大細胞性神経内分泌癌細胞では，普通，壊死を伴わない腫瘍部分の 2 mm² （高倍率10視野）中11個以上の核分裂像が存在する。また，広範囲の壊死巣をみる。組織像が同様でも，神経内分泌マーカーが陰性の場合は，神経内分泌形態をもつ大細胞癌（large cell carcinoma with neuroendocrine morphology）とする。

(3)カルチノイド carcinoid

カルチノイドは胃腸管，特に虫垂，回腸に多く，気管支の他，卵巣にもみられ，セロトニンを産生し発作性の皮膚紅潮，下痢，喘息などの症状，いわゆるカルチノイド症候群を引き起こす。前腸系（胃・膵・気管支）や中腸系（空腹・回腸・虫垂）とは異なり，後腸系の結腸・直腸のカルチノイドでは銀染色で銀親和性を示さず，カルチノイド症候群も呈さない。一般に悪性度は低く予後はよいが，中には転移するものがある。

腫瘍の表面は粘膜に覆われている。

細胞集団は平面的な配列を示し，細胞は小さく一様であり，細胞質は豊富で細胞の結合性は明らかだが弱い。細胞境界は不明瞭で，細胞質は淡くライトグリーンに染色される。一部には紡錘状細胞も認められる。核は円形〜類円形で大きさはほぼ均一である。クロマチンの量は少なく微細顆粒状であり，核縁はやや肥厚している。核小体は中央に1〜2個認められる（口絵144）。異型度が増した非定型的カルチノイドでは小細胞癌との鑑別が難しいことがあるが，カルチノイドはグリメリウス染色で好銀性顆粒がみられ，免疫組織化学的にクロモグラニン（chromogranin）A，シナプトフィジン（synaptophysin），Leu-7，神経特異的エノラーゼ neuron specific enolase (NSE)，セロトニン serotonin などが陽性である。電子顕微鏡では，細胞質内に直径100〜300 nm の神経分泌顆粒を多数認める。

1.4.5 各臓器の神経内分泌癌細胞の特徴
(1)子宮頸部の神経内分泌癌

神経内分泌癌は子宮頸癌の中ではきわめて稀であるが，予後の悪い腫瘍である。

子宮頸部に発生する神経内分泌性腫瘍を，College of American Pathologists と米国 National Cancer Institute (CAP-NCI 分類) は①定型的カル

チノイド腫瘍，②非定型的カルチノイド腫瘍，③大細胞神経内分泌癌，④小細胞癌の4つに分類した。わが国では，①神経内分泌顆粒を有する腸管カルチノイド類似子宮頸部腺癌，②肺の非定型カルチノイド腫瘍類似カルチノイド，③肺の小細胞癌類似小細胞癌に分けることが多い。カルチノイドは巣状・リボン状あるいは腺管様構造など多彩な所見を呈する。一方，小細胞癌は細胞質が乏しく，比較的均一な小型腫瘍細胞がびまん性に増殖し，カルチノイドに比し核/細胞質比（N/C比）が高く，核異型も強く，クロマチンに富む。

1）子宮頸部の小細胞癌

小紡錘形あるいは燕麦形細胞が束状に配列し，ロゼット形成などが観察される。神経内分泌癌と診断されるためには細胞質内に神経分泌顆粒を証明することが必要で，グリメリウス染色などの他，神経内分泌マーカーを用いたクロモグラニン染色など免疫染色を行う。電顕所見では細胞質内に神経分泌顆粒が認められる。

細胞所見では非角化型扁平上皮癌あるいは未分化癌と類似している。腫瘍性背景の中にN/C比の高い小型の悪性細胞がシート状，あるいは散在性に出現する。核は円形ないし類円形で粗大顆粒状のクロマチンを有し，ときに裸核状に出現する（口絵145）。

2）神経内分泌顆粒を有する腸管カルチノイド類似子宮頸部腺癌

背景は腫瘍性で，比較的散在性に出現し，核は小型類円形，核小体は明瞭～不明瞭，核クロマチンは細～粗顆粒状，N/C比は大きいか裸核状で，大小不同は目立たない。

3）子宮頸部のカルチノイド

細胞学的特徴は，個々の細胞の核は小型均一で卵円形，クロマチンパターンは粗顆粒状で濃染傾向を欠き，核小体は不明瞭，ロゼット状や腺管様構造を呈する。

（2）子宮体癌

子宮内膜腺に存在する神経内分泌細胞に由来すると考えられている。子宮内膜の神経内分泌腫瘍のほとんどは，小細胞癌である。形態学的には，子宮頸部の小細胞癌と類似している。子宮頸癌の場合と同様，内膜癌で神経分泌細胞を含むものもある。

（3）乳癌

正常乳腺には，神経内分泌細胞は存在しないといわれる。しかし，消化管にみられるような典型的カルチノイド症状は示さないが，組織学的には，カルチノイドと類似 breast cancer with carcinoid feature したり，神経内分泌細胞への分化傾向 breast cancer with neuroendcrine differentiation を示したり，小細胞癌 small cell neuroendocrine carcinoma といえる癌は存在する。辺縁が柵状配列を示す上皮由来の大型の集塊と間質由来の流れるような配列を示す小集塊や孤立散在性の細胞は，カルチノイド腫瘍様細胞の特徴である。また，カルチノイド腫瘍様細胞はグリメリウス染色で好銀性顆粒がみられ，免疫組織化学的にクロモグラニンA，シナプトフィジンが陽性である。神経内分泌細胞への分化を疑う所見としては，不完全なロゼット状構造，シート状，インディアンファイル状配列や裸核状細胞の出現，混濁したライトグリーン好性と微粒状変化を示す比較的豊富で重厚感のある細胞質が挙げられる。ただし，肺の小細胞癌と同様の小細胞癌が乳癌でみられることはほとんどない。

（4）肺の神経内分泌癌

肺の神経内分泌腫瘍は，①定型的カルチノイド typical carcinoid (TC)，②異型または非定型カルチノイド atypical carcinoid (AC)，③大細胞性神経内分泌癌 (LCNEC)，④小細胞癌 (SCLC) に分類されている。肺の神経内分泌腫瘍の組織学的診断基準（表10.20）にしたがって主にヘマトキシリン・エオジン染色で診断されるが，この場合，腺房状（胞巣状）パターン organoid (nesting) pattern，柵状構造 palisading，ロゼット形成 rosette formation，索状発育パターン trabecular growth pattern，インディアンファイル Indian-file に注目する。

1）小細胞癌（口絵140～143）

壊死を伴って，不規則な集団を形成したり，一列縦隊インディアンファイルを形成したり，孤立散在性となったり，対細胞 pair cell が出現したり，molding を形成するなど，様々な様相を呈するが，集団の細胞間結合はゆるく，辺縁部はほつれを示すことが多い。細胞質は淡染性できわめて乏しく，裸核様にみえる。核は類円ないし多辺形を呈し，全体に小型ではあるが，リンパ球より小さいものから好中球の2倍を超えるものまで，大小不同が著しい。核縁がごく薄く，クロマチンは細ないし粗顆粒状のものが密に分布しており，核小体は小型不整形で不

表10.20 肺の神経内分泌腫瘍の組織学的診断基準

神経内分泌腫瘍	組織学的診断基準
定型的カルチノイド	カルチノイドの形態がある腫瘍で，核分裂像が2mm²(10強視野HPF)あたり2個未満で壊死を欠く。
非定型カルチノイド	カルチノイドの形態がある腫瘍で，核分裂像が2mm²(10 HPF)あたり2個以上10個未満であるか，もしくは壊死(多くは点状)がある。
大細胞性神経内分泌癌	1)神経内分泌の形態(腺房様胞巣，柵状構造，ロゼット，索状)。 2)核分裂像の割合が高い：核分裂像が2mm²(10 HPF)あたり11個以上，中央値2mm²(10 HPF)あたり70個。 3)壊死(多くは範囲が比較的広い)がある。 4)大細胞癌の細胞像に類似：細胞の大きさが大きく，核細胞質比(N/C)が小さく，網状または微細クロマチン，複数の核小体。微細クロマチンで核小体を欠くものもあるが，細胞の大きさが大きく細胞質が豊富であるといった基準に基づいて非小細胞癌と同定。 5)電子顕微鏡で神経内分泌顆粒あるいは免疫組織化学染色で1つ以上の神経内分泌マーカー(NSE以外の)が陽性。
小細胞癌	1)大きさが小さい(普通は非活動性小リンパ球3個分の直径より小さい)。 2)細胞質が乏しい。 3)微細顆粒状のクロマチン，核小体はないか目立たない。 4)核分裂像の割合が高い(核分裂像が2mm²(10 HPF)あたり11個以上，中央値2mm²(10 HPF)あたり80個)。 5)壊死の頻度が高く，多くは範囲が広い。

明瞭なものが多い。亜型分類について述べると，燕麦細胞型では類円形小型細胞が主となり，クロマチン密度が高く核小体は不明瞭であるが，中間細胞型では紡錘形を混じえて好中球の2倍を超えるかなり大型の細胞がみられ，核縁が軽度に肥厚し，クロマチン分布がいくぶん疎になって核小体が明瞭となる。しかし，亜型分類の推定はときに困難なことがある。

2)大細胞性神経内分泌癌(口絵139)

肺の神経内分泌癌は定型的カルチノイド，非定型的カルチノイド，小細胞癌に分けられていたが，これらに合致しない組織型として新たに大細胞性神経内分泌癌が1999年のWHO新組織分類で組み入れられた。

病巣擦過や穿刺法では採取細胞が少なく，細胞診断は難しい。切除標本での捺印細胞では裸核の細胞が多いが，淡い細胞質を有する中～大型の細胞が，ときにロゼット状構造に配列してみられる。核縁は薄く均一で，クロマチンは細顆粒状が多い。しばしば核分裂像をみる。核小体は小さく，1～数個みる。

3)肺のカルチノイド

喀痰中にその細胞を認めることはほとんどない。直接腫瘍を擦過するか，穿刺する必要がある。

腫瘍細胞は平面的な配列で出現し，ときにはロゼット状配列もみられる(口絵144)。細胞質は幅広く泡沫状であるが，細胞質の辺縁は不明瞭である。核は円形かつ小型で，ほぼ同じ大きさである。核縁は薄いが，小細胞癌よりはやや厚い。クロマチン含量は小細胞癌より少なく，クロマチンパターンは単調である。核小体は比較的明瞭で複数個認められる。

非定型カルチノイドとされるものでは，細胞異型が増し，核形の不整や核の大小不同がみられ，クロマチンが増加し，核分裂像もみられることがある。

(5)食道の神経内分泌癌

わが国の癌取扱い規約では，カルチノイド，未分化癌(小細胞型および非小細胞型)が，WHO分類ではcarcinoid tumorとsmall cell carcinomaが含まれている。

消化管カルチノイド腫瘍は，組織学的には，①特有な細胞配列(索状，吻合リボン状，小充実結節状，腺房状など)の胞巣を形成し，②毛細血管に富む狭い間質を伴い，③充実性腫瘍塊として認められる。細胞学的には，比較的広い弱好酸性で微細顆粒状の細胞質と，微細ないしは粗点状のクロマチンをもつ小型円形あるいは卵円形の均一な核をもつ。核分裂はみられないことが多い。壊死物質もほとんどみられず，扁平上皮化生や腺癌・腺腫の混在もほとんどない。

一方，未分化癌(小細胞型および非小細胞型)は，①壊死巣や偽ロゼット構造を伴う充実性結節状かシート状胞巣で，②線維や毛細血管を含む間質を伴

う．細胞学的には，小細胞型は異型度が非常に高く，クロマチンに富む裸核様燕麦細胞型でN/C比が高く，核小体は目立たないが，核分裂像（対細胞，インディアンファイルを含む）が多い．背景には壊死物質がみられることが多く，細胞も破壊され核線を生じやすい．非小細胞型では，弱好酸性細胞質をもつ中型ないしは大型細胞がみられる．

(6) 胃の神経内分泌癌

わが国の癌取扱い規約では，カルチノイド腫瘍，小細胞型癌（内分泌細胞癌）が，WHO分類ではcarcinoid tumorとsmall cell carcinomaが含まれている．

胃カルチノイドは他の腸管カルチノイドとは発生母細胞が異なっている．胃カルチノイドの多くはA型萎縮性胃炎やゾリンジャー・エリソン症候群などの高ガストリン血症を背景に存在するECL細胞由来の腫瘍（ECLoma）で，ほとんど転移せず予後は良好である．一方，高ガストリン血症を伴わないものでは転移例や死亡例の報告もある．

さらにきわめて悪性の経過をとる胃悪性カルチノイドが存在する．胃腺癌が内分泌細胞へ分化したものと考えられ，胃内分泌細胞癌あるいは胃小細胞癌と呼ぶ．臨床上これらを明確に区別し，治療方針を決定する必要がある．

(7) 結腸・直腸の神経内分泌癌

わが国の癌取扱い規約では，カルチノイド腫瘍，小細胞型癌（内分泌細胞癌）が，WHO分類ではcarcinoid tumorとsmall cell carcinoma (oat cell carcinoma)が含まれている．

(8) 肝および胆道系の神経内分泌癌

わが国の胆道癌取扱い規約では，カルチノイド腫瘍，小細胞型癌（内分泌細胞癌），腺内分泌細胞癌が，WHO分類ではcarcinoid tumorとsmall cell carcinoma (oat cell carcinoma)が含まれている．

(9) 膵の神経内分泌癌

膵臓の神経内分泌腫瘍としてはカルチノイドがあるが，これは細胞成分に富み，細胞質は好酸性に淡染し，均等な大きさの円形〜楕円形の核をもつ細胞が集合性に認められる．

(10) 前立腺の神経内分泌癌

正常前立腺の腺管は分泌腺上皮と基底細胞を基本としているが，この他に神経内分泌細胞が存在する．このことは，好銀顆粒陽性であること，クロモグラニン，セロトニン，神経特異的エノラーゼ（NSE）が陽性であることから証明できる．一方，前立腺の神経内分泌細胞には分泌腺上皮に特異的な前立腺特異抗原prostate specific antigen (PSA)や基底細胞に特異的な高分子サイトケラチンを発現しているものもある．神経内分泌細胞は前立腺全体の腺管に少数孤立散在性に存在するが，特に尿道付近や精丘付近に多くみられ，腺管基底層に近接して存在する類円形（分泌の形態は閉鎖型）のものと腺腔に向かって伸長し微絨毛をもつ類三稜形細胞がある．いずれも隣接する分泌腺上皮と細胞突起で連結している．

前立腺の神経内分泌腫瘍は，以下の3型が主体である．

1) 肺などの臓器と同様の小細胞癌

N/C比が大きく，核小体は不鮮明で，核クロマチンが濃染する小型ないしは中等度大の細胞がみられ，壊死を伴うことも多い．

2) カルチノイド類似の低分化腺癌

腺癌に混じって，均質なクロマチン構造を示す小型の核をもち，細胞質が淡明な細胞が集合性にみられる．

3) 神経内分泌腫瘍への分化を伴う腺癌

3者のうち最も多く，少数の神経内分泌細胞に分化した細胞が孤立散在性にみられることが多いが，ときに集合性になることもある．神経内分泌細胞は，腸粘膜管状腺にみられるパネート細胞に似て大型好酸性顆粒を含むこともある．

(11) 甲状腺の神経内分泌癌

髄様癌（C細胞癌）medullary carcinoma (C-cell carcimoma)は甲状腺傍濾胞細胞（C細胞）由来の悪性腫瘍で，カルシトニン分泌を示す特徴をもっている．髄様癌の形態は組織学的にも細胞学的にもきわめて多様で，組織構築はシート状，島状ないし索状を示す通常型の他に，管状ないし濾胞状あるいは乳頭状などを示すものもあり，腫瘍細胞は類円形から多辺形までの様々な形態を示し，紡錘形細胞や小細胞，巨細胞などもみられる．

原発性甲状腺腫瘍の中でカルシトニン分泌を証明できるものはすべて髄様癌に分類し，神経分泌顆粒を確認するために，グリメリウス染色，クロモグラニンA染色，カルシトニンの免疫組織化学，電顕検索を行う必要がある．甲状腺組織にC細胞過形成C-cell hyperplasiaと呼ばれる増殖巣が認められ，

遺伝的背景をもつ症例であれば髄様癌とみなす。

細胞所見の特色は，疎結合性の腫瘍細胞が多量に得られることである。乳頭癌のような重積像や，濾胞形成がなく，背景にアミロイド物質が認められることもある。核の異型，大小不同は，乳頭癌より強いことが多く，細胞質は一般に広い。また，核内細胞質封入体が乳頭癌と同様みられることがある。カルシトニンを証明すれば診断は確実である。

(12)副腎髄質腫瘍

細胞診で取り上げられることは少ないが，副腎髄質の褐色細胞腫は神経内分泌癌を理解する上で重要である。褐色細胞腫は傍神経節腫で，パラガングリオン系のクロム親和性細胞に由来する。本腫瘍は10％が両側発生，10％が副腎外発生，10％が悪性，10％が小児に発生するので10％腫瘍と呼ばれている。腫瘍細胞が充実性・胞巣状に増殖し，胞巣間には薄い血管性の隔壁が存在する。クロモグラニンA染色などで神経分泌顆粒が確認できる。

褐色細胞腫の細胞像では，腫瘍細胞は細顆粒状のクロマチンパターンを示す類円形〜卵円形核と顆粒状の豊富な細胞質を有し，これらの細胞がゆるい結合性を伴ってシート状あるいは散在性に出現する。しばしば核の大小不同が著明で，巨大核や多核の細胞も出現するが，それらは悪性の指標とはならない。

1.5 未分化癌

細胞の分化度は，発生母地の組織構築に腫瘍の組織構築がどれほど類似しているかにより，高分化型 well differentiated，中分化型 moderately differentiated，低分化型 poorly differentiated に分けられる。ここまでは発生母地が推定できるが，さらに脱分化が生じると，もはや発生母地の推定は困難になる。この段階を未分化 undifferentiated と呼ぶ。未分化癌はあくまでも上皮性悪性腫瘍すなわち癌腫であって，肉腫への分化傾向があるものは含めるべきではない。癌腫の代表的なものには腺癌と扁平上皮癌があり，この分岐点と考えると理解しやすい。たとえば肺の大細胞癌がその典型といえる。

癌の特徴として癌遺伝子の活性化や癌抑制遺伝子の欠損あるいは変異が挙げられているが，遺伝子の脱メチル化についても重要である。本来，多能性 multipotential であった受精卵が，次第に固有の器官や組織に分化していくが，この過程でDNAのメチル化が起き，多くの遺伝情報を失い，限られた機能のみを発現するようになる。この逆が脱分化であり，遺伝子レベルでは脱メチル化がみられる。換言すれば，脱分化は極端に脱メチル化が起こった腫瘍ということができる。このため，未分化癌はあらゆる上皮性組織で起こりうるが，腺癌あるいは扁平上皮癌のどちらかが圧倒的に多い臓器では未分化癌の発生頻度は少ない。

1.5.1 未分化癌の組織学的特徴

組織学的には，「腺癌や扁平上皮癌，あるいは神経内分泌癌への分化を欠く未分化な悪性上皮性腫瘍」と定義できよう。細胞形態としては，紡錘形細胞 spindle cell，大細胞 large cell，巨細胞 giant cell，多型細胞 polymorphic cell をとりうる。

未分化癌に分化した癌腫などが混在ないし併存している場合，どのように分類するかは臓器によって異なっている。肺癌では，大細胞癌に腺癌や扁平上皮癌の成分があれば腺癌や扁平上皮癌にとる傾向があるし，逆に甲状腺癌では，未分化癌と乳頭癌，濾胞癌などが混在ないし併存している場合は未分化癌として分類する。この違いが生じた原因には，一般に未分化癌がきわめて予後が不良で，放射線療法や化学療法などに反応し難いことも影響している。

1.5.2 未分化癌の細胞診断学的特徴

細胞診では，除外診断的な要素が強い。腺癌や扁平上皮癌などの分化傾向がみられれば，それぞれ腺癌や扁平上皮癌とした方が無難なことが多い。しかし，肉腫との鑑別を要するような上皮性の細胞（癌腫）をみたら，積極的に未分化癌とし，組織診との比較を行うとよい。

1.5.3 各臓器の未分化癌

(1)子宮癌

「小細胞癌，腺癌，扁平上皮癌，その他のいずれの組織型の癌腫にも分類できない分化度がきわめて低い上皮性悪性腫瘍」と定義される。神経内分泌顆粒は認めない。大細胞，巨細胞，紡錘形細胞のことが多い。

(2)乳癌

他臓器で，未分化癌として扱われるような髄様癌や紡錘細胞癌は特殊型として，未分化癌とはされていない。

(3)肺癌（口絵146）

「小細胞癌の細胞学的特徴や腺や扁平上皮への分

化を欠く未分化な悪性上皮性腫瘍で，腫瘍細胞は，大きな核，顕著な核小体と中等量の細胞質をもつ」と，定義される。このように大細胞癌は除外診断的な名称であるが，電子顕微鏡では，多少とも腺癌や扁平上皮癌への分化がみられる。多数の粘液産生細胞がムチカルミン，ジアスターゼ消化後 PAS 染色などの粘液染色でみられる場合は，粘液産生充実型腺癌に分類する。大細胞癌としての特徴がそろっていれば，少数の粘液陽性細胞があっても大細胞癌としてよい。

特殊型に，大細胞神経内分泌癌，類基底細胞癌，リンパ上皮腫様癌，淡明細胞癌，ラブドイド形質を伴う大細胞癌がある。

大細胞神経内分泌癌は，神経内分泌細胞への分化がみられるので，本書では，神経内分泌細胞癌で扱っておく。

類基底細胞癌は基底細胞癌に似た構造をとる大細胞癌で，小葉状，索状，柵状の増殖様式をとり，比較的小型で均一の立方状ないし紡錘形の細胞からなる。核は中等度の染色性を示し，細顆粒状で，核小体はごく一部にみられるのみである。細胞質は乏しく，核分裂像が多い。細胞間橋，細胞単位の角化はみられない。50％未満の割合で扁平上皮癌，腺癌などの組織像を含む場合は，それぞれ扁平上皮癌（類基底細胞型），あるいは腺癌とする。

リンパ上皮腫様癌は，鼻咽頭のリンパ上皮腫に似た組織像を示す大細胞癌で，リンパ球の多い間質に大型の悪性細胞が胞巣をつくる。しばしば EB ウイルス感染を伴う。

淡明細胞癌は，水様淡明ないし泡沫状の細胞質をもつ大型の多角形細胞のみからなる大細胞癌である。グリコーゲンは陽性のことも陰性のこともある。腎臓，甲状腺，唾液腺などの淡明細胞癌の肺転移に似ている。扁平上皮癌ないし腺癌への分化があるものは，扁平上皮癌ないし腺癌の淡明細胞型とする。

ラブドイド rabdoid 形質を伴う大細胞癌は，細胞質内にビメンチンとサイトケラチン陽性小球体 globule を顕著に有する大細胞癌である。ラブドイド形質は通常，大細胞癌の形態をもった低分化な領域にみられ，全体がラブドイド形質を示す大細胞癌はきわめて稀である。

(4) 食道癌

未分化癌を小細胞型と非小細胞型に分けているが，小細胞型は肺の小細胞癌と同様，神経内分泌癌である。したがって，本来の未分化癌は，非小細胞型 non-small cell type のみである。

(5) 胃癌

「病巣のどの部分にも腺癌や扁平上皮癌への分化を示さない癌」と定義されるが，胃癌では例外的な組織型である。低分化腺癌や小細胞癌，さらに悪性リンパ腫を除外しなければならない。そのため多数のブロックを作製して検討する必要がある。

(6) 肝癌

「腫瘍細胞は胞体に乏しく，短紡錘形から類円形の核を有し，充実性，髄様に増殖する。組織像のみでは肝細胞癌と診断困難な癌」と定義される。肝細胞癌細胞の正常肝細胞との類似性から腫瘍の分化度を I～IV に分類した Edmondson 分類 IV 型に相当する（表 10.21）。充実型または髄様配列で，細胞密度が高い。細胞質好酸性顆粒は不明瞭で量も少ない。細胞の接着性は乏しく，巨細胞はみられても数は少ない。細胞内脂肪や胆汁産生はみられず，索状構造もみられない。肝細胞癌は同一腫瘍の中に 2 種類以上の組織型，多様な分化度を示す部分が混在することが多い。そのような症例では優勢な組織型・分化度にしたがって診断し，他の組織型，分化度を付記する。

(7) 膵癌

退形成性膵管癌 anaplastic ductal carcinoma が未分化癌で，一部に膵管癌成分がみられ，細胞の形態により，巨細胞型（多形細胞型）giant cell type (pleomorphic type)，紡錘形細胞型 spindle cell type に分ける。なお，巨細胞型のうち巨大貪食細胞あるいは破骨細胞に類似の巨細胞が目立つものは，破骨細胞型 giant cell carcinoma of osteoclastoid type として区別する。

(8) 胆道癌

「病巣のどの部分にも，腺癌，扁平上皮癌，内分泌腫瘍への分化を示さない癌」と定義される。組織はシート状，充実型の構造をとる。充実型低分化腺癌，内分泌細胞癌，悪性リンパ腫，転移性充実型癌（肺の大細胞癌，膵の未分化癌など）との鑑別を要する。

(9) 膀胱癌

癌細胞が未分化なためいずれの組織型にも分類できない癌腫である。細胞の形状は円形のもの，紡錘

表 10.21 肝細胞癌の分化度と組織学的特徴（日本肝癌研究会，2009 より）

分化度 Edmondson 分類 腫瘍細胞の性状	高分化型 I 型	中分化型 II 型	低分化型 III 型	未分化型 IV 型
配列	細索状 小さな偽腺管	細索状←中索状→大索状 偽腺管	索状構造不明 瞭化または充実型	充実型または髄様
細胞密度	高――――――中――――――高			
細胞形質好酸性顆粒	明瞭――――――――――→不明瞭			
細胞形質好酸性顆粒の量	豊富――――――――――→少，貧			
細胞の接着性	∰	++	+	－～±
巨細胞	－	+	++	－～±
脂肪化	高頻度	±	±	－
胆汁産生	±	++	+～	－

注1：－，±，+，++，∰ はいずれも程度を示す．矢印はそれぞれの方向への性状の変化を示す．
注2：Edmondson II 型のうち，索状構造の幅が細いものは高分化型，III 型のうち，索状構造が明瞭で多形性が比較的軽微なものは中分化型，IV 型のうち，不明瞭ながら索状構造がうかがえられるものは低分化型と解釈される．

形のもの，巨細胞を有する多形性のものなどがある．

(10) 前立腺癌

前立腺癌では，Gleason 分類（前立腺の腺癌参照）がよく用いられる．

Gleason grade 5A には，面疱型壊死（comedonecrosis）を示す癌が属するが，未分化癌 anaplastic carcinoma は Gleason grade 5B に属し，充実性集塊 solid mass ないし孤立細胞 single cells よりなるものをこの型に入れる．

(11) 甲状腺癌

「高度な構造異型，細胞異型を示す濾胞上皮由来の悪性腫瘍」と定義される．腫瘍細胞の形状は異型性が強く，紡錘形細胞，巨細胞，多型細胞に分けられるが，これらは混在することが少なくない．腫瘍は急速な充実性増殖を示し，しばしば壊死や出血がみられる．未分化癌に分化癌や肉腫が混在する場合は，未分化癌とする．未分化癌の一部に乳頭癌ないし濾胞癌が認められる例が多いが，これは未分化癌がこれらを先行病変として発生したことの証左とされている（未分化転化 anaplastic transformation）．

1.6 胚細胞腫瘍と芽腫

芽腫 blastoma の定義は，臓器によって多少異なっている．しかし，根本的には，二相性 two-cell pattern の腫瘍で，高分化胎児性癌に似た原始的な上皮性成分と原始的な間葉性間質からなり，ときに肉腫が混在する腫瘍といえる．癌肉腫との鑑別が必要だが，上皮性成分が胎児型癌であるか一般的な癌腫であるかが決め手になる．

芽腫が生じる原因は，①胎児組織への分化能をもつ遺残芽細胞が癌化したか，よく癌細胞が②癌胎児抗原 carcinoembryonic antigen（CEA）や胎児血液型（F 型）を発現するように，何らかの変異または脱メチル化によって胎児組織への分化能を獲得したことなどが考えられる．芽腫が幼小児期に発現しやすいことからは①が考えやすいが，肺芽腫のように成人発症が多いものでは②の方が考えやすい．

1.6.1 組織学的特徴

胎児期の臓器の細胞はまだ機能を営まないために，出生後のような分化した形態は認められず，多分化能を有している．たとえば，Wilms 腫瘍の起源細胞である後腎芽細胞は本来の腎や尿細管上皮様細胞と同時に横紋筋，平滑筋，軟骨組織などの間葉系細

胞へも分化する。さらに，芽腫の起源となる細胞も胎細胞型に比較して胚細胞型はさらに未分化であり，予後とも関係する。その好例が肝芽腫で，胎細胞型に比べ胚細胞型は予後不良である。一般的に胎児組織や胚組織をみる機会は少なく，これが芽腫の診断を難しくしている。

1.6.2 細胞診断学的特徴

細胞診における芽腫の共通した特徴は，小円形細胞腫瘍 small round cell tumor といえよう。こういった小円形細胞腫瘍には，神経芽腫 neuroblastoma，肝芽腫 hepatoblastoma，腎芽腫 nephroblastoma，肺芽腫 pulmonary blastoma などの芽腫の他，Ewing 肉腫，非ホジキンリンパ腫，小細胞肺癌などがある。こういった小円形細胞に加えて，神経芽腫ではロゼット形成や線維性の基質が，肝芽腫では腺房形成が，腎芽腫では尿細管様構造が，肺芽腫では小さくて一様な核をもった N/C 比の大きい細胞集塊が特徴としてみられる。背景には紡錘状の間葉系細胞がみられることが多い。

1.6.3 各臓器の芽腫

網膜芽腫，神経芽腫などが知られている。

(1) 胚細胞腫瘍 germ cell tumors

未熟な胚細胞に類似する未分化胚細胞腫，体外胚組織を模倣する絨毛癌，卵黄嚢腫瘍，胎芽性癌(胎児性癌)，様々な成熟段階の体組織への分化を示す奇形腫など多彩な組織像が認められる。精巣の精上皮腫 seminoma もこれに含まれる(表 10.22)。

1) 未分化胚細胞腫 dysgerminoma

原始胚細胞に類似した腫瘍細胞からなり，幼児期から 20 歳前後に発生する。腫瘍細胞はグリコーゲンに富んだ淡明な細胞質をもち，結合性の弱いシート状または散在性に出現する。核は大型円形で，核小体は明瞭，核分裂像もよくみられる。小型リンパ球と二相性の出現が認められる(口絵 147)。PAS 反応陽性で，免疫組織化学的に胎盤性アルカリフォスファターゼが証明される。

2) 卵黄嚢腫瘍 yolk sac tumor (内胚葉洞腫瘍 endodermal sinus tumor)

卵黄嚢あるいは内胚葉洞に類似した腫瘍細胞からなり，15～19 歳に多く発生する。組織学的には多彩な組織像を呈するが，主として①内胚葉洞型 endodermal sinus pattern，②多嚢性卵黄型 polyvesicular vitelline pattern，③類肝細胞型 hepatoid pattern，④腺型 glandular pattern に分けられる。いずれの場合にも免疫組織化学的に α-フェトプロテインが証明される。

出血を背景に，腫瘍細胞は結合性の弱いシート状あるいは散在性に出現する。細胞質は豊富でライトグリーンに淡染し，ライトグリーンに濃染する硝子様小体 hyaline globule を認める。核は大小不同で異型が強く，核小体は著明である(口絵 148)。PAS 反応が陽性である。

3) 胎芽性癌 embryonal carcinoma

精巣の胎芽性癌に類似し，大型の上皮様の腫瘍細胞が管状，乳頭状または充実性に増殖する。腫瘍細胞は不規則多角形，胞体は両染性で核は大きく円形または卵円形，染色質は粗く水胞状である。核小体は大きく明瞭である。合胞体栄養膜細胞 syncytiotrophoblast が高頻度でみられ，本腫瘍の多くは卵黄嚢腫瘍と合併する。

4) 奇形腫 teratoma

ⅰ) 成熟奇形腫 mature teratoma

組織学的に嚢胞内に成熟した表皮，毛包，汗腺，皮脂腺，神経組織，メラニン保有細胞・組織など外胚葉成分が認められる。また気管支上皮，消化管粘膜，甲状腺など内胚葉成分および中胚葉成分として骨，脂肪組織，平滑筋組織，あるいは歯胚を認めることもある。細胞像はきわめて多彩で，神経細胞，

表 10.22 胚細胞腫瘍の臨床病理学的分類(日本産婦人科学会・日本病理学会，1990 を一部改変)

	良性腫瘍	境界悪性腫瘍	悪性腫瘍
胚細胞腫瘍	成熟嚢胞性奇形腫[皮様嚢胞腫] 成熟充実性奇形腫 卵巣甲状腺腫	未熟奇形腫(G1, G2) カルチノイド 甲状腺腫性カルチノイド	未分化胚細胞腫 卵黄腫瘍[内胚葉洞腫瘍] 胎芽性癌[胎児性癌] 多胎芽腫 悪性転化を伴う成熟嚢胞性奇形腫 未熟奇形腫(G3) 絨毛癌　　　精上皮腫

扁平上皮細胞など本来卵巣に存在しない細胞が認められる。悪性転化を伴った場合は主に扁平上皮癌が出現する。稀に腺癌や悪性黒色腫などもみられる。細胞診では扁平上皮癌に類似する。

　ⅱ）未熟奇形腫 immature teratoma

　未熟な胎児性成分を伴う奇形腫をいい，特に神経外胚葉組織を豊富にもつ腫瘍ほど浸潤や転移を起こしやすい。細胞診では小型の円形濃染核をもつ未熟な神経組織由来細胞集団が認められる。分化度は未熟な成分と核分裂の程度により，3群に分けられる。

(2)肺芽腫

　「二相性の腫瘍であり，高分化胎児型腺癌に似る primitive な上皮性成分と primitive な間葉性間質からなり，時に骨肉腫，軟骨肉腫，横紋筋肉腫の像が混在する」と肺癌取扱い規約で定義されている。以前は，悪性成分が上皮成分のみの高分化胎児型腺癌 well differentiated fetal adenocarcinoma，悪性成分が間葉成分のみの胸膜肺芽腫 pleuropulmonary blastoma，上皮性成分と間葉系成分がともに悪性で両者に移行を認める二相性肺芽腫 biphasic pulmonary blastoma をまとめて肺芽腫としていたが，高分化胎児型腺癌は腺癌の特殊型に，胸膜肺芽腫は軟部組織腫瘍に分けられ，二相性肺芽腫のみが肺芽腫と分類されるようになった。組織像からみると，高分化胎児型腺癌は，胎児肺の腺管に似た構造を示し，グリコーゲンに富み線毛を欠く上皮細胞からなる管状構造を示し，核下あるいは核上にグリコーゲン空胞をもち，子宮内膜様にみえる。淡明細胞を主体とすることもある。豊富な好酸性微細顆粒状細胞質をもつ多角形細胞からなる桑実胚 morula を形成することは，肺芽腫の場合は稀である。典型的肺芽腫の好発年齢は 30〜40 歳台であるが，胸膜肺芽腫は 6 歳以下の小児に生じる。特異的な腫瘍マーカーは現在のところ知られていない。

　肺芽腫のほとんどは境界明瞭な孤立性末梢腫瘍であるため，喀痰細胞診で診断されることはほとんどなく，擦過細胞診か穿刺吸引診で診断される。クロマチン濃染性で N/C 比が大きい核をもつ，小さくて短い紡錘状細胞集塊とともに，正常線毛上皮細胞よりも小型で一様な核を有する N/C 比の大きな悪性上皮性細胞がみられるが，核小体は目立たない。細胞境界が不鮮明なことなど腺癌としての特徴は認められるが，これのみで悪性と診断できるほどの特徴は認め難い。最終的には，組織診で確診する必要がある。

(3)肝芽腫

　「胎児期，胎生期の肝実質に類似する悪性腫瘍で，間葉成分を伴うものと伴わないものがある」と定義される。高分化型(いわゆる胎児型)，低分化型(いわゆる胎芽型)，未熟型(いわゆる未分化型)に分けられる。未熟型では，小型で特徴に乏しい円形ないし卵円形の未熟型細胞が優性である。

(4)膵芽腫

　稀な腫瘍で，多くは 10 歳以下の男児に発生する。充実性腫瘍で，渦巻き状のいわゆる "squamoid corpuscle" が出現する膵管上皮細胞へ分化する部分と，チモーゲン顆粒が証明される腺房細胞へ分化する部分からなる。両部分が全体として器官様構造 organoid structure を形成する。AFP 産生性のことが多い。

(5)腎芽腫

　ウイルムス腫瘍 Wilms tumor として有名である。後腎芽細胞，上皮細胞，間葉系細胞群の 3 要素が混合してみられる（口絵 149）。

(6)副腎髄質の芽腫

　神経芽腫 neuroblastoma は，胎生期の神経堤細胞 neural crest cell 由来の遊走性交感神経芽細胞 migrating sympathogonia から発生する腫瘍で，カテコラミンの代謝産物であるホモバニリン酸(HVA)やバニリルマンデル酸(VMA)が尿中に増加する。小児悪性腫瘍のうち，白血病に次いで頻度が高い。

　組織学的には，裸核状の小円形細胞からなる腫瘍で，細胞質に乏しく，核は円形でクロマチンは粗糙である。花冠-細線維型，円形細胞型に分類される。免疫組織化学染色では，腫瘍細胞の細胞質に神経特異的エノラーゼ(NSE)，シナプトフィジンなどが陽性となる。

　細胞像は，円形細胞型では，小型円形の神経芽細胞が散在性に認められる。核は円〜類円形で，クロマチンは顆粒状〜粗顆粒状を呈し，細胞質はほとんど認められない。花冠-細線維型では，ライトグリーンに好染する細線維を背景に，円形細胞型よりやや大型の神経芽細胞が散在性に認められる。また，細線維を中心に花冠配列をした Hormer-Wright 型のロゼットを認める（口絵 150）。

(7) 脳・脊髄の芽腫

未分化外胚葉性細胞由来の髄芽腫や神経膠芽腫がある。多形膠芽腫 glioblastoma multiforme は退形成性の部分を含むため，本来の芽腫（未分化，幼若型）の概念からややはずれる。

(8) 網膜芽腫

網膜芽腫（口絵151）は基本的には遺伝子変異を伴う腫瘍で，遺伝子座13q14にある癌抑制遺伝子Rbの欠損により起こる。同様な遺伝子変異を伴う腫瘍として遺伝子座3p25のVHL遺伝子に異常がある von Hippel-Lindau 症候群では，網膜血管腫と小脳血管芽腫の合併がみられる。

2 非上皮性悪性腫瘍（肉腫）

2.1 正常非上皮性細胞

組織は，細胞，細胞間物質および体液で構成されているが，さらに細胞間物質は基質（無形細胞間物質）と膠原線維，細網線維，弾性線維などの線維（有形細胞間物質）からなる。こういった線維性結合織は疎性あるいは密性である。細胞成分には固定性の細胞（線維芽細胞，脂肪細胞，組織球）と遊走性の細胞（リンパ球，形質細胞，肥満細胞，好酸球）があるが，組織球などはしばしば融合して多核巨細胞となる。その例は，異物反応による異物巨細胞，サルコイドーシスや結核でみられるラングハンス型巨細胞，黄色肉芽腫でみられるトゥートン Touton 型巨細胞（泡沫細胞が集巣状に浸潤，相互に融合して巨細胞を形成する）などが挙げられる。

間葉（間充織）mesenchyme は，体の結合組織，血管・リンパ管へと発達する胎児中胚葉の網状結合組織で，発生過程で上皮組織を裏打ちしたり，その組織の間を埋める形で存在する。細胞は星状あるいは不規則な形をしており，構造や機能はどちらかといえば未分化である。間葉から分化した結合組織 connective tissue は細胞と細胞間物質で構成されるが，結合組織の固有細胞は線維芽細胞 fibroblast でコラーゲン合成を行い，形態学的には粗面小胞体とゴルジ装置がよく発達した紡錘形細胞である。膠原線維 collagen fiber は結合組織の線維成分の中で最も普遍的な線維成分で，タンパク質である様々なコラーゲンからなり，全身の結合組織に広く分布する。機能は組織の構築を支持することである。

この他，細胞成分としては，平滑筋細胞，横紋筋細胞，骨細胞，軟骨細胞，脂肪細胞，メラニン産生細胞，神経細胞，血管内皮細胞，中皮細胞などがあり，それぞれ独特な形態を保っている。

2.2 非上皮性腫瘍

非上皮性腫瘍は，上皮を除く体の非上皮性組織，すなわち骨および軟部組織などに発生する腫瘍で，結合組織，骨組織，軟骨組織，線維性組織，脂肪組織，筋組織，血管・リンパ管，滑膜組織，体腔液被覆組織，神経系組織，メラニン産生組織などから発生する腫瘍が含まれる。上皮性腫瘍（癌腫）が一般的に基底膜のある胞巣をつくるのに対し，非上皮性腫瘍（肉腫）は支持組織（血管や結合組織）と入り混じって増殖し，胞巣をつくらないのが特徴である。支持組織は中胚葉から分化した間葉系組織で，体のあらゆる部位に存在し，体の構造を支え代謝に重要な役割を果たしている。

肉腫は，発生母地の組織型にしたがって分類され，代表的な肉腫には，平滑筋肉腫 leiomyosarcoma，横紋筋肉腫 rhabdomyosarcoma，線維肉腫 fibrosarcoma，悪性線維性組織球腫 malignant fibrous histiocytoma (MFH)，脂肪肉腫 liposarcoma，血管肉腫 hemangiosarcoma，骨肉腫 osteosarcoma，悪性黒色腫 malignant melanoma などがある。大部分の腫瘍はその由来母組織と同様の分化・成熟形態を示すが，母組織と異なる分化・化生を示すものもあり，組織発生的な分類は必ずしも腫瘍の由来母組織を意味しない場合がある。

2.2.1 非上皮性腫瘍の細胞学的形態

非上皮性腫瘍の細胞学的形態は多彩であるが，共通点も多い。肉腫細胞の特徴は以下に示すが，同一症例でも部位により組織像が異なることがあり，穿刺吸引で得られた検体のみでは良悪の判定や組織型の推定に限界があることも理解する必要がある。

(1) 細胞形態
　①線維状ないし紡錘形，類円形〜円形の細胞で，
　②分化型では成熟組織の特徴的形態を示す。
(2) 細胞の結合性
　①一般的に結合性は乏しく単離性だが，良性腫瘍・分化型肉腫では集塊状であることが多い。
　②上皮様配列を示すこともある。
(3) 核の形態

表10.23　細胞の特徴と代表的な非上皮性腫瘍

小型円形細胞	横紋筋肉腫（胞巣型），神経芽腫，Ewing肉腫，未熟神経外胚葉腫瘍（PNET），小細胞骨肉腫，間葉性軟骨肉腫，Askin腫瘍などの他，悪性リンパ腫，円形細胞型脂肪肉腫，無色素性悪性黒色腫，上皮性腫瘍としては小細胞癌，Merkel細胞癌など
紡錘形・線維形細胞	線維肉腫，滑膜肉腫，平滑筋肉腫，悪性末梢神経鞘腫瘍，悪性線維性組織球腫，脂肪肉腫など
上皮様細胞配列	類上皮肉腫，明細胞肉腫，滑膜肉腫，胞巣状軟部肉腫，血管肉腫，中皮腫など
多形性，多核巨細胞	悪性線維性組織球腫の巨細胞型，多形型脂肪肉腫，多形型横紋筋肉腫などの亜型があり，悪性間葉腫，骨肉腫，神経系は錐体形を示す。上皮性の巨細胞癌なども多形性を示す。
細胞質に空胞を認める細胞	空胞がみられる細胞の代表は脂肪細胞で，乳腺の穿刺検体でよくみられる。脂肪肉腫も明るい胞体に大小の空胞をもち，幼若細胞ほど小型泡沫状となる。他に粘液腫，脊索腫様肉腫など

①核膜は平滑だが，異常な陥入を伴うことが多い。
②核質は微細で，ときに粗大顆粒状。
③核小体は円形で大型。
(4)多核巨細胞の形成
(5)核分裂像の増加
(6)特異的な細胞間基質および細胞内産生物質
粘液様物質（粘液型脂肪肉腫，軟骨肉腫）
などが，特徴的な所見である。

2.2.2　細胞形態による鑑別

細胞形態の他に以下に示す特徴的所見（表10.23）があり，鑑別の指標となる。

(1)小型円形細胞の鑑別
第1の鑑別点として発生部位や年齢，背景などがある。この他，横紋筋肉腫の胎児型，胞巣型では一部に層状細線維あるいは均質構造物がみられ，デスミン，ミオグロビンが陽性である。神経芽腫はNSEが陽性であるなど，免疫染色が有用である。

(2)紡錘形細胞の鑑別
線維性細胞は細長い胞体をもつ単相性異型細胞で，多形性を示し，縦走する細線維を認めることがある。組織球性細胞は細胞質辺縁が不明瞭で胞体は淡染し，微細泡沫状空胞をみる。平滑筋肉腫は，短紡錘形で胞体に富み，辺縁明瞭，線維性腫瘍に比して厚く濃染し，縦走する線維をみる。悪性末梢神経鞘腫瘍の核は濃染し，長紡錘形，不整な波形を呈し，集塊状あるいは孤立性に出現する。

(3)多形性，多核巨細胞性腫瘍の鑑別
肉腫の多核細胞には奇異核あるいは変形核といわれる分葉巨大核や不規則多形性を示すものがある。

(4)上皮様細胞配列の鑑別
肉腫には上皮様配列や構造をとるものがある。類上皮肉腫の発生母組織は不明であるが，紡錘形細胞の背景に結合性を示す上皮様細胞が出現し，この細胞は円形，類円形，多稜形の大型細胞でライトグリーン好染性，核は偏在性で腺癌に類似する。悪性軟部黒色腫の一型といわれる明細胞肉腫は，グリコーゲンを含む短紡錘形ないし類円形の胞体が淡明な細胞が胞巣状に増殖し，卵巣の明細胞癌や腎細胞癌に類似するが，細胞境界は明瞭で，核は比較的大きく，核小体は明瞭，少数ながら多核巨細胞も出現し，細胞内外にヘモジデリン沈着をみる。滑膜肉腫には線維肉腫様の紡錘形細胞のみからなる単相性のものと上皮様構造が混在する二相性のものがあるが，後者は紡錘形細胞の背景に，やや大型の立方状か円柱状の上皮様細胞が数個で集塊を形成する。

(5)細胞質に空胞を認める細胞の鑑別
脂肪細胞などを脂質染色をすると，パパニコロウ染色における空胞が滴状か均質無構造に染まる。

2.2.3　非上皮性悪性腫瘍の精密検査

肉腫での免疫組織化学，電子顕微鏡，遺伝子診断は以下のような利点がある。

(1)免疫組織化学
免疫組織化学的手法には組織型診断に役立つ特異的な抗体（表10.24）と癌遺伝子や癌抑制遺伝子などの腫瘍の増殖能の解析に用いられる抗体がある。

(2)電子顕微鏡的検索
光顕的に鑑別が困難な腫瘍の診断には，電顕所見（表10.25）が有力な手段となりうる。

(3)遺伝子診断
腫瘍特異的遺伝子転座により異なる染色体上の2つの遺伝子が部分的に結合し，正常と異なるDNA

表 10.24 肉腫の組織型診断に役立つ特異的な抗体

抗 体	代表的な腫瘍
Vimentin	大部分の肉腫，未分化癌
Cytokeratin	大部分の上皮性腫瘍，上皮様性格を有する腫瘍 （滑膜肉腫，類上皮型血管肉腫，中皮腫）
Epithelial membrane antigen	大部分の上皮性腫瘍，上皮様性格を有する腫瘍
Factor VIII related antigen	血管腫，類上皮型血管内皮腫
CD31	血管腫，類上皮型血管内皮腫，血管肉腫，カポジ肉腫
CD34	血管腫，類上皮型血管内皮腫，血管肉腫，GIST，カポジ肉腫，血管周皮腫，類上皮肉腫
α-smooth muscle actin	平滑筋腫，平滑筋肉腫，グロムス腫瘍
HHF-35	平滑筋腫，平滑筋肉腫
Desmin	横紋筋肉腫，平滑筋肉腫
Myoglobin	横紋筋肉腫
MIC2 gene products (CD99)	Ewing 肉腫，PNET，横紋筋肉腫，滑膜肉腫，前駆 B 細胞性リンパ腫，T-ALL
S100 protein	神経鞘腫，明細胞肉腫，軟骨肉腫，脂肪肉腫，横紋筋肉腫
HMB-45	明細胞肉腫，血管筋脂肪腫
TypeIV collagen	平滑筋肉腫，グロムス腫瘍
Neuron specific enolase	神経芽腫，PNET，Ewing 肉腫
Chromogranin A	神経内分泌腫瘍
Synaptophysin	神経内分泌腫瘍
ALK	未分化大細胞性リンパ腫，炎症型線維肉腫
c-kit (CD117)	GIST

表 10.25 電顕所見と肉腫の組織分類

電顕所見	組織分類
デスモゾーム	上皮性腫瘍，滑膜肉腫，類上皮肉腫
未熟な細胞間接着装置	滑膜肉腫，類上皮肉腫，しばしば多くの間葉系腫瘍
グリコーゲン顆粒	Ewing 肉腫，横紋筋肉腫，脂肪肉腫，明細胞肉腫，骨外性粘液型軟骨肉腫
メラノソーム	明細胞肉腫
神経内分泌顆粒	PNET，神経芽腫
Weibel-Palade 顆粒	血管肉腫
脂肪滴	脂肪組織腫瘍
結晶状構造物	胞巣状軟部肉腫
Birbeck 顆粒	ランゲルハンス組織球症
中間径フィラメントの細胞質内封入体	悪性ラブドイド腫瘍
Z 帯	横紋筋肉腫
アクチン・ミオシンフィラメント配列	横紋筋肉腫
アクチンフィラメント	平滑筋腫瘍，横紋筋肉腫
暗斑を伴う筋フィラメント	平滑筋腫瘍
微小管	PNET，神経芽腫
吸飲小胞	平滑筋腫瘍
微絨毛を有する管腔構造	滑膜肉腫
細胞質突起	神経鞘腫，滑膜肉腫，線維性組織球腫
基底膜	神経鞘腫，平滑筋腫瘍，脂肪肉腫，滑膜肉腫

配列により異常なタンパクが産生される。変異遺伝子の検出は病理診断と組織型分類に有用である。Ewing 肉腫/PNET，明細胞肉腫，粘液型軟骨肉腫，胞巣状軟部肉腫，粘液型脂肪肉腫，滑膜肉腫などで特徴的な染色体転座や融合変異遺伝子がみられる。また，胎児型横紋筋肉腫，脂肪肉腫，線維肉腫，GIST，神経芽細胞腫，悪性ラブドイド腫瘍，胞巣状軟部肉腫などでも染色体異常や遺伝子異常がみられることがある。

2.3 各組織の非上皮性腫瘍
2.3.1 軟骨および骨腫瘍

骨組織は他の間葉系組織と同様に，腫瘍の発生頻度が他臓器の癌の発生頻度に比較するとはるかに低い。骨腫瘍の多くは10代に発症し，男性に多い傾向がある。各腫瘍により，好発年齢や好発部位に差がみられる。

(1) 良性腫瘍
1) 軟骨腫 chondroma

全骨腫瘍の10～25％を占め，手・足の短管骨発生が多い。

ⅰ) 骨軟骨腫 osteochondroma

良性腫瘍の中で最も多く，単発性と多発性があり，後者は全骨軟骨腫の15％にみられる。

ⅱ) 軟骨芽腫 chondroblastoma（口絵152）

長管骨骨端に発生し，大腿骨遠位，脛骨近位，上腕骨近位に多い。

ⅲ) 軟骨粘液線維腫 chondromyxoid fibroma

粘液性・軟骨基質を伴って紡錘形か星芒状の細胞が分葉状に増殖する。

ⅳ) 滑膜軟骨腫症 synovial chondromatosis

滑膜に多結節状に硝子軟骨が形成される。膝関節に好発する他，股・肘・肩・足関節にもみられる。

2) 骨腫 osteoma

ⅰ) 類骨骨腫 osteoid osteoma

骨形成性の腫瘍で，10代の長管骨の骨幹や骨幹端に好発する。

ⅱ) 骨芽腫 osteoblastoma（口絵153）

好発年齢が20～30代とやや高く，脊椎の後方部位に好発する。

(2) 軟骨肉腫 chondrosarcoma (CHS)
1) 骨性軟骨肉腫

骨・骨膜に関係する軟骨肉腫は，以下の5型に分けられる。

① 通常型軟骨肉腫 chondrosarcoma
② 骨膜性軟骨肉腫（傍骨性軟骨肉腫）juxtacortical (periosteal) chondrosarcoma
③ 間葉性軟骨肉腫 mesenchymal chondrosarcoma
④ 脱分化型軟骨肉腫 dedifferentiated chondrosarcoma
⑤ 淡明細胞型軟骨肉腫 clear-cell chondrosarcoma

好発年齢は20～30歳代で，好発部位は大腿骨・前腕骨・脛骨といった長管骨の骨端部から骨幹端部である。約半数の症例で通常型軟骨肉腫の混在が認められる。細胞診所見としては，骨・類骨の形成，軟骨形成，多数の破骨細胞様多核巨細胞を認めるなど多彩な像を呈し，骨肉腫に類似するが，個々の腫瘍細胞は骨肉腫のような高度な異型性はみられない。腫瘍細胞の胞体は広く淡明で空胞状～顆粒状，胞体内には豊富なグリコーゲンを含み，S-100タンパク陽性である。

2) 骨外性軟骨肉腫

骨・骨膜とは無関係に軟部に生じ，軟骨を形成する。

ⅰ) 高分化型軟骨肉腫

稀な腫瘍で，大きさは軟骨腫より大きく，四肢にみられる。組織学的には分葉構造を示す硝子軟骨組織からなる。細胞密度は増すが，細胞異型は弱い。周囲組織への浸潤がみられることがあるが，予後は概して良好である。軟骨腫との鑑別診断が最も重要である。

ⅱ) 粘液型軟骨肉腫

粘液性腫瘍で，一見，脊索腫に類似している。中年に好発し，若年成人にも生じる。大腿，膝窩などの下肢に多い。通常，筋肉内の深部に発生する。組織学的には分葉状構造と粘液状基質が基本像である。小型の円形ないし短紡錘形の腫瘍細胞が，索状あるいは網状に配列している。明らかな軟骨基質の出現は稀だが，細胞質は好酸性あるいは空胞状で小さい濃染核を有する（口絵154）。細胞質はグリコーゲンを含みPAS反応陽性で，粘液状基質にはコンドロイチン硫酸を含む酸性ムコ多糖類があり，コロイド鉄あるいはアルシャンブルー染色でよく染まる。稀に細胞質内封入体構造物を有するラブドイド細胞が出現する。

鑑別診断は粘液状基質を示す粘液型脂肪肉腫，粘液型悪性線維性組織球腫が重要である。免疫染色ではS-100タンパク陽性で，RT-PCRで本腫瘍に特異的なEWS/CHNキメラ遺伝子が検出される。予後は比較的良好であるが，ラブドイド細胞の出現する例は不良である。

ⅲ) 間葉性軟骨肉腫

15～35歳の女子に多い。頭頸部，特に眼窩に多いが，四肢にも生じる。X線像で石灰化および骨

化を示唆する軟部陰影がみられる。悪性度が高く，予後不良である。肺などへの転移が高率にみられる。組織学的には小円形ないし短紡錘形の未分化な細胞がシート状に配列し，散在性に分化した小軟骨島がみられる。軟骨はしばしば石灰化を伴う。未分化の部分は血管周皮腫様構造を示す。鑑別診断には小型円形細胞群のEwing / PNET（ファミリー），滑膜肉腫，横紋筋肉腫，悪性リンパ腫などが挙げられる。免疫染色でS-100タンパクが軟骨島はもちろん，未分化な細胞にも陽性のことがある。

　iv）分化型軟骨肉腫

　きわめて稀な腫瘍である。通常の肉腫よりも悪性度が高く，組織学的に同一腫瘍内の分化型肉腫と境界明瞭な異型度の高い未分化肉腫の共存を特徴とし，未分化肉腫部は多くの場合，悪性線維性組織球腫様を呈する。

(3) 骨肉腫 osteosarcoma（口絵155）

　1）骨内骨肉腫 central osteosarcoma

　ⅰ）骨内通常型骨肉腫 conventional osteosarcoma

　全骨腫瘍の15%，悪性骨腫瘍の20%を占める。10〜20代の男性にやや多く，長管骨骨幹端，特に膝周辺に好発する。組織学的には，骨形成性，軟骨形成性，線維形成性の3型に大別される。腫瘍ごとに，また，同一腫瘍内でも部位により変化に富み，一見反応性の骨形成か線維化様所見であったり，骨・類骨形成が著しい硬化像を呈したり，著明な軟骨形成がみられたり，基質成分をほとんど伴わないまったくの未分化肉腫の所見を呈することもある。

　ⅱ）管拡張型骨肉腫 telangiectatic osteosarcoma

　隔壁で隔てられた大きな空洞状を呈する肉腫で，空洞を血液が満たすことが多い。

　ⅲ）骨内高分化骨肉腫 intraosseous well-differentiated osteosarcoma

　全骨腫瘍中1〜2%と稀で，好発年齢は平均30歳前後で，男女差はない。大腿骨遠位，脛骨近位に多い。予後は比較的良好で，再発はあるが，転移は稀である。

　ⅳ）円形細胞骨肉腫 round-cell osteosarcoma

　一見，Ewing肉腫様の組織像であるが，腫瘍性類骨を伴う小円形細胞肉腫で，全骨肉腫の1%と稀である。

　2）表在性骨肉腫 surface osteosarcoma

　ⅰ）傍骨性骨肉腫 parosteal osteosarcoma

　骨表面に生じる骨肉腫中最も頻度が高く，全骨肉腫の約10%を占める。典型的には大腿骨遠位骨幹端の後面に生じる。主な組織所見は高分化線維形成骨肉腫で，一見反応性様の骨形成と比較的おとなしい線維性増生を基本とする。

　ⅱ）骨膜性骨肉腫 periosteal osteosarcoma

　若年成人女性にやや多く，大腿骨や脛骨の骨幹部に好発する。中等度に分化した通常型の軟骨形成骨肉腫の組織像が限局して増生する。

　ⅲ）表在性低分化骨肉腫 high-grade surface osteosarcoma

　若年者から成人にかけて大腿骨や上腕骨などの長管骨骨幹部に好発する。きわめて稀な腫瘍で，grade 3〜4の組織像を呈する通常型骨肉腫が限局して増生する。

　3）骨外性骨肉腫

　骨および骨膜とは無関係に軟部組織に生ずるもので，軟部骨肉腫ともいわれ，きわめて稀な腫瘍である。20歳以上，特に40〜60歳までの成人に多く，発生部位は四肢，特に大腿に多い。予後は不良で，多くが再発，転移を生じて5年以内に死亡する。転移は肺と所属リンパ節が多い。組織学的には通常の骨肉腫に類似するが，特異的な間葉細胞への分化はみられない。腫瘍性の類骨ないし骨がみられるが，腫瘍性軟骨もみられることが多い。腫瘍細胞は多形性が顕著である。鑑別診断には悪性線維性組織球腫，脂肪肉腫，滑膜肉腫，線維肉腫などが挙げられる。

(4) 脊索腫 chordoma

　脊索腫は脊柱の原基である脊索 notochord の遺残組織に由来する腫瘍であり，低〜中等度の悪性度を有する。原発性悪性骨腫瘍の1〜4%を占め，30歳代以降の発症が一般的で，好発年齢は50歳代で，男性に多い。正中部，脊椎および頭蓋骨にほぼ限られ，仙尾椎に約60%，頭蓋底・鼻腔に25%，頸椎に10%。胸腰椎に5%が発生する。

　脊索腫は線維性隔壁により区画された分葉構造を示し，各々は，粘液基質を背景に担空胞細胞 physaliforous cell と呼ばれる腫瘍細胞のシート状，索状あるいは数珠状配列が特徴的である。腫瘍細胞は軽度〜中等度異型を示す類円形核を有し，細胞質は好酸性で大小不同の空胞を含んでいる（口絵156）。

ときに著しい核異型を示すことがあるが一般に核分裂像は目立たない。

免疫染色でサイトケラチン cytokeratin (AE1/AE3, CAM5.2 など), S-100 タンパク, EMA, ビメンチン vimentin が陽性となる。

(5) Ewing 肉腫/PNET

Ewing 肉腫, 骨外性 Ewing 肉腫, 末梢性の未熟神経外胚葉性腫瘍 peripheral primitive neuroectodermal tumor (PNET), 神経上皮腫, Askin 腫瘍などの腫瘍群は, 組織発生学的同一ファミリー（Ewing 肉腫ファミリー）と考えられるようになった。

Ewing 肉腫/PNET の基本的な組織構造としては, 細胞境界が不明瞭で均一な類円形核と細胞質の乏しい細胞がびまん性に増生を示す。核クロマチンは微細で, 核小体は目立たない（口絵 157）。核の大きさが不揃いで, やや大型で不整な核を有し, 核小体の目立つ細胞が主体になる症例は大型細胞型あるいは異型 Ewing 肉腫として区別する。

免疫組織化学的にはビメンチンが陽性で, MIC2 遺伝子産物 (CD99) が腫瘍細胞膜に過剰発現する。

Ewing 肉腫/PNET と鑑別を要する小型円形細胞腫瘍（表 10.26）には, 小細胞骨肉腫, 間葉型軟骨肉腫, 非ホジキン型悪性リンパ腫, 胎児型, 胞巣型横紋筋肉腫, 低分化型滑膜肉腫, 線維形成性小細胞腫瘍, メルケル細胞腫瘍, 神経芽細胞腫の転移, 小細胞癌の転移が挙げられる。

2.3.2 線維性腫瘍

胎児性結合組織は間葉性結合組織と粘液性結合組織よりなるが, 大部分が間葉性結合組織である。間葉細胞は星芒状, 多稜形あるいは紡錘形で細長い細胞突起は gap junction で結合している。核は大型で数個の核小体をもつ。細胞質内には多数の遊離リボソームがあるが, 他の小器官の発達は悪い。間葉細胞は発生の進行とともに線維芽細胞に分化し, 発達した粗面小胞体の内腔は拡張し電子密度のやや高

表 10.26 小型円形細胞腫瘍の鑑別（日本整形外科学会骨・軟部腫瘍委員会, 1990 から抜粋）

		横紋筋肉腫	悪性リンパ腫	神経芽腫	Ewing 肉腫	小細胞癌
光顕所見	細胞の大きさ(μm)	15～40	11～22	10～25	5.5（平均）	15～35
	細胞の増殖と配列	びまん性～胞巣状	びまん性	びまん性	びまん性～胞巣状	びまん性
	ロゼット状配列	−	−	−～2+	−～+	−～+
	細胞境界	不明瞭	不明瞭～明瞭	不明瞭	不明瞭	不明瞭
	核の位置	中心性偏在性	中心性	中心性	中心性	中心性
	PAS 反応（陽性）	2+～3+	−～+	通常−	±～2+	−～±
	好銀線維	多い	多い 腫瘍細胞との関係がみられる	少ない	少ない 腫瘍細胞との関係は乏しい	少ない
免疫染色	リンパ球マーカー	−	+	−	−	−
	Myoglobin	+	−	−	−	−
	Desmin	+	−	−	−	−
	NSE	−	−	2+	− or +	+
電顕所見	細胞の形態	円～類円形 大小不同	円～類円形 ほぼ均一	円～類円形 多少大小	円～類円形 ほぼ均一	円～類円形 多少大小
	核・クロマチン	分散 切れ込み	微細 切れ込みも	微細 類円形	微細	微細 類円形
	核小体	微小～中等大	中等大～大	微小	微小	ときに目立つ
	細胞小器官など	粗面小胞体少, ゴルジ目立つ	比較的豊富, 特にリボソーム	突起が発達	比較的乏しい	ミトコンドリアが豊富
	グリコーゲン	2+	通常−	通常−	+～3+	通常−
	胞体内細線維	+	−～+	−	−～+	通常−
	神経分泌顆粒	−	−	+～2+	−	+～2+
	基底膜	−	−	−	−	−
	細胞間結合	−	−～+	突起に+	±～+～2+	−
	細胞質の突起	−	−～+	2+	−～+	−

表10.27 線維腫および線維腫症の臨床・組織・細胞所見

	臨床所見	組織・細胞所見
Dupuytren型線維腫症 Dupuytren's fibromatosis	手掌，足底，指背および陰茎に生じる浅在性の線維腫症。	幼若線維芽細胞，筋線維芽細胞の密な増殖。
デスモイド型線維腫症 desmoid type fibromatosis	深在性の線維性腫瘍で，よく局所再発するが転移することはない。	分化した線維芽細胞の浸潤性増殖。
乳児線維腫症 infantile fibromatosis	10歳以下の小児の頭頸部，肩，上腕，大腿などに生じる孤在性の腫瘍で，骨格筋を侵し，周囲に浸潤性に広がる。転移することはない。	分化した線維芽細胞の間に豊富な膠原線維が介在。
軟部の孤立性線維性腫瘍 solitary fibrous tumor	身体各所に生じる。	紡錘形の線維芽細胞が不規則に増殖した孤在性の腫瘤。
炎症性筋線維芽細胞腫瘍 inflammatory myofibro-blastic tumor	小児や若年成人の軟部組織に好発。肺，肝，膀胱など内臓にも生じる。腹部，特に腸間膜に多いが，他の躯幹や四肢，頭頸部にも生じる。	著明な炎症細胞浸潤を伴う筋線維芽細胞の増殖からなる。
炎症性粘液硝子化腫瘍 inflammatory myxo-hyalin tumor	四肢末端に好発する低悪性度の腫瘍。40～50歳代に多く，手足など四肢末端の皮下に好発するが，下腿や腕にも生じる。	奇怪な核を有する巨細胞と線維芽細胞が結節状に増殖。間質に豊富な粘液・硝子化基質と炎症細胞浸潤を伴う。

い均質な物質がみられる。ゴルジ装置もよく発達し，細胞質基質には10 nmほどの細線維がみられる。基底膜や細胞間のデスモソームは認められない。

(1)良性腫瘍および中間群

線維腫fibromaおよび線維腫症fibromatosisは狭義には皮膚表面に茎を有する線維性小腫瘍を指すが，一般的には良性の限局性の線維性組織の増生を含む。線維腫および線維腫症は年齢，性，発生部位，遺伝関係によってそれぞれ特徴があり，組織像のみでは生物学的態度を決定できない。いずれも組織学的には境界不鮮明，浸潤性の紡錘形細胞の増生と膠原線維の増加を特徴とする(表10.27)。

(2)線維肉腫

線維芽細胞の悪性腫瘍には，線維肉腫，低悪性度線維粘液性肉腫，硬化性類上皮線維肉腫，粘液線維肉腫がある(表10.28)。

2.3.3 線維性組織球性腫瘍

軟部肉腫では最も頻度が高い。免疫組織化学的に多様性を示し，染色体分析でも共通する異常はみられないため，単一の疾患であるのか，あるいは種々雑多な低分化の多形性肉腫の集まりであるのか不明で，本腫瘍の起源については未だ定説がない。多分化能をもつ原始間葉細胞に由来し，これから組織球および線維芽細胞への両方向の分化を示すと考えら

れるが，組織化学的に酸性ホスファターゼおよび非特異性エステラーゼに，また免疫組織化学的にα1アンチトリプシン，α1アンチキモトリプシンに陽性に染まるなど，多くの腫瘍細胞は組織球の特徴を示し，培養してみても組織球の性格を示す。

①良性線維性組織球性腫瘍(表10.29)
②中間群線維性組織球性腫瘍(表10.30)
③悪性線維性組織球腫 malignant fibrous histiocytoma(表10.31，口絵158)

起源不明の多形細胞肉腫で，慣習的に線維性組織球性腫瘍として分類されるが，間葉系細胞に由来するという説が有力である。

50～70歳の高齢者に好発し，男性優位である。身体各所に生じるが，四肢，躯幹，後腹膜に多い。肉眼的に粗大結節状の腫瘍塊をつくり，最大径5～10 cmのものが多い。一般にきわめて悪性で，多くは局所再発や遠隔転移をきたして数年以内に死に至るが，粘液型は他の型より予後良好である。

2.3.4 脂肪性腫瘍

脂肪細胞は線維細胞や細網細胞内に脂肪小滴が集積して形成されることもあるが，多くは未分化の間葉細胞から脂肪芽細胞を経て形成されると考えられる。脂肪芽細胞は大球形の細胞で，その中央に球形核をもち，しばしば分裂像がある。この細胞ははじ

表 10.28 各線維肉腫の特徴

		臨床所見	組織・細胞所見
線維肉腫 fibrosarcoma	成人型線維肉腫	成人の四肢や躯幹の軟部組織に好発。鑑別診断は低悪性度線維粘液肉腫，単相型線維性滑膜肉腫，悪性末梢神経鞘腫瘍，悪性線維性組織球腫。	比較的均一な線維芽細胞が増殖し，核異型を示すが，多形性は著明ではない。高分化，中分化，低分化に分けられる。腫瘍細胞はビメンチン陽性。一部の症例では少数の細胞が平滑筋アクチンに染まる。ケラチン，EMA，S-100 タンパクは陰性。低分化ほど予後不良。
	乳児・小児型線維肉腫	乳幼児に生じる線維肉腫で四肢に好発。初回に根治手術を行えば成人型より予後は良好。	しばしば巨大，境界不鮮明で，出血や壊死を伴う。均一な小型紡錘形の細胞が密に増殖，細胞束を形成。ビメンチン陽性。ときに平滑筋アクチンにも陽性。染色体転座 t(12；15)(p13；q25) とキメラ遺伝子 ETV6-NTRK3 が特異的な異常。
低悪性度線維粘液性肉腫 low grade fibromyxoid sarcoma with or without rosette		若年成人の深在部軟部組織に好発。臨床的には局所再発や肺転移をきたす。下肢と躯幹，特に大腿，臀部，胸壁，肩に好発。鑑別診断は，悪性線維性組織球腫，粘液線維肉腫，悪性末梢神経鞘腫瘍，紡錘形細胞型脂肪肉腫など。	主体は紡錘形の線維芽細胞様細胞。粘液状部では星状の細胞も多く出現。細胞密度は低ないし中等度。核分裂像は稀。核は濃染性を示すが，比較的均一。腫瘍細胞はビメンチン陽性。少数の細胞は平滑筋アクチンや筋アクチン HHF35 にも陽性。線維芽細胞と筋線維芽細胞の形質を示す。少数の細胞がデスミン，ケラチン，EMA，S-100 タンパク，CD34 などに陽性。電顕では拡張した粗面小胞体と豊富な中間径フィラメント（線維芽細胞の形態）を示す。
硬化性類上皮線維肉腫 sclerosing epithelioid fibrosarcoma		深在部軟部組織に発生する稀な腫瘍。男女比は 6：10。若年者や中年成人の四肢，躯幹，頭頸部に生じる。悪性度が高く，摘除術後に高率の再発と遠隔転移。鑑別診断は，骨外性骨肉腫，類上皮肉腫，浸潤性小葉癌など。	組織学的には小型ないし中等大の円形〜卵円形の比較的均一な細胞からなる。しばしば淡明な細胞質を有し，硝子化した線維性の間質を伴う。索状や胞巣状の構造をつくり，上皮様の配列あり。特徴的な細胞像は不規則な細胞境界の不明瞭な異型線維状細胞。筋肉腫細胞に比べて，細胞質の幅は狭く，塗抹標本では細胞質境界がくずれやすく，けばけばしている。未分化になるにつれて核の異型性は増加し，より細胞の大小不同が著しく，多核細胞や円形細胞が増加。筋性肉腫の連珠状細胞はほとんどなく，多核細胞も他の肉腫に比べ少ない。免疫染色で腫瘍細胞はビメンチンにびまん性に強く染まり，電顕的にも線維芽細胞への分化を示す。
粘液線維肉腫 myxofibrosarcoma		中高齢者の四肢の軟部に好発。	粘液性基質に富む紡錘形細胞肉腫で，種々の程度に多形性を示す。腫瘍細胞は紡錘形ないし星芒状を呈し，少数の巨細胞を混ずるが，異型度は通常の悪性線維性組織球腫よりも低く，核分裂像も少ない。粘液はアルシャンブルーによく染まる。

筋線維芽細胞 myofibroblast：線維芽細胞の特徴に加え平滑筋細胞の形態学的特徴があり，細胞辺縁部に 5〜7 nm のアクチン線維が束状に走り，focal density をもつ。Dense patch も認められ，断続的ながら基底板をもっている。炎症性肉芽組織では血管とともに増生する細胞の主体を占め，肉芽組織の瘢痕化，収縮に大きな役割を果たす。

め胞体内に微細な脂肪滴をもつが，脂肪滴が増加するとともに融合して，ついには胞体の大部分を占めるような大きな脂肪滴となり脂肪細胞となる。脂肪は生鮮組織または凍結切片ではズダンIIIで橙赤色に，スカーレットレッドでは赤色に，ナイルブルーで青色に，オスミウム酸では黒色に染まる。

(1) 脂肪腫 lipoma

身体各部にできる良性腫瘍で，上半身の躯幹，頸部などにやや多い。多くは成人の皮下に生じ，数 cm 径の黄色の軟かい球状ないし分葉状の塊をつくる。成熟脂肪細胞よりなり，小葉構造がやや不規則性を示す以外，正常の脂肪組織と区別がつかない。

表10.29 良性線維性組織球性腫瘍の種類と特徴

	臨床所見	組織・細胞所見
黄色腫 xanthoma	皮膚	細胞質が明るく泡沫状にみえる含脂肪組織球（泡沫細胞）すなわち黄色腫細胞が出現し，黄色の腫瘍状病巣をつくる。
若年性黄色肉芽腫 juvenile xanthogranuloma	皮膚の表皮直下の褐色調の小結節	組織球性の卵円形ないし紡錘形細胞と多数のTouton型巨細胞からなる。
細網組織球性肉芽腫 reticulohistiocytic granuloma	頭頸部，躯幹などの皮膚に孤在性か多発性の丘疹状結節	1～数個の核を有する大型組織球が特徴的で，それに種々の程度の炎症性細胞浸潤と線維化がみられる。
線維性組織球腫 fibrous histiocytoma	血管に富む境界不鮮明な孤立結節	線維芽細胞および組織球性細胞よりなる。

表10.30 中間群線維性組織球性腫瘍の種類と特徴

	臨床所見	組織・細胞所見
隆起性皮膚線維肉腫 dermatofibrosarcoma protuberans	10～40歳で初発，男性にやや多い。四肢や躯幹の皮膚から皮下に生じ，皮膚表面より結節状に隆起し，しばしば潰瘍をつくり，深部に浸潤性に発育。	花むしろ模様（車軸状模様）が特徴。すなわち，多中心性に無細胞性の軸（芯）があって，それから線維芽細胞性の腫瘍細胞が放射状ないし渦巻き状に並ぶ。場合によりかなりの核分裂像がみられる。
巨細胞性線維芽細胞腫 giant cell fibroblastoma	小児および若年成人の皮膚または皮下に孤在性の結節。背部，大腿，鼠径部，胸壁などに好発。	紡錘形細胞が中等度の核多形性を示す巨細胞となって，偽血管状の洞状空隙のまわりに並ぶ所見が特徴的。
類血管腫線維性組織球腫 angiomatoid fibrous histiocytoma	小児に発生する低悪性の線維性組織球腫。多くは四肢の真皮深層から皮下に生じる。	線維性組織球腫瘍と血管性腫瘍の像をあわせもつ。
蔓状線維性組織球腫 plexiform fibrohistiocytic tumor	小児の上肢に好発。真皮から皮下に，多結節ないし蔓状構造を形成。	線維芽細胞様紡錘形細胞と組織球様細胞が破骨細胞類似巨細胞とともに増殖。
異型線維黄色腫 atypical fibroxanthoma	老年者の頭頸部の露出部皮膚に皮膚表面から隆起した結節。中心にしばしば潰瘍を形成。	増殖細胞は紡錘形細胞を主体とし，異型および多形性が強く，多核巨細胞も出現。核分裂像が多い。

(2)脂肪肉腫 liposarcoma（口絵48，159）

脂肪肉腫は発生頻度の高い悪性軟部腫瘍の1つで，成人の四肢・躯幹・後腹膜に好発する。組織学的には，高分化型 well differentiated type，粘液型 myxoid type，円形細胞型（低分化粘液型）round cell (poorly differentiated myxoid) type，多形型 pleomorphic type，脱分化型 dedifferentiated type に分けられ，高分化型はさらに異型脂肪腫 atypical lipoma（異型脂肪腫様腫瘍 atypical lipomatous tumor），脂肪腫類似型 lipoma-like type，硬化型 sclerosing type，炎症型 inflammatory type に分けられる。また，低分化型脂肪肉腫は低悪性度の肉腫で，約半数に局所再発がみられるが，遠隔転移を起こすことはほとんどなく，異型脂肪腫 atypical lipoma と命名される傾向にある。純粋な低分化型脂肪肉腫の代表的なものは，後腹膜に発生する。

また，高分化型脂肪肉腫には，余剰の環状染色体 ring chromosome，巨大マーカー染色体 giant marker chromosome，2重微小染色体片 double minute chromosome などの染色体異常が知られている。

穿刺吸引細胞診では，未熟な脂肪芽細胞の出現が特徴的で，卵円形から類円形の核を有する2核細胞で一部には空胞もみられる。脂肪芽細胞は細胞学的に3型（early-stage，mid-stage，late-stage type）に分類できる。early-stage type の脂肪芽細胞は，

表10.31 悪性線維性組織球腫の亜型と特徴

亜型	臨床所見	組織・細胞所見
花むしろ状多形型 storiform/pleomorphic type		紡錘形細胞が花むしろ模様をつくる。間質には膠原線維や粘液状基質，炎症性細胞浸潤を伴う。線維芽細胞様細胞，円形細胞，異型巨細胞が混在し，ヘモジデリン，脂肪などを貪食。クロマチンは粗大で，核小体は大型。
粘液型（粘液線維肉腫）myxoid type (myxofibrosarcoma)	50～70歳の中高年，男性優位。四肢，特に大腿部後腹膜，背部にも生じる。粗大結節状の腫瘍塊。一般的に予後不良であるが，粘液型は良好。	腫瘍体積の約1/2以上が粘液状部分からなり，豊富な粘液性間質には繊細な膠原線維と毛細血管がみられる。紡錘形細胞，円形ないし星芒状細胞および巨細胞からなり，空胞状の細胞質は酸性粘液多糖類を含む。
巨細胞型（悪性軟部巨細胞腫）giant cell type (malignant giant cell tumor of soft parts)		紡錘形細胞，円形細胞，異型巨細胞とともに，多数の破骨細胞型多核巨細胞がみられる。
炎症型 inflammatory type		多数の黄色腫細胞および好中球の凝集を伴う高度の炎症細胞浸潤あり。紡錘形細胞，円形細胞，異型巨細胞が混在。黄色腫細胞は脂肪を貪食した組織球。

円形から卵円形の核を有しクロマチンは均一に分布し，細胞質に2ないしそれ以上の空胞をもっており，最も認識しやすい。mid-stage typeは大型で核異型が強く，密なクロマチンを有し，細胞質には大小の空胞を有する。late-stage typeは成熟脂肪細胞に類似しているが，核に異型があり，細胞質には均質に脂肪をみる。2核異型細胞は脂肪芽細胞でなく，atypical stromal cellであるという考えもあり，S-100タンパク染色陰性所見を根拠にしている。脱分化型脂肪肉腫の細胞学的診断には2核異型細胞，大型異型細胞，紡錘形異型細胞を見いだすことが重要である。脂肪腫でも大型多核細胞や2核細胞がみられるが，核形不整等の核異型に乏しく，クロマチン増量も軽度で，出現頻度が非常に少ない。

脱分化型脂肪肉腫の発生には，高分化型脂肪肉腫が再発や転移を繰り返すうちに脱分化するという説と最初から脱分化しているという説がある。いずれにしても，高分化型脂肪肉腫とは境界が明らかな未分化な肉腫成分（線維様，血管様，筋肉様，骨様，軟骨様，髄膜様など）が存在する場合をいう。このため，細胞診での診断は困難で，多くは組織診による。しかし，高分化型脂肪肉腫細胞に他の肉腫成分が混じっているときは，脱分化型脂肪肉腫を考える必要がある。

2.3.5 平滑筋腫瘍

平滑筋は全身に広く分布するが，消化管の固有筋層，子宮体部などのように臓器の大半を占めるものから，気管支や血管平滑筋のようにわずかに存在するものまである。

平滑筋細胞の機能は不随意的な収縮で，収縮タンパクであるアクチンとミオシンが存在する。細胞質内の細線維は6～8 nmのアクチン線維，10 nmの中間線維と12～15 nmのミオシン線維に分けられる。アクチン線維は豊富で，平滑筋の本質的な機能を担当する。

(1) 平滑筋腫 leiomyoma

正常に平滑筋が存在する臓器に発生する良性腫瘍で，好発部位は子宮で，胃，小腸にも比較的頻度が高い。軟部組織の発生頻度は低い。

組織学的には種々の方向に錯綜した長紡錘形細胞束からなり，細長い細胞質は好酸性を示す。核は桿状で，鈍ないし円形に終わる。これが線維芽細胞との鑑別点である。しばしば核の柵状配列 palisadingがみられる。平滑筋腫が細胞診の対象となることは少ない。

(2) 平滑筋肉腫 leiomyosarcoma

悪性軟部腫瘍の10%前後を占める比較的頻度の高い腫瘍で，40～60歳代に好発する。

後腹膜など腹腔内（40～45%），深部軟部組織（30～35%），真皮（14～20%），血管壁（5%）に発生するものに大別される。後腹膜や下大静脈からのものは女性優位で，皮膚に原発するものは男性に多い。

分化度によって組織像が異なるが，基本的には紡錘形細胞の束状増殖である。腫瘍細胞の核は葉巻状

で，細胞質は好酸性で細長い。核に接して，しばしば空胞形成がみられる。強拡大10視野中5個以上の分裂像が認められれば悪性と診断される。

平滑筋肉腫細胞はいずれも紡錘形の比較的単一な形態を示し，穿刺吸引検体では，背景はきれいで壊死はきわめて少ない。経管的採取では，肉腫により粘膜が壊死に至り潰瘍を形成するため，多くの炎症細胞と壊死物質の中に腫瘍細胞がみられることが多い。いずれの場合も，肉腫細胞は紡錘形ないし線維状であり，細胞質の境界が明瞭で比較的平面的である（口絵160）。大部分が遊離散在性で，ごく一部に上皮様結合，特に相互封入像を思わせる形態がみられることがある。核は卵円形ないし円形が主体で，連珠状に2個以上配列するのがこの腫瘍の特徴であるが，ときに異常な核膜の陥入を認める。巨細胞は少なく，骨肉腫にみられるような巨大多核細胞は認められない。核分裂像は必ずしも多くはない。未分化型では異型が増し，細胞の大小不同，多核細胞や核分裂像の増加もみられ，核クロマチンの顆粒状凝集がより著明となる。

平滑筋細胞の証明には免疫染色が不可欠で，α-平滑筋アクチン α-smooth muscle actin やデスミンを抗原とする他，h-カルデスモン h-caldesmon，カルポニン calponin，平滑筋ミオシン smooth muscle myosin などが平滑筋性マーカーとして用いられる。ときに上皮性マーカー（サイトケラチン cytokeratin，EMA）に陽性になることがあるので注意を要する。

電顕的な特徴には，dense patch を伴う縦走する細胞質内アクチン様フィラメント，吸飲小胞，基底板，接着装置などがある。

鑑別診断としては平滑筋腫，他の紡錘形細胞肉腫や多形肉腫，gastrointestinal stromal tumor (GIST[注4])，悪性線維性組織球腫，線維肉腫，悪性末梢神経鞘腫瘍，血管周皮腫，脱分化型脂肪肉腫などがある。

[注4] 消化管の間葉系由来の腫瘍で，免疫組織化学染色や超微形態で明らかな筋原性や神経原性両方向への分化を示さない腫瘍。細胞学的に興味ある所見は，細胞の核の短軸方向の切れ込みと核が2つ縦に並ぶ所見。免疫組織化学染色では CD34，ビメンチンが陽性。胃，十二指腸，空腸に多くみられる。

2.3.6 横紋筋腫瘍

横紋筋細胞は辺縁に位置する扁平な核をもつ大型円柱状の細胞で，細胞質の大部分を細胞の長軸方向に規則正しく走る細線維が占めている。細線維は6〜8nmのアクチン線維と12〜15nmのミオシン線維で構成されており，両者が規則的に入り組んだA帯およびアクチン線維のみのI帯がみられる。細線維の他に比較的豊富なミトコンドリアが長軸方向に沿って並んでいる。

(1) 横紋筋腫 rhabdomyoma

横紋筋に由来する良性腫瘍できわめて稀に頭頸部，心臓に発生するが，その組織像は正常の横紋筋とほとんど差がない。

(2) 横紋筋肉腫 rhabdomyosarcoma

軟部肉腫全体で3番目に頻度が高い腫瘍で，小児では最も多く悪性度が高い。組織学的には種々の分化段階の横紋筋芽細胞からなり，腫瘍細胞に筋原線維と横紋を見いだすことが診断の決め手になり，また，細胞質にグリコーゲンを証明することも参考になる。大きく3型に分類されるが，それぞれ発生年齢，部位，生物学的態度が異なる（表10.32）。

1) 胎児型横紋筋肉腫 embryonal rhabdomyosarcoma

ⅰ) 通常型

10歳までの若年者の頭頸部・泌尿生殖器に好発し，最も頻度が高く，予後はきわめて不良である。円形ないし短紡錘形の小型細胞からなる単純な細胞像で（口絵161），わずかながら横紋のみえる線維状の横紋筋肉腫細胞がときに認められ，好酸性の細胞質をもつ赤玉細胞や帯状細胞といわれる横紋筋芽細胞も混在する。

ⅱ) ブドウ状型

胎児型の中で粘膜に生じるものはしばしばポリープ状に突出し，ブドウの房状となる。予後は良好である。

ⅲ) 紡錘形細胞型

平滑筋肉腫に類似し紡錘形細胞が束状に増殖し，一部に横紋筋芽細胞がみられる。予後は良好である。

2) 胞巣型横紋筋肉腫 alveolar rhabdomyosarcoma

10〜20歳代に多く，予後は不良である。一部でも胞巣状構造があればこの型とする。組織学的には，結合組織性の隔壁に囲まれた疎結合性の小型円形細

表10.32 横紋筋肉腫の亜型と特徴

	胎児型（ブドウ状肉腫）	胞巣型	多形型
好発年齢	小児	10〜20歳代	成人・高齢者
好発部位	頭頸部，泌尿生殖器，後腹膜	頭頸部，四肢，躯幹	四肢，特に下肢
頻度	小児肉腫中最多	横紋筋肉腫中最多	
肉眼所見	淡赤灰白色 粘液腫様・ポリープ状，ブドウの房状	灰色〜帯淡紅灰白色 境界明瞭・弾力性	帯淡紅灰白色 充実性
出血・壊死	あり	あり	あり
核	円形〜類円形	類円形	大小不定・多核
核小体	明瞭	円形	1〜2個
細胞質形態	小円形・短紡錘形，帯状，リボン状，オタマジャクシ様	小円形・短紡錘形リボン状，ラケット状	紡錘形，多形性，帯状ラケット状 オタマジャクシ様
グリコーゲン	豊富	豊富	豊富
細胞構造物			顆粒状・糸状
組織構造	胞巣・充実	胞巣・充実・干柿状	
鑑別診断	神経芽腫 悪性神経上皮腫 悪性リンパ腫	神経芽腫 悪性神経上皮腫 悪性リンパ腫	悪性線維性組織球腫 多形型脂肪肉腫

胞の集団に，一部，多核巨細胞やラケットないしはテープ状の細胞がみられる．本型では横紋筋芽細胞の出現率は低い．細胞所見としては，

①粘液物質を背景にリンパ球様小型腫瘍細胞が集塊を形成する，

②核が偏在性の2核ないしは多核細胞がみられる，

③濃染細胞質をもつ細胞がみられる，

ことなどが挙げられるが，特に2核細胞と濃染細胞質細胞の同時出現は診断上重要である．ロゼット状配列，腺管様配列や核の偏在性細胞がみられる際には，上皮性悪性細胞と鑑別が必要となることもある．特異的キメラ遺伝子PAX 3-FKHRの検出が診断に有用である．

3) 多形型横紋筋肉腫 pleomorphic rhabdomyosarcoma

50歳以上の高齢者の四肢に生じ，予後不良である．多形性を示す脂肪肉腫，悪性線維性組織球腫および癌腫との鑑別では腫瘍細胞内の横紋の検出が決め手になる．最も典型的な細胞は，細長い線維状に分化した細胞（横紋筋肉腫細胞）と円形で強くエオジンに染まる顆粒が細胞質に充満し，核小体が大きい偏在核を有する横紋筋芽細胞 rhabdomyoblast である．横紋筋肉腫細胞はしばしば核が細胞膜に接して存在し，正常横紋筋の筋鞘核と類似する．ときに細胞の外にはみだしたように核が付着していることもある．多核細胞もみられ，連珠状配列を示す細胞と多数の核が線維状の細胞の中央に密集することがある（口絵162）．横紋は顕微鏡のコンデンサーを下げるとみやすくなることがある．

免疫染色では，最も未分化な細胞はビメンチン vimentin のみが陽性で，分化傾向を示す細胞はデスミン desmin やアクチン actin が陽性である．成熟骨格筋へ分化を示す細胞はミオグロビン myoglobin，ミオシン myosin，ミオゲニン myogenin，MyoD1陽性であるが，ミオグロビン陽性細胞の頻度は高くない．

分化を示す細胞の電顕所見では細胞質内に細いフィラメント（アクチン）と太いフィラメント（ミオシン）とが交互に配列しZ帯を形成するが，未分化な細胞ではこれらはみられず，不連続な基底膜やコラーゲン線維の貪食像 phagocytized collagen などの未分化間葉系細胞の所見を呈する．

2.3.7 血管およびリンパ管内皮細胞性腫瘍

血管・リンパ管は太さによって多少の差はあるが，基本的には内皮細胞 endothelial cell と血管周皮細胞 pericyte からなる．

内皮細胞 endothelial cell は，血管，リンパ管の内腔面を覆っており，核のある部分がやや膨隆しているが細胞質はきわめて薄い．細胞質には少数の小器官があるにすぎないが，細胞膜，特に基底板に接

する細胞膜に多数の微小陥凹 caveola とこれに連続する多数の小貪飲空胞がある．細胞質には微小管があり，ときに多数の微細線維が束状に走行している．特徴的な細胞質内構造物として，Weibel-Palade body（内皮特殊顆粒）すなわち短径 0.1〜0.2 μm，長径 3 μm 程度の管状の構造物で電子密度が高く，内部には長軸に平行に走るきわめて微細な管状構造物が認められ，横断像ではこれが顆粒状にみえる．内皮細胞同士は tight junction で結合している．血管の内皮ではその外周に明らかな基底板が認められるが，リンパ管ではときに不連続で，これを認めないこともある．

血管周皮細胞 pericyte（外膜細胞 adventitial cell）は，内皮細胞の外側に位置している細胞で，平滑筋細胞にきわめて類似した電顕的特徴，すなわち細胞質内の豊富なアクチン（直径 7 mm）と細胞膜面に並んだ多数の小貪飲空胞，明瞭な基底板を認める．ただし周皮細胞では平滑筋にみられる focal density は出現しない．

(1) 良性腫瘍および中間群腫瘍（表 10.33）

血管内皮腫 hemangioendothelioma は組織学的並びに生物学的に良性腫瘍の血管腫と血管肉腫の中間に位置する腫瘍で，以下の 4 つに分類されている．
①類上皮型血管内皮腫
②悪性血管内乳頭状内皮腫（乳頭状リンパ管内内皮腫）
③網様血管内皮腫
④カポジ肉腫様血管内皮腫

(2) 血管肉腫

1) 血管肉腫

異型内皮細胞で被覆され，不規則に吻合する血管を形成する腫瘍である．

ⅰ) 皮膚血管肉腫

血管肉腫の中では最も頻度が高い．60 歳以上の高齢者に生じ，男性にやや多く，ほとんどが頭皮あるいは顔面に生じ，約 60％が多発する．

組織学的には真皮から皮下にかけて病変は広がるが，表皮には強い変化はない．血管腫状部位，紡錘形細胞部位および未分化部位の発育形態があり，相互に移行する．腫瘍細胞はときに腺管様構造を示す．核は偏在性で淡染性の細胞質を有する（口絵 163）．

免疫染色では通常の内皮細胞のマーカー（Factor VIII 関連抗原，CD31，CD34）の他，約半数の例でリンパ管内皮細胞のマーカーである血管内皮成長因子受容体-3 vascular endothelial growth factor receptor-3 (VEGFR-3) が陽性である．

電顕所見では Weibel-Parade 顆粒をみる．

鑑別診断としては類上皮型血管内皮腫，悪性血管内乳頭状内皮腫，紡錘形細胞型扁平上皮癌，悪性黒色腫，カポジ肉腫などが挙げられる．

表 10.33 良性腫瘍および中間群腫瘍

		臨床所見
血管腫　hemangioma		小児に生じ，出生時に認められることも多い．主に皮膚にみられ，浅い位置のものは赤く，深い場合は青くみえる．限局性であるが，被膜はもたない．
血管内皮腫 hemangioendothelioma	類上皮型血管内皮腫 epithelioid hemangioendothelioma	どの年齢にも生じるが，小児では稀．中等大以上の静脈から発生することが多い．軟部の他，肺，肝，骨などに生ずる．肺発生のものは，血管内細気管支肺腫瘍 intravascular bronchioloalveolar tumor (IVBAT) と呼ばれる．
	悪性血管内乳頭状内皮腫（乳頭状リンパ管内内皮腫） malignant endovascular papillary angioendothelioma	小児の皮膚に生じるきわめて稀な腫瘍．生下時からあるものと年長児になって現れるものとがあり，成人発生例もある．発生部位は一定せず，深部に発生し皮膚のびまん性腫張をきたすものと，真皮内に生じるものとがある．
	網状血管内皮腫 retiform hemangioendothelioma	10〜30 歳代に好発し，発生部位は一定しない．鋲釘状内皮細胞が特徴的．
	カポジ肉腫様血管内皮腫 Kaposiform hemangioendothelioma	小児に発生する稀な腫瘍．後腹膜ないし腹腔内，縦隔などの内軟部組織の他，四肢などの外軟部組織にも発生．リンパ管腫症に合併するものもある．

ii）リンパ浮腫を伴う血管肉腫・乳房摘出術後リンパ管肉腫

慢性のリンパうっ滞の状態にある場所に生じ，実際的にはほとんどが乳癌の根治術後に手術側の上肢に生じる稀な血管肉腫である．乳癌術後約10年で生じる．

組織学的には高度の異型を示す1層ないし多層の内皮細胞が不規則に分岐，吻合した管腔を形成しながら増殖する．鑑別診断としては浮腫を伴って多発するカポジ肉腫が重要である．

iii）乳腺血管肉腫

20～30歳代の女性の乳房に好発する稀な血管肉腫である．組織学的には，腫瘍細胞は異型性が低く，分化した内皮細胞からなるものが多い．しかし，ほとんどの例で血管肉腫と診断できる不規則な管腔を形成する異型内皮細胞の増殖をどこかに見いだすことができる．

鑑別診断として，良性の血管腫，血管脂肪腫などが挙げられる．

iv）軟部血管肉腫

深在性軟部組織に発生する血管肉腫は皮膚血管肉腫と比べてかなり稀である．小児から高齢者までどの年齢層にも発生し，四肢と腹腔内に好発する．

組織学的には異型の強い上皮様内皮細胞が充実性ないし胞巣状に集簇し，内腔がみられないことが多い．

免疫染色では内皮細胞マーカーの他に1/3の例ではサイトケラチンが陽性となり，癌腫との鑑別が必要となる．鑑別診断には他に，無色素性悪性黒色腫，類上皮肉腫，血管に富む脂肪肉腫などが挙げられる．

2）カポジ肉腫

Kaposi（1872年）が最初に皮膚の特発性多発性色素肉腫として記載した特異な腫瘍で，多発性特発性出血性肉腫とも呼ばれていた．古典型は50～70歳代に多いが，後天性免疫不全症候群 AIDS に合併するものは20～40歳代に多い．

皮膚病変は真皮内にみられ，斑状 macula 期から局面 plaque 期にかけては不規則に拡張した血管を有する肉芽様組織を示し，組織診断は困難であるが，次いで腫大した異型内皮細胞をもつ不規則な血管の間に紡錘形腫瘍細胞が出現して血管肉腫類似の形態をとるようになる．完成された腫瘍では紡錘形細胞が交錯する束をつくって増殖し，細胞間に多数の小さい裂隙を形成する．ジアスターゼ抵抗性PAS反応陽性の硝子球を有する細胞も散見される．

免疫染色ではFactor VIII関連抗原，CD31，CD34が陽性であるだけでなく，ほとんどの例でリンパ管内皮細胞に特異的なVEGFR-3が発現しており，最近ではリンパ管内皮細胞起源を支持する説が強い．

鑑別診断としては，膿原性肉芽腫やうっ滞性皮膚炎などの皮膚病変，紡錘形細胞血管腫，血管肉腫，線維肉腫，平滑筋肉腫などが挙げられる．ほぼ全例でPCR法により腫瘍組織からヒトヘルペスウイルス8型 human herpes virus 8（HHV-8）を検出でき，鑑別に役立つ．

(3)血管周皮細胞性悪性腫瘍

1）悪性血管周皮腫 malignant hemangiopericytoma

各年齢層にみられるが，成人に多く，男女差はない．軟部組織の深部にできることが多く，大腿と骨盤内後腹膜に好発する．

組織学的には，腫瘍細胞は大小不同が少なく，短紡錘形ないし類円形であり，多数の血管の間を充填するように存在する．血管は洞状ないし海綿状に拡張した管腔をもつものから毛細血管状のものまであり，各血管とも扁平な内皮細胞で被覆されている．血管はいずれも分岐し，洞状に拡張した血管の分岐は牡鹿の角ないし枝角状 staghorn appearance と表現され，特徴的である．腫瘍細胞の核はほぼ均一な卵円形で，細胞質の境界は不鮮明なことが多い．個々の細胞は細網線維で取り囲まれている．

免疫染色ではほとんどの例でCD31陽性であるが，稀にケラチン陽性細胞が一部でみられることがある．

鑑別診断としては孤立性線維性腫瘍，悪性線維性組織球腫，滑膜肉腫，間葉性軟骨肉腫，グロムス腫瘍などが挙げられる．

2）悪性グロムス腫瘍 malignant glomus tumor

動静脈吻合部の血管周囲に上皮様細胞が配列して特殊な構造をつくる神経筋性装置（血管球）由来の腫瘍で四肢，特に爪床に好発し，しばしば発作性の激痛を伴う．

組織学的には約半数に好酸性ないし淡明で豊かな細胞質を有する均一な円形ないし多角形の腫瘍細胞が血管を囲み，あるいは血管に接して敷石状に配列する．これは特に腫瘍辺縁でみられる．

免疫組織（細胞）化学染色ではアクチンに陽性であるが，デスミンは陰性である。

鑑別診断としてはEwing/PNETファミリー腫瘍が，紡錘形細胞の増殖がみられる例では線維肉腫や平滑筋肉腫などが挙げられる。

(4)血管性悪性腫瘍の一般的細胞形態

背景に多数の赤血球を認める例が多い。一見，腫瘍細胞は管腔状配列や策状配列など上皮細胞配列を示す比較的小型で均一細胞集団を認める。また細長い紡錘状の線維細胞でオタマジャクシ様細胞も混在する。核は一様に厚い核膜で，大型で丸い核小体を有する。クロマチンは微細顆粒状を示す。多核細胞の出現頻度は高くない。

2.3.8 リンパ性腫瘍

悪性リンパ腫は多くの臓器，組織に生じ，種々の組織型や病型を有する非常に多彩な疾患群である。悪性リンパ腫の診断の基本は生検による病理組織診断である。新WHO分類では，構成細胞の起源により，B細胞性腫瘍，T/NK細胞性腫瘍，ホジキンリンパ腫に大別され，HE染色による病理像，各種免疫組織化学染色，表面マーカー解析，染色体検査，遺伝子検査，ウイルス学的検査などにより30以上の亜型に分類されている。

悪性リンパ腫の多くは表在性リンパ節の腫脹で発見され，検体採取が比較的容易であり，以前より摘出材料の捺印標本や穿刺吸引細胞診が行われてきた。反応性か悪性リンパ腫かの鑑別ばかりでなく，転移性腫瘍も視野に入れた観察が重要である。リンパ節細胞診では，他の臓器に発生する悪性腫瘍細胞とは異なり，本来リンパ節に存在する各種細胞の出現率をみることが大切である。リンパ球の大きさを大，中，小の3型に分類し，その他の細胞（組織球，樹状細胞，好中球）の出現率を算定し，診断に役立てる。

ギムザ染色標本とパパニコロウ染色標本では染色性や大きさに違いがあり（表10.34），ギムザ染色標本では核形，クロマチン性状や細胞質の染色性を，パパニコロウ染色標本では核形不整（くびれ，切れ込み）や核小体など，両者を併用し観察することが望ましい。

(1) B細胞リンパ腫 B cell lymphoma

1) 濾胞性リンパ腫 follicular lymphoma

腫瘍細胞が濾胞状（結節状）に増殖し胚中心細胞（centrocyte，centroblast）由来とされている。腫瘍細胞は核にくびれを示すcleaved cellが多く，大きさは正常リンパ球の1.5〜2倍で，小型の核小体が2〜3個みられる。

2) マントル細胞リンパ腫 mantle cell lymphoma

マントル層のリンパ球由来と考えられている。腫瘍細胞がびまん性に増殖し，その中心に萎縮した胚中心を認める。細胞は小リンパ球よりわずかに大きく円形〜類円形の核で，核形のくびれは少ない。

3) びまん性大型B細胞リンパ腫 diffuse large B-cell lymphoma

悪性リンパ腫で最も多く，本邦では全悪性リンパ腫の約40％弱，B細胞リンパ腫の約50〜60％を占める。腫瘍細胞は多辺形あるいは類円形核を有する細胞に混じて，複雑なくびれ，あるいは分葉状の核を有する細胞が多数認められる。核クロマチンは繊細網状，核小体は中型，細胞質は好塩基性であり，ときに小空胞がみられる。

4) バーキットリンパ腫 Burkitt's lymphoma

若年者に多く，EBウイルスが発症に関与しており予後は不良である。腫瘍細胞は類円形の，くびれ

表10.34 リンパ球系細胞のギムザ染色とパパニコロウ染色所見の比較

		ギムザ染色	パパニコロウ染色
細胞	大きさ	大（長径約1.5倍）	小
細胞質	染色性	好塩基性（淡〜濃）	ライトグリーン好性（淡）
	辺縁	濃染，明瞭	淡染，不明瞭
	小空胞	明瞭	不明瞭
	アズール顆粒	赤紫色	不染
核	核縁（膜）	不明瞭	明瞭
	不整形核	不明瞭	明瞭
	クロマチン	凝塊状〜網状	顆粒状（粗〜細）
	核小体	しばしば不明瞭	明瞭

表 10.35 B 細胞リンパ腫の免疫学的形質

	TdT	CD5	CD10	CD23
前駆 B リンパ芽球リンパ腫	+			
小リンパ球リンパ腫		−	+	+
マントル細胞リンパ腫		−	+	−
びまん性大細胞型 B リンパ腫		−	±	±
濾胞性リンパ腫，バーキットリンパ腫		−	−	+
MALT 関連節外性辺縁帯 B 細胞リンパ腫(中細胞型) びまん性大細胞型 B リンパ腫(大細胞型) 形質細胞腫(髄外形質細胞型) 多発性骨髄腫(骨髄形質細胞型)		−	−	−

がない non-cleaved cell で大小不同に乏しく，びまん性に密に配列する．中に核破砕物を貪食したマクロファージが散在性に出現し星空現象 starry sky を示す．また，腫瘍細胞は好塩基性で細胞質に脂肪滴を有する(口絵 164)．

5) B 細胞リンパ腫の免疫学的形質

B 細胞リンパ腫は，免疫学的に別表のように分けられる(表 10.35)．

(2) T 細胞リンパ腫 T cell lymphoma

1) 前駆 T リンパ芽球リンパ腫 precursor T-lymphoblastic lymphoma

半数以上の症例に縦隔腫瘤(胸腺)，骨髄浸潤を認め，多くの例は白血化する．腫瘍細胞は中リンパ球サイズの同形同大で，細胞質は狭くびまん性に密に増殖する．マクロファージが散在性に出現し，星空現象を示す．核は円形で切れ込みは少なく(non-convoluted)，核網は繊細で密，核小体は不明瞭である．

2) 末梢性 T 細胞リンパ腫(peripheral T-cell lymphoma)

腫瘍細胞は中リンパ球サイズないし大リンパ球サイズとの混合で，びまん性に増殖する．核は切れ込みがあり(convoluted)，核網は粗で核小体が明瞭である．また血管増生が多いのは T 細胞リンパ腫の特徴である．

3) 鼻型 NK 細胞/T 細胞リンパ腫 nasal type NK/T cell lymphoma

血管周囲にリンパ腫細胞の浸潤を認めることが多く(REAL 分類で angiocentric lymphoma)，腫瘍細胞の浸潤による広範囲な凝固壊死を伴う．腫瘍細胞は異型性が強く大小不同で核には不規則な切れ込みがある．ギムザ染色で細胞質にアズール顆粒を認め大顆粒リンパ球の形態をとる．

4) 未分化大細胞型リンパ腫 anaplastic large cell lymphoma, T and NK-cell type

30 歳以下に多く，平均発症年齢は 23 歳である．腫瘍細胞はびまん性に分布し，大型で多形性が強く，核は多核から分葉状で，細胞質は比較的広く重厚感がある(口絵 165)．また，リンパ節では類洞浸潤像や結合を有し，シート状の出現を認めることから未分化癌や悪性黒色腫の転移との鑑別が問題となる．

(3) ホジキンリンパ腫 Hodgkin lymphoma

背景には正常のリンパ球，好酸球，好中球を多数認め，中に核が鏡像 mirror image を呈するリード・ステルンベルグ Reed-Sternberg(巨)細胞，単核で核小体の大きいホジキン Hodgkin 細胞，泡沫状 vesicular の胞体に分葉核で核小体が小型のポップコーン細胞が出現する(口絵 166，167)．

①結節硬化型ホジキンリンパ腫，②リンパ球豊富古典型ホジキンリンパ腫，③混合細胞型ホジキンリンパ腫，④リンパ球減少型ホジキンリンパ腫の古典的な 4 亜型の他に，⑤結節性リンパ球優勢ホジキンリンパ腫に分ける．

2.3.9 悪性黒色腫 malignant melanoma

(1) メラニン産生細胞 melanocyte

メラノサイト melanocyte は神経堤に由来する細胞で，基底層のケラチノサイトの間に存在するが，真皮の上部にも存在する．

メラノサイトは球形〜円柱状の細胞で，細胞表面から長くて曲がった突起を，有棘層のケラチノサイトの間に伸ばしている．粗面小胞体で産生されたチロシナーゼを含む果粒をメラノソーム melanosome

という。アミノ酸であるチロシンがメラノソームに運ばれてメラニン melanin に変わる。メラノソームはメラノサイトの長い突起の先端に至り有棘層のケラチノサイトの細胞質に入ると，サイトクリン分泌 cytocrine secretion によって，先端がちぎれ，ケラチノサイトの核上部に輸送される。

メラノサイトの数は皮膚の部位によって異なるが，800〜2,300個/mm²の範囲にある。皮膚の色素沈着の違いは，メラノサイトの数ではなく，メラニンの存在部位に関係している。メラノサイトの数はどの人種でもほぼ同じで，皮膚の黒い色は活動しているメラノサイトの数ではなく，そのチロシナーゼ活性の増加による。

(2)母斑 nevus

母斑細胞中，表層にあるものはメラノサイトに似てメラニン産生能力を有し，深層にあるものはメラニン産生能がなくシュワン細胞に似る。色素細胞母斑の最も小さいものがホクロであるが，稀に悪性黒色腫に変化する。

(3)悪性黒色腫 malignant melanoma

悪性黒色腫はメラニン産生細胞に由来する悪性腫瘍で，成人の全身皮膚・口腔・眼球脈絡膜・鼻腔および肛門などに発生し，広範な転移を起すきわめて悪性度の高い腫瘍である。比較的稀であるが，肺などの実質臓器原発の悪性黒色腫もある。

組織像は，上皮性の配列をとりながら増殖し，豊富な細胞質，大型の核，核小体も大きく明瞭で，類上皮細胞，巨細胞，紡錘形細胞など多様な像を示し，メラニン色素の含量は様々である。無色素性悪性黒色腫，すなわち腫瘍細胞内にメラニン色素を認めない悪性黒色腫があり，この場合は，上記診断基準を満たした上で免疫組織化学的検索が必要である。免疫組織化学的には S-100 タンパク，HMB-45 (黒色腫特異的モノクローナル抗体)，ビメンチン陽性が多く，サイトケラチン，上皮性膜抗原 epithelial membrane antigen (EMA)，クロモグラニンは陰性である。

悪性黒色腫の細胞学的特徴は，①上皮性と非上皮性の両方の性格をもつこと，②ごく少数のメラニン色素をもつ腫瘍細胞あるいは組織球がみられること，③核内封入体，多核細胞，核の偏在傾向がみられることなどである（口絵168，169）。

悪性黒色腫を疑った場合，診断上問題となるのは原発なのか転移なのかという点である。実質臓器原発とする診断基準は，たとえば肺を例にとると，次のようである。①皮膚に悪性黒色腫がなく，臨床的または剖検的に他臓器に原発巣を示唆する病変を認めないこと，②他部位の悪性黒色腫，母斑などの切除既往がないこと，③肺の切除標本において単発性の腫瘍であること，④組織学的には気管支上皮に悪性黒色腫があって junctional change の所見を認めること，すなわち腫瘍周辺の上皮基底部に腫瘍性細胞の増殖像（malignant melanoma in situ 病変）を認めることなどである。

2.3.10 脳腫瘍（中枢神経）

脳腫瘍は多種多様であり，好発年齢に特徴的な傾向を有するものがある（表10.36）。また採取部位によって組織像が異なることもあり，細胞診のみによる診断は困難である。脳腫瘍の細胞診には脳脊髄液の細胞診と腫瘍材料よりの捺印，または圧挫標本による細胞診がある。特に圧挫標本は採取された検体量が少ない場合は有効かつ貴重である。

(1)分類

脳腫瘍には，脳を構成する諸要素，神経，間質結合織，髄膜，骨などに由来する腫瘍の他に，転移性腫瘍がある。その一覧を以下に示す。

1) 神経上皮性腫瘍 neuroepithelial tumors
① 星細胞系腫瘍 astrocytic tumors
　星細胞腫 astrocytoma，膠芽腫 glioblastoma
② 乏(稀)突起膠細胞系腫瘍 oligodendroglial tumors
③ 上衣系腫瘍 ependymal tumors
　上衣腫 ependymoma
④ 脈絡叢腫瘍 choroid plexus tumors
⑤ 由来不明のグリア系腫瘍 glial tumors of uncertain origin
⑥ 神経細胞系および混合神経細胞・膠細胞腫瘍 neuronal and mixed neuronal-glial tumors
⑦ 松果体実質腫瘍 pineal parenchymal tumors
　松果体細胞腫 pineocytoma
⑧ 胎児性腫瘍 embryonal tumors
　髄上皮腫 medulloepithelioma，髄芽腫 medulloblastoma
2) 脳神経および脊髄神経腫瘍 tumors of cranial and spinal nerves
① シュワン細胞腫 Schwannoma

表10.36 脳腫瘍の種類と年齢区分別頻度(1984〜1993)(脳腫瘍全国統計委員会・日本病理学会, 2002より)

種　類	全年齢(%)	成人(%)	小児(%)	高齢者(%)
膠腫	28.3	25.1	58.8	28.0
髄膜腫	26.3	26.4	2.2	44.4
シュワン細胞腫	10.8	12.3	1.5	6.9
下垂体腺腫	17.4	20.2	1.4	9.0
胚腫	2.1	1.6	9.8	0.0
頭蓋咽頭腫	3.4	3.2	8.9	1.5
類皮嚢胞	1.7	1.8	1.3	0.0
奇形腫	0.4	0.1	1.3	0.6
脊索腫	0.4	0.5	0.2	0.3
血管芽腫	1.8	2.0	0.4	1.0
肉腫	0.2	0.2	0.5	0.1
悪性リンパ腫	2.7	2.5	0.4	6.0
その他	4.5	4.1	13.3	2.2

成人(15歳以上70歳未満), 小児(15歳未満), 高齢者(70歳以上)

②神経線維腫 neurofibroma
③悪性末梢神経鞘腫 malignant peripheral nerve sheath tumor(口絵170)
3)髄膜の腫瘍 tumors of meninges
①髄膜皮細胞由来の腫瘍 tumors of meningothelial cells
　髄膜腫 meningioma

髄膜腫は髄膜皮細胞あるいはクモ膜細胞に由来する腫瘍で,通常は増殖が遅く良性の経過を示す。頭蓋内腫瘍の27%を占め,中年以降の女性に好発する。髄膜腫はgrade分類されるが,約75%がgrade Iの通常型(髄膜上皮型,線維型,移行型),約8%がその他のgrade I亜型,約12%がgrade IIの異型髄膜腫,約1%がその他のgrade II亜型(脊索腫様髄膜腫),約4%がgrade IIIの悪性および乳頭状髄膜腫である。

WHO分類による髄膜腫の組織亜型と悪性度分類では,黄色腫性髄膜腫 xanthomatous meningioma はgrade Iの化生性髄膜腫 metaplastic meningioma の中に分類されている。この化生性髄膜腫には明らかな間葉系分化を示す髄膜腫が含まれており,他にも骨,軟骨の形成を伴うものや脂肪腫様変化,粘液腫様変化を示すものがある。血管増生や微細嚢胞性変化 microcystic change,黄色腫性変化 xanthomatous change は,各構成要素の多寡はあるが,比較的共通して認められる。通常型髄膜腫にも腫瘍細胞の泡沫状変化がみられるとされているが,この場合単球・組織球系細胞に由来する泡沫細胞の腫瘍実質内浸潤との鑑別が必要である。単球・組織球系細胞であれば組織球のマーカーであるCD68(PG-M1)が陽性となる。

②髄膜腫以外の間葉系由来の腫瘍 mesenchymal, non-meningothelial tumors
4)血管系腫瘍
5)脳原発悪性リンパ腫とその関連疾患
6)胚細胞腫(松果体腫瘍)
　胚腫 germinoma, 奇形腫 teratoma
7)嚢胞性病変
　頭蓋咽頭腫 craniopharyngioma, 類皮嚢胞 dermoid cyst
8)下垂体腫瘍と下垂体炎
9)頭蓋骨および隣接する軟部に発生する腫瘍ないし腫瘍様病変
10)周囲組織より頭蓋内へ浸潤する腫瘍
11)転移性脳腫瘍
12)分類不能腫瘍
13)血管奇形と過誤腫的病変
14)腫瘍と鑑別を要する種々の疾患
(2)代表的な脳腫瘍の細胞所見
1)星細胞腫 astrocytoma(口絵171)
　流れるように配列する線維状基質の上に,微細なクロマチン網をもつ類円形核が散在する。核の大小不同とクロマチン増量がわずかにみられる。裸核となる場合と細胞質が明瞭な場合がある。
2)退形成性星細胞腫 anaplastic astrocytoma
　核の密度が高く,個々の核にクロマチンの増量と

大小不同がみられる。不整形を示す核が多くなり，稀には核分裂像もみられる。

　3）多形膠芽腫 glioblastoma multiforme

　核の多形性が著明で，多核細胞，巨細胞もみられる。核形も不揃いでクロマチンは粗く，増量している。核分裂像が容易に認められる（口絵172）。内皮細胞などの増殖を示す異常な小血管がみられることもある。

　4）乏（稀）突起膠腫 oligodendroglioma

　均一な類円形の核が比較的平面的に配列する。クロマチンは細顆粒状で均等に分布し，小さい核小体がみられる。細胞質はほとんどみられず，裸核状を呈する。核周囲のハローはギムザ染色で明らかにみえることがある。

　5）上衣腫 ependymoma

　シダの葉状の細胞集塊をつくる傾向があり，中心から伸びる線維性基質の上に核が外向性に配列する像が特徴である。核は類円形で微細顆粒状のクロマチンが均等に分布している（口絵173）。

　6）脈絡叢乳頭腫 choroid plexus papilloma

　細胞が重積して乳頭状の細胞集団をつくる。核は類円形ないし楕円形，均一で，核膜肥厚はなく，クロマチンは均等に分布している。

　7）髄芽腫 medulloblastoma

　N/C比の高い小型細胞が密集してみられる。核は類円形で大小不同があり，クロマチンが豊富である。短い突起を伸ばす細胞もある（口絵174）。

　8）シュワン細胞腫 schwannoma

　捺印法では細胞がとりにくい。擦過法や圧挫法では細長い細胞が線維束状に配列している。核は紡錘形で先端が尖っており，核の両端から細胞質突起が伸びている。核の柵状配列が稀に観察される。

　9）髄膜腫 meningioma

　繊細なクロマチン網をもつ類円形ないし楕円形の均一な核が，一定の方向に流れるように並ぶ傾向があり，しばしば渦紋状（玉ネギ状）配列もみられる。砂粒体がみえることもある（口絵175）。

　10）悪性リンパ腫 malignant lymphoma

　類円形の核ときわめて狭い細胞質を有する細胞が密集して認められる。核膜は肥厚し，クロマチン顆粒はやや粗大である。

　11）胚腫（胚細胞腫）germinoma

　腫瘍細胞が脳脊髄液に脱落するため細胞診の対象となりやすい。大型の腫瘍細胞と小型のリンパ球がみられる。大型細胞は類円形の中心性核をもち，核質が明るく核小体が明瞭である。細胞質は繊細で明るい。

　12）下垂体腺腫 pituitary adenoma

　ほぼ均一の円形核が平面的シート状に並ぶ上皮様配列が特徴で，ときに腺房構造を示す。しばしば核の大小不同がみられる。

　13）転移性脳腫瘍 metastatic tumors

　原発巣は肺が一番多く，乳腺，腎などもあるが，細胞所見はそれぞれ原発巣の細胞に類似する。

(3)脳腫瘍の免疫組織化学的診断

　脳腫瘍の病理学的診断に免疫組織化学的方法を用いることによって，

　①発生母地や細胞分化の程度の推定，

　②細胞生物学的悪性度の推定，

　③脳腫瘍に対する治療法の選択とその効果の判定，

　④再発の予知，病期の判定や予後の予測，

などに役立つ。

　免疫組織化学的診断の対象となる抗原には以下のものがある。

　1）S-100 タンパク

　星細胞系腫瘍，Schwann細胞腫に高頻度に検出される。

　2）中間径線維 intermediate filament (IF)タンパク

　3）神経膠原線維性酸性タンパク glial fibrillary acidic protein (GFAP)

　分化型星細胞腫瘍で高頻度に検出される。

　4）ビメンチン vimentin

　間葉系細胞とその腫瘍に検出される。

　5）神経フィラメントタンパク neurofilament protein (NFP)

　神経細胞，神経内分泌細胞とそれらを起源とする腫瘍にみられる。

　6）ケラチン keratin

　種々の上皮細胞に検出されるタンパクであるが，上皮細胞とそれらを起源とする腫瘍の違いによって発現するケラチンが異なる。

　7）デスミン desmin

　筋由来の腫瘍の同定に有用である。

　8）ネスチン nestin (NSE)

　中枢神経細胞腫，髄芽腫やPNET，種々の膠細

9) クロモグラニン A chromogranin A (CGA)

内分泌細胞の分泌顆粒内に存在するタンパクで，神経系では髄芽腫，神経芽腫，PNETなどで検出される。

2.3.11 未熟神経外胚葉性腫瘍 primitive neur-oectodermal tumor (PNET)

神経外胚葉性の未分化で稀な軟部腫瘍で，最近の分子遺伝学的研究からEwing肉腫と同属で，Ewing肉腫(Ewing's sarcoma)/PNETと分類される。

骨および骨外性Ewing肉腫/PNETの80%は，若年に発症し，小児では骨・軟部肉腫の中で2番目に多い腫瘍である。神経外胚葉性分化が明らかなPNETは，思春期から30歳代以下の若年成人が主で，好発部位は四肢・腎部である。

病理組織学的にはEwing肉腫/PNETはclassical Ewing肉腫，atypical Ewing肉腫に分けられるが，これらは一連の組織像を示し鑑別は困難で，診断上の区別は重要視されていない。PNETの10～20%には線維肉腫や悪性シュワン細胞腫様の紡錘形細胞領域がみられる。組織学的には小円形細胞がびまん性に増殖する悪性小円形細胞腫瘍の1つで，神経芽細胞腫，悪性リンパ腫などと鑑別が必要である。鑑別には，臨床病理学的所見とともに，免疫組織化学的方法が有用である。

細胞診では，壊死性背景の中にN/C比が大きい小円形異型細胞が孤在性あるいは集塊として多数出現し，腫瘍細胞集塊の一部に神経内分泌あるいは神経外胚葉性分化を示すロゼット状配列が認められる。しかし，細胞診では鑑別は困難で，PNETの確定診断には病理組織学的・免疫組織化学的検索が必要である。

免疫組織化学的所見の中で，特に強調されているのがMIC2遺伝子産物のCD99で，細胞膜陽性像が特徴的とされ，Ewing肉腫/PNETの90%以上に陽性である。しかし，CD99は他の悪性腫瘍でも陽性で，T-リンパ芽球性リンパ腫(90%)，低分化滑膜肉腫(50%)などが挙げられる。Ewing肉腫/PNETでは染色体転座によるEWS/ETS遺伝子融合があり，この融合遺伝子はRT-PCRにより検知可能なので診断上有用である。

2.3.12 消化管間葉系細胞由来の腫瘍 gastro-intestinal mesenchymal tumor (GIMT)

(1) 消化管間質腫瘍
gastrointestinal stromal tumor (GIST)

消化管の間質から発生する腫瘍の総称で，GIMTの大部分を占める。明らかな筋原性，神経原性腫瘍を除き，免疫組織化学的にカハールCajal介在細胞のマーカーであるc-kit，CD34陽性の腫瘍群をいう。GISTの悪性の判定は，臨床的に転移と浸潤がみられることであり，病理学的には腫瘍の大きさ，細胞密度，核分裂細胞数，壊死巣や周囲組織への浸潤の有無，免疫染色のMIB-1 indexなどで判断する。

GISTの腫瘍細胞は多少の好中球もしくはリンパ球を背景に，大小の束状配列を示す集塊または孤立散在性に出現し，そのほとんどが長円形核を有する紡錘形細胞を呈し，中には多少のくびれや不整を伴う異型核を示す多形性細胞が存在する(口絵176)。核クロマチンは微細～細顆粒状で軽度増量，核縁は薄く，小型核小体を0～2個認める。細胞質は泡沫状で，境界はやや不明瞭である。背景に壊死物質を伴い，孤立散在性の裸核様細胞が多数出現し，細胞集塊の辺縁にはほつれが目立つもの，また，クロマチンが細顆粒状で不均等に増量し，核の異型性，大小不同性の強いもの，好酸性を示す小型円形の核小体が1，2個存在するものは，悪性のものと考えた方がよい。

なお，紡錘形細胞の増生は平滑筋腫，平滑筋肉腫でもみられ，これらとGISTを腫瘍細胞形態だけで鑑別することは困難であり，免疫染色・遺伝子解析が必要である。

(2) 平滑筋性腫瘍 smooth muscle type stromal tumor

平滑筋由来の腫瘍で，c-kitの発現はなく，平滑筋アクチンsmooth muscle actinに染色される。

(3) 神経原性腫瘍 neural type stromal tumor

神経原性の腫瘍で，c-kitの発現はなく，S-100タンパクに染色される。

(4) 平滑筋神経混合性腫瘍 combined smooth muscle-neural type stromal tumor

同一腫瘍内に筋原性と神経原性の性格を示す細胞の混在しているものをいう。

(5)その他の腫瘍
　　uncommitted type stromal tumor
　筋原性と神経原性のいずれの性格も示さない腫瘍をいう。

2.3.13　悪性中皮腫 malignant mesothelioma

　悪性中皮腫は中皮細胞に由来する腫瘍であり，胸膜，腹膜，心膜に発生するが，胸膜が圧倒的に多い（80％以上）。男女比は2～3対1で男性に多く，40～70歳代に好発する。発症にはアスベスト（石綿）が関与し（口絵177），約50％以上に暴露歴がある。アスベスト暴露から中皮腫発症までの期間は最低15年以上，平均20～40年といわれる。

(1)病理組織所見

　悪性中皮腫（びまん性）は組織学的に上皮型，二相性および肉腫型（線維型）に分類される。その大部分は上皮型あるいは二相性で，肉腫型は比較的少ない。各組織型の頻度は上皮型50～60％前後，二相性20～30％，肉腫型10～20％といわれる。腹膜では上皮型の発生頻度が高い。

　上皮型では腫瘍細胞が乳頭状，管状，乳頭管状に配列し，粘液腫様の間質を伴っている。腫瘍細胞の形態は症例によって異なり，扁平形，立方形，類円形，印環細胞型など多彩である。特徴的な細胞形態としては，大型の上皮様細胞で好酸性細胞質をもつ類円形，多角性を示す細胞が挙げられる。しばしば細胞質内に粘液を含む空胞をみる。

　肉腫型では核異型を伴う紡錘形細胞が線維性間質を伴い索状ないし錯綜性に配列する。ときに紡錘形細胞に混じて，多核巨細胞や rhabdoid cell をみる。

　二相性は上皮型と肉腫型の成分が混在しており，両者の成分には移行像をみる。

(2)細胞所見

　体腔液に出現する悪性中皮腫の細胞は，ほとんどが上皮型ないし二相性の上皮様成分からの腫瘍細胞である。孤立散在性に出現するものや乳頭状，球状の大型細胞集塊あるいは比較的平面的な小集塊を示すなど多彩な形態を呈する。

　一般的に腫瘍細胞の多くで集塊の辺縁部に瘤状の突出をみることが多い。細胞相接像や対細胞像などもしばしば認められる。細胞の大きさは直径20～45μmで多形性に乏しい。核は類円形で核形の不整に乏しく，比較的均一な大きさで，細胞の中心に位置する。クロマチンは軽度増量し，明瞭な核小体が1～2個みられる。しばしば多核巨細胞を認める。細胞質は比較的豊富でライトグリーン好性を示し，核周囲を取り囲むように厚く，同心円状の層状構造をみることが多い。また，細胞辺縁部は全周性の微絨毛の発達を反映し不明瞭となる（口絵178，179）。

　PAS反応では細胞質内に顆粒状ないし滴状の陽性物質をみる。この陽性物質はグリコーゲンでジアスターゼ処理で消失する。アルシャンブルー染色では上皮型の腫瘍細胞の形成する腺腔様構造の内部，間質に陽性反応を示し，ときに細胞質内にも陽性反応を示す。この反応はヒアルロニダーゼ処理で消失ないし著しく減弱し，ヒアルロン酸の存在を示す。

(3)免疫組織化学的所見

　悪性中皮細胞および中皮細胞の特徴は細胞質内に複数の中間径フィラメントを有することである。上皮型では上皮性のサイトケラチン cytokeratin，間葉系のビメンチン vimentin が高率に陽性となる。また，上皮膜抗原の1つである EMA は上皮型に高い陽性率を示し，細胞膜に沿って膜状に強陽性を示す。腺癌に比して悪性中皮および中皮細胞に陽性率が高いマーカーとして，カルレチニン calretinin，thrombomodulin，HBME-1 などがある。一方，悪性中皮腫および中皮細胞に陰性もしくは陽性率が低く，腺癌に陽性率が高い抗体として CEA，BerEP4，MOC31 などの上皮性マーカーがある。種々の抗体の陽性率は用いる検体の種類，固定法，前処理によって異なるので，複数の抗体を組み合わせた抗体パネルとして応用することが推奨される（表10.37）。

表10.37　鑑別に用いられる代表的な抗体

	抗 体 名
腺癌マーカー	CEA, CD15, BerEP4, MOC31
中皮・中皮腫マーカー	Calretinin, HBME-1, thrombomodulin, cytokeratin5/6, WT1
共通マーカー	CA125, EMA, cytokeratin (AE1/AE3)

(4)電子顕微鏡学的所見

上皮型悪性中皮腫で最も特徴的な所見は細胞表面にみられる細長く，表面が平滑なmicrovilliである。細胞質内にはミトコンドリアや粗面小胞体が発達し，豊富なグリコーゲン顆粒が認められる。また，細胞質内の中間径フィラメントが豊富で，核周囲を取り囲むような分布が特徴的である。

(5)鑑別

腫瘍細胞が集塊を形成せず，少数あるいは孤立性に出現する場合は反応性中皮細胞との鑑別が困難となる。ただ，悪性中皮細胞は細胞がより大きいこと，2核細胞や多核細胞の出現頻度が高いこと，細胞質に重厚感があり細胞境界がより不明瞭であることが参考になる。また，免疫染色でEMAの染色性の差が鑑別に有用との報告がある。

腺癌細胞や紡錘形細胞を主体とする他の腫瘍細胞との鑑別には特殊染色や免疫染色が有用である。

2.3.14 腹膜原発漿液性乳頭状腺癌 primary serous papillary adenocarcinoma of the peritoneum

腹膜にも稀ではあるが悪性中皮腫の発生がみられる。また，多臓器からの悪性腫瘍の転移がある。1989年にFeuerらによって提唱された正常大卵巣癌症候群(原発不明の癌性腹膜炎で卵巣癌を疑って手術されるが卵巣は肉眼的に正常か顆粒状の外表を示すものをいう)の中には卵巣癌(含漿液性表在乳頭腺癌)，腹膜原発漿液性乳頭状腺癌，卵管癌，腹膜悪性中皮腫などが含まれる。

腹膜原発漿液性乳頭状腺癌は腹水，子宮頸部・内膜細胞診で発見される症例が多い。乳頭状の集塊として出現することが多く，クロマチンは細顆粒状で，核小体が目立つ細胞が多い。細胞診断上，悪性中皮腫との鑑別は困難であるが，腹膜原発漿液性乳頭状腺癌には中皮腫には稀な砂粒体がしばしば認められることがあり，鑑別点の1つとなる。また，電子顕微鏡的観察では長い微絨毛が密に発達している。

女性の正常大卵巣癌症候群はミュラー管へ変化を示す様々な病変が発生しうることが知られ，二次性ミュラーシステムと呼ばれている。腹膜原発漿液性乳頭状腺癌は，ミュラー管システムをもつ腹膜中皮から発生すると考えられている。

3 癌肉腫

3.1 定義

癌肉腫の定義は，各臓器によって多少異なっている。しかし，根本的には，癌腫と肉腫とが混在する腫瘍といえる。肉腫に関しては，多形，肉腫様病変を含むものもあり，未分化癌を含んでいる可能性もある。したがって，明らかに上皮性の癌腫成分と分化した組織像を示す肉腫成分を確認することが必須である。鑑別すべきものには，各臓器芽腫，紡錘細胞癌，多形癌などが挙げられる。

成因として，①衝突腫瘍説，②偽肉腫様間質反応説，③上皮性腫瘍説，④幹細胞由来説などがある。

癌肉腫の悪性度を決めるものは，癌腫の方であることが多い。

3.2 組織学的特徴

癌腫と肉腫が明らかに同時に存在する。未分化な癌腫が間葉性細胞に類似した形態を示すことがある(いわゆる癌肉腫 so-called carcinosarcoma)ので，両者の移行像があるものは除く。肉腫成分中に骨，軟骨，筋などへの分化が認められれば診断は容易だが，認められないときには，肉腫部分に肉腫系のマーカーが存在するが，癌腫のマーカーが存在しないことを確認する必要がある。

3.3 細胞診断学的特徴

肉腫成分は，①癌腫成分に比較して，結合性が強固で，剥離細胞が少ないこと，②孤立性に出現することが多いことなどから，細胞診で肉腫成分を推定できる頻度は低い。しかし，両成分がみられた場合は，積極的に癌肉腫を疑い，組織診で確認すべきである。

3.4 各臓器の癌肉腫

定義からはどこの臓器にも起こりうるが，癌取扱い規約では，頭頸部，肺，乳腺，食道，肝，胆道，子宮，卵巣で独立した疾患として取り上げられている。甲状腺では，癌肉腫と思われるものは未分化癌に分類される。

3.4.1 子宮

子宮原発の癌肉腫は子宮悪性腫瘍の2〜3%で比

較的稀であるが，他の組織形に比べ進行が早く，きわめて予後不良である．子宮癌肉腫の癌腫成分は類内膜腺癌，または類似の腺癌が多いが，神経内分泌癌などの場合もある．同所性癌肉腫 homologus carcinosarcoma と異所性癌肉腫 heterologus carcinosarcoma に分けられる．悪性ミューラー管混合腫瘍 malignant mullerian mixed tumor と悪性中胚葉性混合腫瘍 malignant mesodermal mixed tumor は癌肉腫と同義語である．子宮体部癌肉腫において，細胞診で肉腫部分を推定できる頻度は，10～30％といわれる

3.4.2 卵巣

卵巣癌肉腫はきわめて稀で，卵巣悪性腫瘍の1％以下である．卵巣癌肉腫は類内膜腫瘍に分類され，中胚葉性混合腫瘍およびミューラー管混合腫瘍と同義である．肉腫成分によって，①同所性 homologus（子宮内膜間質肉腫，平滑筋肉腫）と②異所性 heterologus（軟骨肉腫，横紋筋肉腫，骨肉腫など）に亜分類する．卵巣表層上皮は子宮内膜と同じミューラー管由来の体腔上皮から発生しているため，子宮体部の MMT と同様にミューラー管由来の多分化能を有する未分化細胞から発生すると考えられている．癌腫は主に腺癌であるが，肉腫部分は多彩である．

3.4.3 乳腺

「癌腫と肉腫が共存ないし衝突したもの」と定義される．紡錘細胞癌（いわゆる癌肉腫）は，癌腫が紡錘形になり肉腫様になったものでこの中に入れない．また，骨・軟骨化生を伴う癌腫は，骨・軟骨化生を伴う癌 carcinoma with cartilaginous and/or osseous metaplasia として独立して扱う．

3.4.4 肺

肺における癌肉腫の癌腫としては扁平上皮癌が最も多く約2/3を占め，腺癌はその約半数である．扁平上皮癌と腺癌が同時に存在する場合も大細胞癌がみられる場合もある．肉腫としては，軟骨肉腫（約半数），横紋筋肉腫（約1/3），骨肉腫（約1/4）が多い．

3.4.5 頭頸部

いわゆる癌肉腫 so-called carcinosarcoma として扁平上皮癌の亜型として取り上げられている．これは肉眼的にも明らかにポリープ状で，扁平上皮癌の部分と肉腫様部分とが境界明瞭な腫瘍である．

3.4.6 食道

癌肉腫をいわゆる癌肉腫 so-called carcinosarcoma，偽肉腫 pseudocarcinosarcoma，真性癌肉腫 true carcinosarcoma に分けている．いわゆる癌肉腫は，間葉系にみえる紡錘細胞は癌細胞の紡錘化によると考えられる．上皮性部分と間葉系部分に移行像がみられ，間葉系細胞に上皮性マーカーが陽性である．偽肉腫は，間葉系成分が線維芽細胞などの反応性細胞で，上皮性部分と間葉系部分に移行像がみられない．

真性癌肉腫は癌腫成分との間に移行がみられず，真の間葉系腫瘍と癌腫がともにみられる．間葉系腫瘍部分に間葉系マーカーは存在するが上皮細胞マーカーは存在しないことを証明する必要がある．

3.4.7 胆道

癌細胞が紡錘形，円形ないし多形化して肉腫様にみられることがあるので，上皮性マーカーと非上皮性マーカーや電顕などで検討する必要がある．

3.4.8 前立腺癌

Gleason grade 5 に属する．

4 絨毛性疾患 trophobastic disease

絨毛性疾患は妊娠を契機に絨毛上皮が異常増殖する疾患で，胞状奇胎，絨毛癌，胎盤部トロホブラスト腫瘍 placenta site trophoblastic tumor (PSTT) および存続絨毛症を含む．

4.1 胞状奇胎 hydatidiform mole

肉眼的に絨毛が嚢胞化したものをいう．

4.1.1 全胞状奇胎 complete hydatidiform mole

肉眼的にほぼすべての絨毛が嚢胞化しており，胎芽，胎児あるいは臍帯が存在しないものをいう．細胞診では子宮内容物の捺印標本でみることが多く，合胞体栄養膜細胞 syncytiotrophoblast は多核細胞であり，細胞性栄養膜細胞 cytotrophoblast は核小体が腫大し濃染核を呈し，孤立性に出現する（口絵15，図10.7）．

なお，子宮筋層侵入の有無が判明した時点で，非侵入全胞状奇胎 non ivasive complete hydatidiform mole と侵入全胞状奇胎 ivasive complete hydatidiform mole に分ける．

一般的に細胞診で非侵入全胞状奇胎と侵入全胞状

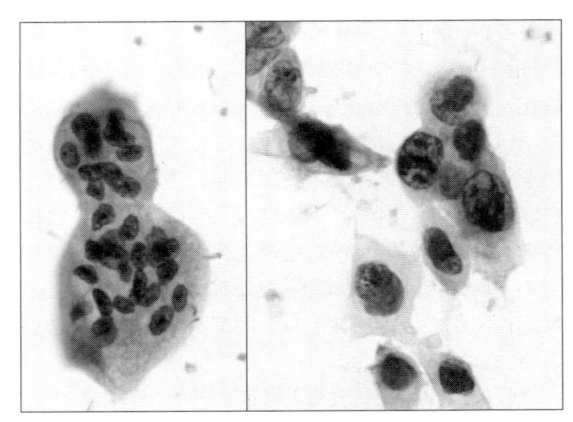

図10.7 侵入奇胎 invasive mole。左：合胞性栄養膜細胞（ジンチチウム型トロホブラスト）と右：細胞性栄養膜細胞（サイトトロホブラスト＝ラングハンス型トロホブラスト）がみられる。

奇胎を鑑別することは困難で，確定診断は組織学的に行う。

4.1.2 部分胞状奇胎 partial hydatidiform mole

一部の絨毛が囊胞化したものをいい，肉眼的に短径が2mmを超える囊胞化絨毛と正常絨毛とを認める。なお，胎芽ないしは胎児あるいは臍帯を認める場合は肉眼的にすべての絨毛が囊胞化していても部分胞状奇胎とする。細胞診で全胞状奇胎と部分胞状奇胎とを区別することは困難である。

全胞状奇胎は細胞遺伝学的に雄核発生で，すべての染色体（遺伝子）は父親由来である。一方，部分胞状奇胎は細胞遺伝学的に3倍体が主体で，2精子受精によるものが多い。しかし，ゲノム診断により，肉眼的あるいは病理学的に部分胞状奇胎と診断された大多数の症例も雄核発生による。両者の違いは絨毛組織の娩出時期の違いで，部分胞状奇胎は絨毛が囊胞化される以前に娩出されたものと考えられる。雄核発生を原因とする胞状奇胎（全および部分胞状奇胎）は絨毛癌などの続発性疾患の危険性がある。

4.2 絨毛癌 choriocarcinoma

絨毛癌は絨毛細胞からなる悪性腫瘍で，組織学的に細胞性栄養膜細胞，合胞性栄養膜細胞，中間型栄養膜細胞 intermediate trophoblast[注5]と認識される3成分の増殖性破壊性病巣からなり，絨毛形態を認めないものをいう。

細胞診では細胞性栄養膜細胞型腫瘍細胞が主体であり異型度は強い。細胞の多形性，細胞質や核内の空胞変性，核の増大および濃染，粗大顆粒状のクロマチン，核小体の腫大が認められる（口絵180）。合胞性栄養膜細胞型腫瘍細胞も非定型的で核の腫大，大小不同が著明となる。中間型栄養膜細胞と呼ばれ，前記二者の中間型を示す腫瘍細胞も観察される。

4.3 胎盤部トロホブラスト腫瘍

Placental site trophoblastic tumor (PSTT)
PSTTは胎盤着床部の中間型栄養膜細胞の増殖により，子宮に腫瘤を形成する絨毛性疾患で，合胞性栄養膜細胞と細胞性栄養膜細胞の関与はないか，あっても軽微である。

胎盤着床部の中間型栄養膜細胞に類似した腫瘍細胞は，細胞境界明瞭で豊富な淡好酸性ないし淡明な胞体を有し，核は類円形～多形性，クロマチンは粗造で，核小体は小型少数で目立たない。ときに2核，多核の奇怪核も出現する。しかし，絨毛癌にみられるものより異型性は乏しく，核分裂像も少ない。

4.4 存続絨毛症

persistent trophoblastic disease
転移性胞状奇胎，侵入全あるいは部分奇胎，または絨毛癌などが臨床的に疑われるが，病巣focusの組織所見findingが得られないか，得られても，その所見が不明確なため診断を確定しえないものをいう。よって細胞所見もこれというものはない。

[注5]正常の栄養膜細胞 trophoblast は絨毛性 villous と絨毛外発育性 extravillous の2種に大別される。
絨毛外発育性のトロホブラストは細胞性栄養膜細胞と合胞性栄養膜細胞の中間型を示し，細胞性栄養膜細胞より核が大型で2核ないし多核のこともある。脱落膜に浸潤し，血管内侵入を示すものはこの型であることから，中間型栄養膜細胞として独立して扱われる傾向にある。

引用・参考文献

江口勝美. 2007. 臨床免疫学概論. 免疫学コア講義（改訂2版；木本雅夫・阪口薫雄・山下優毅編），pp.169-175. 南山堂.

Fearon, E. R. and Vogelstein, B. 1990. A genetic model for colorectal tumorigenesis. Cell, 61: 759-767.

がん研究振興財団. 2007. がんの統計 2007. 21, 48 pp.

Gartner, L. P. and Hiatt, J. L. 2000. Color Atlas of Histology ［Illustrated］. 480pp. Williams & Wilkin.

Gillespie, S. H. and Bamford, K. B. 2003. Medical Microbiology and Infection at a Glance (2nd ed.). 128pp. Blackwell Publishers.

Harvey, R. A., Champe, P. C. and Fisher, B. D. 2008. Lippincott's Illustrated Reviews: Microbiology (2nd ed.). 432pp. Lippincott Williams & Wilkins.

石村和敬・井上貴央監訳. 2003. 最新カラー 組織学. 486 pp. 西村書店.

加藤良平. 2009. ヒュルトル細胞腫（原著に近い表記はヒュルトレ）. 医学書院医学大辞典（第2版），p.2372. 医学書院.

日本肺癌学会. 2003. 臨床・病理 肺癌取扱い規約（改訂第6版）. 206 pp. 金原出版.

日本肝癌研究会. 2009. 臨床・病理 原発性肝癌取扱い規約（第5補訂版）. 68 pp. 金原出版.

日本乳癌学会. 乳癌取扱い規約（第16版）. 98 pp. 金原出版.

日本産婦人科学会・日本病理学会. 1996. 子宮体癌取扱い規約（改訂第2版）. 89 pp. 金原出版.

日本産婦人科学会・日本病理学会. 1990. 卵巣腫瘍取扱い規約（第1部）. 141 pp. 金原出版.

日本整形外科学会骨・軟部腫瘍委員会. 1990. 整形外科・病理悪性骨腫瘍取扱い規約（第2版）. 120 pp. 金原出版.

西村 章. 2007. アデノウイルス. 小児感染症学（岡部信彦編），pp.464-469. 診断と治療社.

脳腫瘍全国統計委員会・日本病理学会. 2009. 臨床・病理脳腫瘍取扱い規約（第2版）. 302 pp. 金原出版.

Sterunberg, S. S. 1997. Histology for Pathologists (2ed. ed.). 1216pp. Lippincott Williams & Wilkins.

鈴木 悦. 2009. PAS染色. 医学書院医学大辞典（第2版），p.2238. 医学書院.

鈴木光明. 2008. 子宮頸癌. 産婦人科診療指針（第2版），pp.220-230. 中外医学社.

高野吉郎. 2009. 細網細胞, 細網繊維, 細網組織, 細網内皮系. 医学書院医学大辞典（第2版），p.1057. 医学書院.

The 2001 Bethesda System. 2002. JAMA, 287: 16.

山口惠三・松本哲哉（監修）. 2008. イラストレイテッド微生物学. 500 pp. 丸善.

山本直樹. 2002. 一目でわかる微生物学と感染症（山本直樹・山岡昇司・堀内三吉監訳），pp.46-47. メディカル・サイエンス・インターナショナル.

和気健二郎. 2002-2003. 網内系はもうないか その1 清野賢次と生体染色；その2 アショフの来日；その3 網内系学説の源流を求めて；その4 鈴木清先生とライデンの研究者たち；その5 単核食細胞系は網内系の一部である. ミクロスコピア, 19：103-107；19：201-206；20：15-20；20：101-105；20：197-202.

索　引

太字項目に付けてある＊は第46回(2000年)〜第55回(2009年)臨床検査技師国家試験の病理組織細胞学領域で，選択肢を含めてみられた出題頻度を示している．＊なしは1〜2回，＊は3〜4回，＊＊は5〜9回，＊＊＊は10回以上を表している．

[ア]
アウエルバッハ(筋層間)神経叢　23,31
アカントアメーバ　91
亜急性甲状腺炎　97
悪性血管周皮腫　154
悪性黒色腫　66,141,156,157
悪性線維性組織球腫　141,147,150
悪性腺腫　116
悪性中皮腫　66,161
悪性リンパ腫　105,146,155,159
アクチノミセス　71,86,87
アクチン　11,152,155
アクチン・ミオシンフィラメント　143
アストロサイト　22
アスベスト(石綿)　161
アスペルギルス＊＊　88
アズール顆粒　20
圧排浸潤　116
アーティファクト　67
アデノウイルス　81〜83
アドレナリン　38
アビジン・ビオチン反応　63
アポクリン化生　123
アポクリン癌　122,123
アポクリン型分泌　27
アポクリン腺　23
アポトーシス(小体)　41,44,46〜48,75
アミロイド(物質)＊＊　63,128
アミロイドーシス　96
アミン前駆物質　129
アメーバ　90
アルシャンブルー(染色)＊＊＊　61,110,114,144
アルシャンブルー陽性　113
アルデヒド・フクシン染色　126
アルファフェトプロテイン(AFP)　66,139
アルブミン処理　51
アレルギー　92
アンブレラ細胞　107

[イ]
胃カルチノイド　135
意義不明異型扁平上皮(細胞)　71,72
異形成／上皮内癌分類　100,102,107
異型腺細胞　72,74
異型扁平上皮細胞　71
胃癌　112,114,135
移行上皮　15,17,36
移行上皮癌　107,108
萎縮細胞像　26

異所性分化　42
一次抗体＊　63〜65
一次骨　19
胃腸内分泌細胞　31〜33
遺伝子異常　3
遺伝子変異　141
伊東細胞　34
胃表面上皮細胞　32
疣状癌　105
胃抑制ペプチド　31
陰窩　33
印環細胞癌　112,124
インスリノーマ　125,126
インスリン　34
陰性　71
インディア・インク(状)　106,132
インディアンファイル(状配列)　133,135

[ウ]
ウイルムス腫瘍　138,140
ウェステルマン肺吸虫　91
羽毛状細胞配列　121
羽毛状集塊　116

[エ]
栄養膜細胞　28,163,164
エオジンY　60
エオジン好性指数　29
液状処理検体(細胞診)　3,54
液性免疫　20
液体処理標本　54,55
エキノコックス　91
壊死　41
エストロゲン作用薬　46
エストロゲン受容体　113
エリスロポエチン　34
遠位尿細管　35
炎症型　150
炎症細胞　43
炎症性タンパク　51
遠心管(法)　51
遠心分離法　54
燕麦細胞癌　130

[オ]
オイルレッドO染色　61
黄色腫　149
黄色肉芽腫　149
黄色ブドウ球菌　85

索引

黄体化ホルモン　24,38
黄体期　26,27
黄体ホルモン　26〜29,46
横紋筋＊　20
横紋筋腫　151
横紋筋肉腫　141,143,146,151,152
オキシトシン　21,37
牡鹿の角状　154
オーシスト接合子　91
オタマジャクシ様細胞　103,104,155
オートスミア(法)　49〜51,58
オーラミン・ローダミン染色　86
オリゴデンドロサイト　22
折れ曲がり細胞指数　29
オレンジG(好性)　29,60,101,103,121

[カ]

介在部　34
外胚葉　15
開放型　129
海綿骨　19
化学伝達物質　17
花冠配列　140
核　11
核/細胞質比　123,133
核鋳型像　132
角化型　103,104
角化重層扁平上皮　30
核質　7
核周囲の小暈輪　103
核小体　11,12
喀痰細胞診　100,101
核内細胞質封入体　111,115,127,136
核濃縮指数　29
核の偏在性　109
核膜　7,11,12
核膜の陥入像　115
過形成　42
芽腫　138〜140
芽出　116,119
下垂体　37
下垂体腺腫　96,159
加水分解酵素　10
ガストリノーマ　125
ガストリン　31,34,130
ガストリン放出ペプチド(抑制ポリペプチド)　130
化生　42,54,100,108
褐色細胞腫　97,136
褐色脂肪　18,19
活性型ビタミンD　34
滑膜肉腫　143
滑面小胞体　7,9
カテコールアミン　38,97,131
カテーテル尿　50
ガードネレラ(桿)菌　28,85
カドヘリン　12,13
カポジ肉腫　143,154

過マンガン酸カリ　63
硝子軟骨　19
顆粒球　20
顆粒細胞癌　126
顆粒状物質　96
カルシトニン　37,128,130,135,136
カルチノイド(症候群)　129〜132,139
カルポニン　151
カルレチニン　113
肝芽腫　140
間期　13
癌再発　45
幹細胞　20,32
肝細胞　33,34
肝細胞癌＊＊　125
肝細胞癌の分化度　138
カンジダ＊＊　28,88
間質性肺炎　45,50,94
管状腺癌　112,124
癌真珠　103,104
間接法　63,65
関節リウマチ　93
乾燥固定　59
癌胎児(性)抗原　113,138
癌肉腫　162,163
カンピロバクター　87
間葉　17,141
癌抑制遺伝子　110,126,141

[キ]

偽核周囲空洞　102
気管支擦過　54
気管支腺　29
気管支喘息　92
気管支肺胞洗浄(BAL)　50,51
気管支肺胞洗浄液(BALF)　93〜95
器官様構造　140
奇形腫　139,158
基底細胞　24,25
基底膜　15
偽嚢胞　112
偽びらん　25
基本小体　85
ギムザ染色＊＊＊　54,57,59,90,92
ギャップ結合　13,19
吸引検体　49
吸引法　53
球状帯　38
急性効果　44
旧日母分類　103
境界悪性　120
胸膜　29
胸膜肺芽腫　140
極性　9
巨細胞型　137,150
巨細胞封入体病　83
去痰薬　49

索　引　169

筋アクチンHHF35　148	結腸・直腸癌　125
近位尿細管　35	結腸ヒモ　33
筋上皮　111	ケラチン　11,66,148,159
筋線維芽細胞　148	ケラチン産生性細胞　106
銀染色法　129	ケラトヒアリン顆粒　26
筋フィラメント　11	原形質　7
	嫌色素細胞癌　126
[ク]	原始トロホブラスト　28
空胞変性　41	捲縮指数　29
クッパー細胞　18,34	
蜘蛛状細胞　43	[コ]
クラス分類　69	**コイロサイトーシス**　82,83,100
クラミジア　85,86	**好塩基球**　20
グラム染色　62	好塩基性細胞　37
クララ細胞　30	膠芽腫　157
グリア細線維酸性タンパク質　11,22	硬癌　112,122,124
グリア細胞　22	交感神経芽細胞　140
グリコーゲン*　146	抗癌薬　46〜48
グリセンチン　31	後期腺腫　110
クリプトコッカス*　88	好銀性顆粒　132
クリプトスポリジウム　91,92	膠原球　95
グリメリウス染色*　62,97,126,129,132〜135	膠原線維　16,17,141
グルカゴノーマ　125,126	**好酸球****　20
グルカゴン　31,34	好酸球(性)肉芽腫　94
グルココルチコイド　38	好酸性顆粒　92
クルー細胞　85	抗酸菌(染色)　62,86,91
クルシュマンらせん体　92,93	好酸性顆粒状物質　95
クルッケンベルグ腫瘍　121	好酸性細胞　37
クレモナ体　92,93	甲状腺　37
グロコット染色***　62,89	**甲状腺癌***　66,127
クロマチン　7,11	甲状腺刺激ホルモン　37,96
クロム親和細胞　38	甲状腺転写因子-1(TTF-1)　66,113,114
グロムス腫瘍　143,154	好青染性　103
クロモグラニン(A)　66,129,131〜133,135,136,160	酵素標識抗体法　63
クロモグラニン染色　133	酵素標識ポリマー法　63,65
	好中球**　11
[ケ]	高度異形成　102
形質細胞*　20	喉頭癌　105
軽度異形成　100	高度扁平上皮内病変　72
軽度扁平上皮内病変　72	高分化型　116,136
頸粘液細胞　32	高分化型(類内膜)腺癌　112,117
頸部上皮内腺癌　75	高分化胎児型腺癌　140
劇症肝炎　45	高分子サイトケラチン　135
血液脳関門　22	合胞性栄養膜細胞　28,139,163
結核**　43	合胞様細胞　103
結核菌　86	肛門括約筋　21
血管極　35	小型円形細胞　142
血管作動性腸管ポリペプチド　126	コクシジオイデス　89
血管腫　143,153	骨格筋　21
血管周皮細胞　153	骨芽腫　144
血管内皮腫　153	骨腫　144
血管内皮成長因子受容体-3　153	骨軟骨腫　144
血管肉腫　141,143,153,154	骨肉腫　141,145
月経期　26,27	骨盤内感染症　86
月経周期　24	コーティング(グラス)　49,59
結合組織　15,17	ゴナドトロピン　37
血小板　20	コネクシン　13

コーヒー豆様	127	色素変性	41
ゴブレット細胞	29	子宮外妊娠	28
固有胃腺	31	**子宮頸癌**	3,99,100
コラーゲン	16,42	子宮頸管腺上皮	25,26
孤立(した)細胞	129,138	子宮頸管内腔	23
コリンエステラーゼ	129	子宮頸部	23
ゴルジ装置	7,8,9	子宮頸部異形成	99
コレシストキニン	31,34,130	子宮頸部浸潤癌	102
混合型小細胞癌	130,131	子宮頸部腺癌	115
混合癌	120	**糸球体**	35
コンゴーレッド染色	63,96	子宮体癌	117
		子宮体部(腟部)	23,24
[サ]		子宮内避妊器具	91
細気管支肺胞上皮癌	123	**子宮内膜(周期)**	23,26,27
細菌性腟症	28	**子宮内膜癌**	46,99,117,118
再生(上皮)	41,42	子宮内膜増殖症	46,111
再生上皮細胞	54	子宮溜膿腫	54
サイトケラチン	66,113,114,137,146,157,161	篩状癌	128
サイトメガロウイルス	81〜84	篩状構造	113
細胞検査士(サイトスクリーナー)	6	自然剝離細胞	53
細胞骨格	10	羊歯(しだ)状結晶	26
細胞採取器具	53	**湿固定**	51,59
細胞死	46,47	シナプトフィジン	129,131〜133,140
細胞質	7,8	歯肉アメーバ	90
細胞周期	13,46	脂肪腫	148
細胞障害性 T 細胞	20	脂肪摂取細胞	34
細胞小器官	7,8	脂肪組織	17,18
細胞性栄養膜細胞	28,163	脂肪肉腫	141,143,149
細胞性免疫	20	脂肪変性	41
細胞接着(突起)	11	シャルコー・ライデン結晶	92,93
細胞膜	7	集塊形成群	103
細網組織(線維)	17,18	集合管	36
細網内皮系	18	蓚酸カルシウム結晶	88
杯細胞	29,33	充実(髄様)腺管癌	122
索状	131	充実型細胞	128
柵状構造	133	充実型腺癌	112
柵状配列	116,131	充実性集塊	138
索状発育パターン	133	舟状細胞	28
サザンブロットハイブリダイゼーション	84	重積性	115
擦過細胞診(擦過法)	52〜54	重層円柱上皮	15,17
刷子縁	16,29,33	**重層扁平上皮**	15,16,23,24,30
刷子細胞	34	重層立方上皮	15,16
サーファクタント(タンパク)	29,30,51,95,113	集団細胞指数	29
サブスタンス P	130	修復(細胞)	41,42
砂粒小体	119	**絨毛癌** *	139,164
砂粒体	121,162	**絨毛細胞**	28
サルコイドーシス *	43,50,93,94	絨毛上皮腫	66
産褥期	28	絨毛腺管状乳頭腺癌	116
酸性ムコ(粘液)多糖類	61,144	主細胞	32,33,38
酸性ムチン	110	出血性膀胱炎	83
		術中迅速診断	120
[シ]		腫瘍化生	43
ジアスターゼ消化後 PAS 反応	113,137	腫瘍様病変	129
シアロムチン	116	**シュワン細胞**	23
シェーグレン症候群	94	シュワン細胞腫	157,159
敷石状	103	上衣腫	157,159
色素嫌性細胞	37	漿液性腫瘍	120

索引

漿液性腺癌　112,117,119
小円形細胞腫瘍　139,146
消化管カルチノイド　134
上顎癌　105
松果体　37
小結節　129
小膠細胞　22
小細胞癌*　129,130,132～135,146
小細胞癌/大細胞癌混合型　130
小細胞肺癌　139
照射後異形成　45
硝子様小体　139
硝子様変性　41
上皮型悪性中皮腫　113
上皮筋上皮癌　124
上皮細胞異常　71,72
上皮小体　37
上皮性膜抗原　157
上皮組織　15
上皮内癌　103,107,108
上皮内腺癌　110,115
上皮膜抗原　113
上皮様細胞配列　142
小胞体　9
小葉癌　123
初期腺腫　110
食道癌　107
食道噴門腺　31
腎芽腫　140
心筋　21
真菌症　87,88
神経芽腫　139,140,143,146
神経筋接合部　21
神経膠芽腫　141
神経膠原線維性酸性タンパク　159
神経膠細胞　22
神経膠腫　66
神経細胞　22
神経鞘腫　143
神経上皮性腫瘍　157
神経性下垂体　37
神経線維腫　158
神経堤　17
神経堤細胞　140
神経特異的エノラーゼ　132,135,140
神経内分泌顆粒　143
神経内分泌(系)腫瘍　66,134
神経内分泌細胞小体　129
神経内分泌(大)細胞癌　129,132,137
神経フィラメントタンパク　159
神経分泌顆粒　132,133,146
神経ペプチド　131
腎原性化生(腺腫)　108
腎細胞癌*　126
浸潤癌　104,122
腎単位　35
ジンチジウム型トロホブラスト　28

[ス]
随意筋　21
髄液　22
水解小体　10
髄芽腫　141,157,159
水腫変性　41
膵島　34
水痘・帯状疱疹ウイルス　82,84
膵島腫瘍　125
膵ポリペプチド　34
髄膜炎菌　87
髄膜腫　158,159
髄様癌　112,123,128,135
頭蓋咽頭腫　158
スキーン腺　23
スクリーニング(の通則)　67,105
ズダンIII(染色)*　61,148
スタンプ　57
スタンプ標本(法)　52,54
ステロイド　38
スピッツ　51
スポロゾイト胞子小体　91
スミア　53,68
スライドグラス　49
すりガラス細胞癌　117
スルホムチン　116

[セ]
星雲状封入体　85
性クロマチン　11
生検組織捺印　54
星膠細胞　22
星細胞腫　157,158
静止期　13
成熟度指数　29
精上皮腫(セミノーマ)*　139
成人T細胞白血病ウイルス*　82
成長ホルモン　96
成長ホルモン分泌細胞　37
赤筋　21
脊索腫　145
赤痢アメーバ　90～92
セクレチン　130
石灰化小体　115
石灰変性　41
赤血球　20
接着装置　12
接着帯(斑)　12,13
セルトリ細胞　38
セルブロック法　57,59
セロトニン　131,132,135
線維芽細胞　18,141,148
線維芽細胞腫　149
腺異形成　110
線維腫(症)　147
線維性組織球腫(性腫瘍)　147,149
線維軟骨　19

線維肉腫　　141,147〜149
線維様細胞　　104
腺癌**　　109〜124
前癌病変　　102,107,110,111,129,130
栓球　　20
腺棘細胞癌　　119
腺筋上皮腫　　124
尖圭コンジローマ　　83,100
穿刺吸引細胞診*　　97,127
腺上皮化生　　43
腺上皮管状集塊　　111
染色質　　11
染色体　　14
全身性エリテマトーデス　　93
腺性下垂体　　37
腺扁平上皮癌　　106,107,117,119
腺房形成　　139
腺房細胞　　30
腺房細胞癌　　123
腺房状　　113
腺房中心細胞　　34
線毛*　　16,25
線毛円柱上皮(細胞)　　25,29,109
腺様嚢胞癌　　112,113,117,123,124
前立腺癌　　66,126
前立腺酸ホスファターゼ　　113
前立腺特異抗原　　113,135

[ソ]
総括診断　　71
臓器特異抗原　　114
層状体　　96
増殖期　　26,27
足細胞　　35
束状帯　　38
組織学的 grade 分類　　127
組織捺印細胞診　　120
疎性結合組織　　17
ソマトスタチン　　31,34,130
粗面小胞体*　　7,9
ゾリンジャー・エリソン症候群　　135

[タ]
第VIII因子関連抗原　　66
胎芽性癌　　139
退形成性　　141
退形成性膵管癌　　137
退形成性星細胞腫　　158
体腔液　　51
胎細胞型　　139
大細胞性神経内分泌癌　　130〜134
胎児血液型(F型)　　138
胎児性癌　　139
大腸アメーバ　　90
タイト結合　　12
唾液腺導管癌　　123,124
多形細胞型　　137

多形性,多核巨細胞性腫瘍　　142
多形膠芽腫　　141,159
脱分化(脱メチル化)　　136
脱落膜細胞　　28
多包条虫　　91
多列円柱上皮　　15,17
単位膜　　7,8
単核食細胞系　　18
胆管細胞癌　　125
単球　　20
担空胞細胞　　145
単純ヘルペスウイルス　　82
弾性線維　　17
弾性軟骨　　19
男性ホルモン　　29
単層円柱上皮　　15,16
単層扁平上皮　　15
単層立方上皮　　15,16
タンパク質合成　　12
単包条虫　　91
淡明細胞癌　　126,137

[チ]
遅延効果　　44
腟上皮　　26,46
腟部びらん　　25
緻密骨　　19
中間筋線維　　21
中間径フィラメント　　11,148
中間結合　　12
中期腺腫　　110
中腎遺残　　111
中腎管腫瘍　　119
中心小体　　10
中腎性腺癌　　117
中枢神経系　　22
中層細胞　　24,25
中等度異形成　　72,100
中胚葉　　15,17
中皮*　　15
中分化型　　116,136
中分化型腺癌　　112
腸アメーバ症　　90
腸肝循環　　34
腸上皮化生　　43
腸上皮型　　121
腸腺　　33
直接塗抹法　　49
直接法　　63
チール・ネルゼン染色**　　62,86

[ツ]
対細胞　　133,135
痛風結節　　95

[テ]
定型的カルチノイド　　132〜134

ディッセ腔　34
低分化型　112,116,136
低分化(型)腺癌　123,125,135
低分化型類内膜腺癌　117
低メチル化　110
適正　70,72
適性評価　70,72
デコイ細胞　83
デスミン　11,148,151,152,155,159
デスモゾーム　12,13,143
デーデルライン桿菌　25,26,28,85
テューモレット　129
転移性子宮内膜癌　120
転移性卵巣腫瘍　121
伝染性単核症　84

[ト]
頭蓋咽頭腫　158
導管細胞　30
糖原変性　41
糖鎖　8
トゥートン型巨細胞　141
洞様毛細血管　33,34
特異性炎　43
特殊型　105
特殊結合組織　17
塗抹指数　29
塗抹標本　54
塗抹法　57,58
トリコスポロン　89
トリコモナス　85,90
トロホブラスト　28,164

[ナ]
内因子　33
内頸腺過形成　111
内頸部型　116,121
内胚葉　15
内胚葉洞腫瘍　139
内皮　15
内皮特殊顆粒　153
内分泌細胞診　29
内分泌ホルモン　33
ナイルブルー*　148
流れ像　106
ナチュラルキラー細胞　20
捺印塗抹法　57
軟骨芽腫　144
軟骨細胞　19
軟骨腫　144
軟骨組織　19
軟骨内骨化　19
軟骨肉腫　144

[ニ]
肉芽腫　42,43,87
肉芽腫性炎　43

肉芽組織　42
肉腫　141
二次抗体*　63～65
二次骨　19
二相性　138
二相性肺芽腫　140
乳癌　66,122
乳管癌　122
乳癌取扱い規約　165
乳管内乳頭腫　111
乳頭癌　112,127,128
乳頭状腺癌　112
乳頭腺癌　112,124
乳頭腺管癌　112,113,122
乳頭部腺腫　111
ニューモシスチス・カリニ　89
ニューモシスチス・ジロヴェッチ　89
ニューモチスティス(Pc)　96
ニューロフィラメント　11
ニューロン　22
ニューロン特異的エノラーゼ　129
尿管極　35
尿細管　35
尿細管様構造　139
尿酸-ナトリウム塩結晶　95
尿道括約筋　21
尿道腺　36
尿路上皮　15,17
尿路上皮(移行上皮)細胞　107
尿路上皮過形成(癌)　107,108
妊娠黄体　27

[ヌ]
ヌル細胞　20

[ネ]
ネクローシス　46,47
ネフロン　35
粘液型　150
粘液癌　112,122
粘液性腫瘍　121
粘液性腺癌　112,116,120
粘液変性　41
粘膜下組織　31
粘膜筋板　31
粘膜固有層　31
粘膜ひだ　31

[ノ]
脳室上衣細胞　22
脳脊髄液　22,51
嚢胞　112
ノカルジア　86
ノルアドレナリン　38

[ハ]
肺異型腺腫様過形成　111

パイエル板* 33
肺炎桿菌 85
肺炎球菌 85
バイオフィルム感染症 86
肺芽腫 140
肺癌 66, 106, 112, 114, 133
胚細胞腫 139
胚細胞腫瘍 139
胚種(胚細胞腫) 158, 159
肺扁平上皮癌 106
肺胞上皮 15
肺胞上皮細胞 30
肺胞タンパク症 95
排卵期 26, 27
バーキット腫(リンパ腫) 82, 155
白筋 21
白色脂肪 18, 19
白板症 107
剝離細胞診 49
破骨細胞型 137
橋本病 93
バゾプレッシン 37
白血球 20
花むしろ状多形型 150
バニリルマンデル酸 140
パネート顆粒(細胞) 33, 43, 121
パパニコロウ染色*** 30, 54, 60
パパニコロウ分類 69, 70, 75
バフィーコート 51
パラコクシジオイデス 89
パラトルモン 38
針吸引診(針穿刺吸引法)* 50, 52
バルトリン腺 23
バレット食道(Barrett esophagus) 107, 124
判断/結果 71, 72
反応性異型 110
反応性細胞変化 71, 72

[ヒ]
ヒアリン 41
被蓋細胞 36
非角化型 103, 104
非角化重層扁平上皮 30
ひきガラス法 57
微細管 10
微絨毛 16
非腫瘍性所見 71, 72
微小管 143
非小細胞型 137
微小浸潤腺癌 115
微小腺管過形成 111
非上皮性悪性腫瘍 142
非上皮性腫瘍 66, 141
非上皮組織 15
ヒスタミン 131
ヒストプラズマ 89
ヒストン 11

非定型カルチノイド 133, 134
非定型抗酸菌 86
非定型的錯角化 103
ヒトT細胞白血病ウイルス 84
ヒト絨毛性ゴナドトロピン 24, 28
ヒト乳脂肪グロブリン-2 113
ヒトパピローマ(乳頭腫)ウイルス** 74, 82, 99, 105, 115, 117
ヒトヘルペスウイルス8型 154
ヒト免疫不全ウイルス 82, 84
非ホジキンリンパ腫 139
日母分類 69, 70
びまん性特発性肺神経内分泌細胞過形成 129
ヒメネス染色 86, 87
ビメンチン 11, 66, 137, 146, 148, 152, 157, 159, 161
ヒュルトレ細胞 93
表層細胞 24, 25
表層上皮性・間質性腫瘍 120
病理組織診 54
日和見感染 83, 87, 89
ビリルビン* 33
ビリン 113

[フ]
ファゴゾーム 10
ブアン固定液 59
フィブロネクチン 42
フィルター膜 54
フェロシアン化カリウム 63
フォイルゲン反応** 60
フォンタナマッソン染色** 62, 129
不規則線維性結合組織 31
副甲状腺ホルモン 97
副細胞 32
副腎 38
フクシン色 110
副腎皮質癌 128
副腎皮質刺激ホルモン 37, 96
腹水細胞診 120
腹膜垂 31
フクロウの眼(状封入体細胞) 81, 83
婦人科細胞診 103
腹腔洗浄液細胞診 120
不適正 70, 72
ブラジキニン 21
ブラストミセス 89
ブランハメラ 86
ブルンネル腺* 33
ブレンナー腫瘍 121
プロゲステロン受容体 113
プロスタグランジン 34, 131
プロラクチン(分泌細胞) 37, 96
分泌円柱上皮細胞 25, 109
分泌期 27
分娩後細胞 28
分葉状内頸部腺過形成 116
分裂期 13, 14

[ヘ]

平滑筋　20,21
平滑筋アクチン　148,160
平滑筋腫　150
平滑筋性腫瘍　160
平滑筋肉腫　141,143,150
平滑筋ミオシン　151
閉経期　26
閉鎖型　129
閉鎖帯　12
壁細胞＊　32
ベセスダシステム　3,70〜72,75
ヘテロクロマチン　11,12
ヘビ様細胞　103
ペプシノーゲン　31
ペプチドホルモン　129
ヘマトキシリン・エオジン染色＊＊＊　63
ヘモジデリン＊　63
ヘモフィルス・インフルエンザ　85
ヘリコバクター・ピロリ＊　87
ベリニ管　35,36
ペルオキシゾーム　10
ヘルペスウイルス　81
ベルリンブルー染色＊＊＊　63
偏在性　115
変性　41
扁平・円柱上皮境界(部)　23,25,100
扁平・円柱接合部　53
扁平上皮化生　43,54,99,101,105,108
扁平上皮癌＊＊　99〜107
扁平上皮内病変　74
ヘンレのループ　16,35

[ホ]

乏(稀)突起膠細胞腫(膠腫)　157,159
傍基底型異型細胞　100,102
傍基底細胞　24,25
抱合型ビリルビン　34
膀胱癌　108
傍細胞　32
傍糸球体装置　36
放射線照射後脳障害　45
放射線脊髄症　45
放射線腸炎　44
放射線治療　44
胞状奇胎　163
紡錘形細胞(型)　137,142
紡錘細胞癌　126
胞巣状パターン　133
放線菌(アクチノミセス)　71,86,87
乏突起膠細胞　22
傍分泌　31,33
ボウマン嚢　16,35
傍濾胞細胞　37,128
ホジキン細胞　66,156
ホジキンリンパ腫　66,156
星空現象　156

母斑　157
ホブネイル細胞　117,119
ポリオーマウイルス　82,83
ポリメラーゼ連鎖反応　84,87

[マ]

マイクロフィラメント　10,11
マイスネル(粘膜下)神経叢　23,31
膜タンパク質　8,12
膜内骨化　19
マクロファージ(大食細胞)　10,18,20,30,41
麻疹ウイルス　82,84
末梢血液法　52
末梢神経系　22,23
マッソン・フォンタナ染色＊＊　62,129
マリモ状集塊　115
マロリー小体　95
慢性甲状腺炎　93
慢性子宮頸管炎　25
マントル細胞リンパ腫　155

[ミ]

ミオグロビン　21,152
ミオゲニン　152
ミオシン　11,152
ミクログリア　22
未熟神経外胚葉性腫瘍　146,160
密性結合組織　17,18
ミトコンドリア　7,8
ミネラルコルチコイド　38
未分化癌　128,136,138
未分化上皮細胞　32
未分化転化　138
未分化胚細胞腫　139
脈管浸襲　104
ミラーボール状　121

[ム]

無核細胞　103
無顆粒球　20
ムコール・ラセマサス　88
ムコール症　88
ムチカルミン染色＊＊　61,112,113
ムチン　33

[メ]

メイギムザ染色＊＊＊　52,59,60
明細胞　34,38
明細胞腫瘍(腺癌)　112,117,119〜121
明細胞肉腫　143
明庭　43
メサンギウム細胞＊　35
メチル化　136
メチルグリーン・ピロニン染色＊　60
メトエンケファリン　130
メラトニン　37
メラノソーム　143

免疫組織化学染色(法)　59,63,65,66
面疱型壊死　128,138

[モ]
網状帯　38
網膜芽腫　139,141
網様体　85
モエシン　113
モチリン　130
モノレイヤー標本　54

[ヤ]
薬剤性肝障害　45
薬剤性肺炎　95

[ユ]
幽門前庭部　31
遊離細胞群　103
ユークロマチン　11,12
癒合浸潤　104

[ヨ]
予備細胞　25,42,100

[ラ]
ライソゾーム　10
ライディッヒ細胞　38
ライトグリーン(好染性)　30,60,103
裸核様細胞　133
ラトケ嚢　37
ラブドイド形質　137
ラブドイド細胞　144,161
卵黄嚢腫瘍　139
卵管癌　120,122
ラングハンス型巨細胞　43,67,86,141
ラングハンス型トロホブラスト　28
ラングルハンス細胞　31,93
ランゲルハンス島*　34
卵巣癌　120,162
卵巣周期　27
ランブル鞭毛虫　91
卵胞期　26
卵胞刺激ホルモン　24
卵胞ホルモン　26〜29,46

[リ]
リウマチ肺　94
リガーゼ連鎖反応　87
リソゾーム　10
リゾチーム　31,33
リットレ腺　36
リード・ステルンベルグ(巨)細胞　156
リーベルキューン陰窩　33
リボゾーム　9
リューエンケファリン　130
緑膿菌　85
淋菌　86

リン脂質　7
リンタングステン酸ヘマトキシリン(PTAH)染色[***]　63
リンパ球*　20
リンパ球性頸管炎　105
リンパ上皮腫　105
リンパ上皮腫様癌　137

[ル]
類器官構造　131
類基底細胞癌　137
類上皮細胞*　43,86
類上皮肉腫　143
類洞(内皮細胞)　18,33
類内膜腫瘍　121
類内膜腺癌　116,118

[レ]
レジオネラ　86
レース状　105
レトロウイルス　84
レニン　34
レプトトリックス　85

[ロ]
ロゼット形成　133,139
ロゼット状(構造)　131,133
ロゼット状配列　116,134,146
濾胞癌　127
濾胞上皮細胞　37
濾胞性リンパ腫　155

[記号]
Ⅰ型肺胞上皮　30
Ⅱ型肺胞上皮　30
α-平滑筋アクチン　151
α1-アンチトリプシン　66,147

[A]
A細胞　31
ABC法　63,64
ACTH　130
Azzopardi効果　131

[B]
B型肝炎ウイルス　82,84
B細胞　20
B細胞リンパ腫　155,156
BAL液　51,93〜95
Birbeck顆粒　143
BKウイルス　82,83

[C]
C型肝炎ウイルス　82
C細胞癌　135
CAP-NCI分類　132
CCP細胞　93

索 引 177

CD4/CD8 比　　94
CIN 分類　　102
CSA 法　　63

[D]
D 細胞　　31
DNA ウイルス　　81〜84
DNA 合成期　　14

[E]
EB ウイルス(感染)　　82,84,137,155
EC 細胞　　31
EC(EM)スミア　　53
Edmondson 分類　　137,138
Ewing 肉腫　　139,146,160

[F]
Factor VIII関連抗原　　153,154

[G]
G 細胞　　31
GL 細胞　　31
Gleason 分類　　127,128,138
Grawitz 腫瘍　　126

[H]
HeLa 細胞　　82
Hodgkin 細胞　　156
Hormer-Wright 型　　140
HPV 感染(症)　　72,99,100,102

[J]
JC ウイルス　　82,83

[K]
Kulchitsky 細胞　　131

[M]
M 期　　14
M 細胞　　33

[N]
N/C 比　　68,75,99,102,103,110,114,123,133

[P]
p 53 タンパク　　66
Paget 病　　122
PAP 法　　63,64
PAS 染色(反応)***　　61,110,112,139,144,161

[R]
RA 細胞　　93
Rb1 抑制遺伝子　　141
RNA ウイルス　　81〜84

[S]
S-100 タンパク　　144,146,157,159
S 期　　14
Schwann 細胞腫　　159
SIL 分類　　102

[T]
T 細胞(リンパ球)　　20
T 細胞リンパ腫　　156

[V]
VHL 遺伝子　　126,141
von Hippel-Lindau 症候群　　141

[W]
Weibel-Palade 顆粒　　143,153

Index

[記号]
α-smooth muscle actin　　66, 143, 151
α1-antitrypsin　　66

[A]
Acanthoamoeba castellani　　91
acinar　　113
acinar cell　　30
acinar cell carcinoma　　123
actin　　152
Actinomyces israelii　　87
adenoacanthoma　　119
adenocarcinoma　　116, 123, 124
adenocarcinoma *in situ* (AIS)　　115
adenoid cystic carcinoma　　112, 113, 117, 123, 124
adenoma malignum　　116
adenoma of the nipple　　111
adenomyoepithelioma　　124
adenosquamous carcinoma　　117, 119
adenovirus　　82
adenovirus (ADV)　　83
adipose tissue　　18
adrenal gland　　38
adrenocorticotropic hormone (ACTH)　　96
AFP (alpha fetoprotein)　　66
AIS　　75, 76, 110
Alcian blue　　61
aldehyde-fuchsin　　126
amyloidosis　　96
anaplastic astrocytoma　　158
anaplastic carcinoma　　128, 138
anaplastic ductal carcinoma　　137
anaplastic transformation　　138
APC (adenomatous polyposis coli)　　110
apocrine carcinoma　　123
apoptosis　　41, 46
Arias-Stella　　28
artifact　　67
ASC-US　　72, 76, 102
Askanazy cell　　93
Aspergillus fumigatus　　88
aspirated sample　　49
astrocyte　　22
astrocytoma　　157, 158
atrophic cell pattern　　26
atypical　　73
atypical adenomatous hyperplasia (AAH)　　111
atypical carcinoid (AC)　　133
atypical condyloma　　100
atypical glandular cell　　74
atypical mycobacterium　　86
atypical parakeratosis　　103

atypical squamous cells (ASC)　　71, 73, 102
atypical squamous cells of undetermined significance (ASC-US)　　71, 76
Auerbach's myenteric plexus　　23
avidin-biotinylated peroxidase complex (ABC)　　59, 63, 64

[B]
B cell　　20
B cell lymphoma　　155
Barr body　　11
Barret esophagus　　107, 124
basal cell　　25
basal lamina　　15
basophil　　20
Berlin blue　　63
biofilm　　86
biphasic pulmonary blastoma　　140
BKV　　82, 83
blastocyst　　28
blastoma　　138
Blastomyces dermatitidis　　89
blood brain barrier　　22
BOOP (bronchiolitis obliterans organizing pneumonia)　　50
borderline malignancy　　120
Bowman's capsule　　35
Branhamella catarrhalis　　86
breast cancer with carcinoid feature　　133
Brenner tumor　　121
bronchial brushing　　54
bronchiolo-alveolar cell carcinoma　　123
bronchoalveolar lavage (BAL)　　50, 51
bronchoalveolar lavage fluid (BALF)　　93～95
brush border　　29
budding　　116, 119
Burkitt's lymphoma　　155

[C]
C-cell carcinoma　　135
CA125　　66, 114
CA19-9　　66, 114
Calcitonin　　66, 114
calponin　　151
Campylobacter jejuni　　87
cancer pearl　　104
Candida albicans　　88
Candida glabrata　　88
carcinoembryonic antigen (CEA)　　66, 113, 138
carcinoid (tumor)　　129, 131, 132, 135
carcinoma *in situ* (CIS)　　103, 107, 108
carcinosarcoma　　162, 163

180　Index

cardiac muscle　21
cartilage tissue　19
catalyzed signal amplification method (CSA)　63
CD31　66,153,154
CD34　66,143,153,154,160
cell cycle　13,46
cell organelles　7,8
central nervous system　22
centrosome　10
cerebrospinal fluid (CSF)　22,51
cervical scraping smear　53
chemical mediator　17
Chlamydia trachomatis　85
cholangiocarcinoma　125
chondroblastoma　144
chondrocyte　19
chondroma　144
chondrosarcoma　144
chordoma　145
choriocarcinoma　164
chromaffin cell　38
chromatin　11
chromogranin A (CGA)　66,132,143,160
chromophobe cell carcinoma　126
chronic cervicitis　25
chronic thyroiditis　93
cilia　25
ciliated columnar cell　25,29
ciliated columnar epithelial cells　109
ciliocytophthoria (CCP)　92
CIN　72,73,100,102
CIN1 (mild dysplasia)　72〜74
CIN2 (moderate dysplasia)　72〜74
CIS　73,102
clear cell adenocarcinoma　117,119
clear cell carcinoma　126
clear cell tumors　121
cleaved cell　155
closed type　129
clue cell　85
Coccidioides immitis　89
coffee bean nuclei　121
collagen fiber　17,141
collagen globule　95
collecting tubule　36
combined small cell carcinoma　130,131
comedo-necrosis　128,138
compact-type cell　128
condylomatous carcinoma　105
confluent invasion　104
Congo red　63
connective tissue　17
connexins　13
craniopharyngioma　158
cribriform carcinoma　128
cribriform pattern　113
crowded cell index　29

Cryptococcus neoformans　88
Cryptosporidium parvum　91
curing index　29
cyanophilic　103
cyst　112
cytokeratin　66,114,143,146,161
cytomegalic inclusion disease (CID)　83
cytomegalovirus (CMV)　83
cytoplasm　8
cytoskeleton　10
cytotrophoblast　28,163

[D]
Döderlein bacilli　25
DCC (deleted in colorectal cancer)　110
decidual cell　28
degeneration　41
dense connective tissue　18
desmin　143,146,152,159
desmosome　13
diaminobenzidine (DAB)　65
diffuse idiopathic pulmonary neuroendocrine cell hyperplasia (DIPNECH)　129〜131
diffuse neuroendocrine system, DNES　31
direct fluorescent assay (DFA)　87
direct smear preparation　49
distal tubule　35
DNA　11,60
Doderlein's bacilli　85
drug-induced pneumonitis　95
duct cell　30
duct of Bellini　36
dysgerminoma　139

[E]
EA-50　60
Echinococcus　91
ectoderm　15
elastic fiber　17
elemental body　85
EMA (epithelial membrane antigen)　66,146,161,162
embryonal carcinoma　139
endocervical adenocarcinoma in situ (AIS)　75
endocervical epithelium　25
endocervical glandular hyperplasia　111
endocervical scraping smear　53
endocervical type　116,121
endocervix　23
endoderm　15
endodermal sinus tumor　139
endometrial hyperplasia　111
endometrial scraping smear　53
endometrioid adenocarcinoma　116,118
endometrioid tumors　121
endometrium　23
endoplasmic reticulum (ER)　9

Entamoeba coli 90
Entamoeba gingivalis 90
Entamoeba histolytica 90
eosinophil 20
eosinophilic body 95,96
eosinophilic granuloma 94
eosinophilic index:EI 29
ependymal cell 22
ependymoma 157,159
Epithelial membrane antigen 143
epithelial-myoepithelial carcinoma 124
epithelial cell abnormality 71
epithelial membrane antigen(EMA) 113,157
epithelial tissue 15
Epstein-Barr virus(EBV) 84
ER(estrogen receptor) 66,114
erythroblast 20
erythrocyte 20
euchromatin 11
Ewing 143
Ewing/PNET 145
Ewing's sarcoma 160

[F]
Factor VIII 143
falded cell index 29
fat storing cell 34
Feulgen 60
fibroblast 18,141
fibroblastoma 149
fibroma 147
fibromatosis 147
fibrosarcoma 141,148,149
fibrous histiocytoma 149
fine needle aspiration (biopsy) 50,52
flat condyloma 100
follicular carcinoma 127
follicular lymphoma 155
Fontana-Masson 62,129

[G]
gap junction 13
Gardnella 28
Gardnella bacilli 85
gastrointestinal mesenchymal tumor(GIMT) 160
gastrointestinal stromal tumor(GIST) 151
general categorization 71,73
germ cell tumors 139
germinoma 158,159
ghost cell 103
giant cell carcinoma of osteoclastoid type 137
giant cell type 137,150
Giardia intestinalis 91
Gimenez 87
GIST 66,143,160
glandular cells 73
glassy cell carcinoma 117

Gleason grade 128,138
glial cell 22
glial fibrillary acidic protein(GFAP) 11,22,66,159
glioblastoma 157
glioblastoma multiforme 141,159
glomerulus 35
glomus tumor 154
glucagonoma 125
goblet cell 29,109
Golgi apparatus 9
Gram 62
granular cell carcinoma 126
granulation tissue 42
granuloma 42
Grimelius 62,129
Grocott 62
growth hormone(GH) 96

[H]
Hürthle cell(Askanazy cell) 93
Haemophilus influenzae 85
Hashimoto's disease 93
HBV 82
HCG(human chorionic gonadotropin) 66
HCV 82
Helicobacter pylori 87
hemangioendothelioma 153
hemangioma 153
hemangiosarcoma 141
Hematoxylin-eosin 63
Henle's loop 35
hepatitis B virus(HBV) 84
hepatoblastoma 139
hepatocellular carcinoma 125
Her2 3
herpes simplex virus(HSV) 82
heterochromatin 11
heterotopic differentiation 42
high grade squamous intraepithelial lesion(high-SIL) 73,74
high-SIL(HSIL) 100,102
Histiocytosis X 93
Histoplasma capsulatum 89
HIV 82
HMB-45 157
hobnail cell 117
Hodgkin lymphoma 156
horseradish peroxidase(HRP) 63,65
HPV 3,74
HTLV 82
human herpes virus 8(HHV-8) 154
human immunodeficiency virus(HIV) 82,84
human milk fat globulin-2 113
human papilloma virus(HPV) 82,99
human T cell leukemia virus(HTLV) 82,84
hyaline cartilage 19
hyaline globule 139

hydatidiform mole 163
hyperplasia 42

[I]
ill-defined cell borders 103
immediate effects 44
immunohistochemistry 59
imprint of tissue sample 54
in situ hybridization (ISH) 84
India ink 106
Indian-file 133
infectious mononucleosis 84
inflammatory type 150
insulinoma 125
intermediate cell 25
intermediate filaments 11
intermediate junction 12
intermediate muscle fiber 21
interphase 13
interpretation/result 71,73
interstitial cell of Leidig 38
interstitial pneumonia 94
intestinal type 121
intima 15
intraductal papilloma 111
islet cell tumor 125
Ito cell 34
IUD 54,91

[J]
JCV 82,83
junctional apparatus 12
juxtaglomerular apparatus 36

[K]
karyopyknotic index (KPI) 29
keratin 66,159
keratinizing type 104
Klebsiella pneumoniae 85
koilocytosis 74,83,100
Krukenberg tumor 121

[L]
Langerhans cell 93
large cell neuroendocrine carcinoma (LCNEC) 130~132
LCA (leucocyte common antigen) 66
Legionella pneumophila 86
leiomyoma 150
leiomyosarcoma 141,150
Leptothrix 85
Leu-7 131,132
leucocyte 20
leukoplakia 107
ligase chain reaction (LCR) 87
lipoma 148
liposarcoma 141,149

Liquid Based Cytology (LBC) 3,54
lobular carcinoma 123
lobular endocervical glandular hyperplasia (LEGH) 116
loose connective tissue 17
loss of heterozygosity (LOH) 126
low grade squamous intraepithelial lesion (low-SIL) 73,74
low-SIL (LSIL) 100,102
lymphocyte 20
lysosome 10

[M]
macrophage 20,30
malignant epithelial pearl 103
malignant fibrous histiocytoma (MFH) 141,147
malignant hemangiopericytoma 154
malignant lymphoma 159
malignant melanoma 141,156,157
malignant mesothelioma 161
Mallory body 95
mantle cell lymphoma 155
Masson-Fontana 62,129
maturation index (MI) 29
May-Grünwald-Giemsa 52,60
measles virus 82,84
medullary carcinoma 123,128,135
medulloblastoma 157,159
Meissner's submucosal plexus 23
meningioma 158,159
mesangial cell 35
mesenchyme 17,141
mesoderm 15,17
mesonephric remnant 111
mesonephroma 119
mesothelium 15
metaplasia 42
metastatic endometrial carcinoma 120
metastatic ovarian tumors 121
methicillin-resistant *Staphylococcus aureus* (MRSA) 85
Methylgreen pyronin 60
MIB-1 index 160
microfilaments 10
microglandular hyperplasia 111
microinvasive adenocarcinoma 115
microtubules 10
mild dysplasia 100,102
mitochondria 8
mitotic phase 13,14
mixed carcinoma 120
mixed small cell/large cell carcinoma 130
moderate dysplasia 100,102
moderately differentiated (type) 116,136
moderately differentiated adenocarcinoma 112
moesin 113
molding 132

monocyte 20
morula 28
Mucicarmin 61
mucin 33
mucinous adenocarcinoma 116, 120
mucinous carcinoma 122
mucinous tumors 121
Mucor racemosus 88
Mycobacterium Tuberculosis direct test (MTD) 87
Mycobacterium tuberculosis 86
mycosis 87
MyoD1 152
myofibroblast 148
myogenin 152
myoglobin 66, 143, 146, 152
myosin 152
myxoid type 150

[N]
navicular cell 28
nebular inclusion body 85
necrosis 41, 46
negative for intraepithelial lesion or malignancy 71
negative for squamous intraepithelial lesion 73
Neisseria gonorrhoeae 86
Neisseria meningitides 87
nephroblastoma 139
nephrogenic adenoma 108
nephron 35
nesting pattern 133
neural crest cell 140
neuroblastoma 139, 140
neuroendocrine cell carcinoma 129
neuroendocrine large cell carcinoma 129
neuroepithelial tumors 157
neurofibroma 158
neurofilament protein (NFP) 159
Neuron specific enolase 143
neuron 22
neuron specific enolase (NSE) 66, 129, 132, 140, 146
neutrophil 20
nevus 157
NK cell 20
Nocardia asteroides 86
non-cleaved cell 156
non-neoplastic findings 71, 73
non-small cell type 137
nonkeratinizing type 104
not otherwise specified (NOS) 73
nuclear membrane 11
nucleic acid sequence-based amplification (NASBA) 84
nucleolus 11
nucleoplasm 11
nucleus 11
null cell 20

[O]
oat cell carcinoma 130, 135
OG-6 60
Oil red O 61
oligodendrocyte 22
oligodendroglioma 157, 159
oocyst 91
open type 129
organoid nesting 131
organoid structure 140
osteoblastoma 144
osteochondroma 144
osteoma 144
osteosarcoma 141, 145
owl-eye 83

[P]
p 53 66, 110
pair cell 133
palisading 131, 133
Paneth 33
Papanicolaou 60, 69, 77
papillary adenocarcinoma 124
papillary carcinoma 127, 128
papillary squamous cell carcinoma 105
papillotubular carcinoma 113, 122
Pappenheim 52
parabasal cell 25
Paracoccidioid brasiliensis 89
parafollicular cell 128
Paragonimus westermani 91
parathyroid gland 37
parathyroid hormone (PTH) 97
PAS 114
PAX3-FKHR 152
pelvic inflammatory disease (PID) 86
pericyte 153
perinuclear halo 43
periodic acid-Schiff (PAS) 61, 110, 113
peripheral nervous system 23
peroxidase-antiperoxidase (PAP) 63
persistent effects 44
PGR (progesterone receptor) 66
pheochromocytoma 97
phosphate buffered saline (PBS) 65
Phosphotungstic acid hematoxylin (PTAH) 63
physaliforous cell 145
pineal body 37
pituitary adenoma 96, 159
pituitary body 37
plasma cell 20
platelet 20
pleomorphic type 137
pleura 29
pleuropulmonary blastoma 140
PNET 66, 143, 145, 160
Pneumocystis carinii 89

Pneumocystis jirovecii 89
podocyte   35
polymerase chain reaction (PCR)   84, 87
polyoma virus   82
poorly differentiated (type)   112, 116, 136
poorly differentiated adenocarcinoma   125
portio vaginalis   23
post-partum cell   28
post radiation dysplasia (PRD)   45
primary bone   19
primitive neuroectodermal tumor (PNET)   146, 160
primitive trophoblast   28
prolactin   96
prostatatic acid phosphatase   113
prostate-specific antigen (PSA)   113
prostate adenocarcinoma   126
proximal tubule   35
peroxysome   10
PSA (prostatic specific antigen)   66
psammoma body   119, 121
pseudoerosion   25
pseudokoilocytosis   102
Pseudomonas aeruginosa   85
pseudostratified columnar epithelium   17
PTH   38
pulmonary alveolar proteinosis (PAP)   95
pulmonary blastoma   139

[R]
rabdoid   137
Ragocyte   93
Reactive cellular changes   73
reactive cellular changes   71
recurrence of cancer   45
red blood cell   20
red muscle fiber   21
Reed-Sternberg (cell)   156
regenerated epithelium   42
regeneration   41
renal cell carcinoma   126
repair   41
repair cell   42
reserve cell   25, 42
reticular cell   18
reticular fiber   17
reticular tissue   18
reticuloendothelial system   18
reticurate body   85
retrovirus   84
rhabdoid cell   161
rhabdomyoma   151
rhabdomyosarcoma   141, 151
rheumatoid arthritis (RA)   93
rheumatoid lung   94
ribosome   9
RNA   11, 60
rosette-like   131

rosette formation   133
rough endoplasmic reticulum (rER)   9

[S]
S-100 (protein)   66, 143
salivary duct carcinoma   123, 124
sarcoidosis   93
satisfactory for evaluation   70
schwann cell   23
Schwannoma   157, 159
scirrhous carcinoma   122
secondary bone   19
secretory columnar cell (cells)   25, 109
seminoma   139
serotonin   132
serous adenocarcinoma   119
serous tumors   120
Sertoli cell   38
severe dysplasia   102
sex chromatin   11
signetring cell carcinoma   124
simian virus (SV40)   83, 84
simple columnar epithelium   16
simple cuboidal epithelium   16
simple squamous epithelium   15
single cells   138
Sjögren   94
skeletal muscle   21
small cell carcinoma   129, 130, 132, 135
small perinuclear halo   103
small round cell tumor   139
smear index   29
smooth endoplasmic reticulum (sER)   9
smooth muscle   20, 21
smooth muscle actin   160
smooth muscle myosin   151
smooth muscle type stromal tumor   160
smudged chromatin   103
snake cell   103
solid-tubular carcinoma   122
solid mass   138
Southern blot hybridization   84
special type   105
specimen adequacy   70
spider cell   43
spindle cell carcinoma   126
spindle cell type   137
sporozoite   91
squamo-columnar junction (SCJ)   23, 53
squamoid corpuscle   140
squamous cell carcinoma   99
squamous intraepithelial lesion (SIL)   74, 102
squamous metaplasia   43, 99
staghorn appearance   154
Staphylococcus aureus   85
starry sky   156
stem cell   20

storiform/pleomorphic type 150
stratified columnar epithelium 17
stratified cuboidal epithelium 16
stratified squamous epithelium 16
Streptococcus pneumoniae 85
striated muscle 20
subacute thyroiditis 97
Sudan III 61
superficial cell 25
surface epithelialstromal tumors 120
surfactant 29
sympathogonia 140
synaptophysin 132,143
syncytial-like 103
syncytiotrophoblast 28,139,163
synthetic phase 14
systemic lupus erythematosus(SLE) 93,94

[T]
T cell 20
T cell lymphoma 156
tadpole-like cell 103
teratoma 139,158
The Bethesda System(TBS) 70～73,102
thrombocyte 20
thyroid gland 37
thyroid transcription factor-1(TTF-1) 113,114
thyroidstimulating hormone(TSH) 96
tight junction 12
trabecular 131
trabecular growth pattern 133
transitional epithelium 17
Trichomonas vaginalis 90
Trichosporon cutaneum 89
trophoblast 28,164
tubular adenocarcinoma 124
tumorlet 129
tunnel cluster 111
two-cell pattern 138
typical carcinoid(TC) 133

[U]
umbrella cell 36
undifferentiated 136
unit membrane 7

unsatisfactory for evaluation 70,73
urinary pole 35
urinary tract epithelium 17
uriniforous tubule 35
urothelial carcinoma 108,109

[V]
vaginal aspiration smear 53
varicella-zoster virus 84
vascular endothelial growth factor receptor-3
　(VEGFR-3) 153
vascular pole 35
vasoactive intestinal polypeptide(VIP) 126
VEGFR-3 154
verrucous carcinoma 105
vessel permeation 104
villin 113
villoglandular papillary adenocarcinoma 116
villous cell 28
vimentin 66,143,146,152,159,161
VIPoma 125
VMA 140
von Hippel-Lindau(VHL) 126

[W]
Weibel-Palade body 153
well differentiated (type) 116,136
well differentiated adenocarcinoma 112
well differentiated fetal adenocarcinoma 140
white blood cell 20
white muscle fiber 21
Wilms tumor 138,140

[X]
xanthogranuloma 149
xanthoma 149

[Y]
yolk sac tumor 139

[Z]
Ziehl-Neelsen 62
Zollinger-Ellison 125
zonula adherens 12
zonula occludens 12

執筆者一覧

東　　恭悟
　　札幌医科大学附属病院病理部
安孫子光春
　　北海道対がん協会細胞診センター
石津　明洋
　　北海道大学大学院保健科学研究院教授
石丸　靖二
　　熊本大学医学部保健学科教授
井上　勝一
　　別　記
岩渕　三哉
　　新潟大学医学部保健学科教授
牛木　辰男
　　新潟大学大学院医歯学総合研究科教授
方山　揚誠
　　八戸市立市民病院臨床検査科
櫻木　範明
　　北海道大学大学院医学研究科教授
佐藤　達資
　　弘前大学大学院保健学研究科教授
清水　幹雄
　　北海道大学病院病理部
田川　　泰
　　長崎大学医学部保健学科教授
外丸　詩野
　　北海道大学大学院医学研究科講師
中村　厚志
　　市立札幌病院検査部
中村仁志夫
　　別　記
西谷　　巖
　　岩手医科大学名誉教授
藤田　博正
　　北海道対がん協会細胞診センター
宝来　　威
　　癌研究会有明病院呼吸器センター
増田　高行
　　東北大学医学部名誉教授
松本　一仁
　　国立病院機構弘前病院研究検査科
丸川　活司
　　北海道大学病院病理部
丸山　英俊
　　三沢市立病院婦人科
鷲谷　清忠
　　弘前大学大学院保健学研究科助教
渡邊　　信
　　神戸大学医学部名誉教授

中村　仁志夫（なかむら　にしお）
　　1943年苫小牧市に生まれる
　　北海道大学医学部医学科卒業
　　元北海道大学医学部保健学科教授
　　北海道大学名誉教授　医学博士

井上　勝一（いのうえ　しょういち）
　　1942年名古屋市に生まれる
　　北海道大学医学部医学科卒業
　　元北海道大学大学院地球環境科学研究科助教授　医学博士
　　細胞診指導医，FIAC（Fellow of International Academy of Cytology）

細胞診断学
2009年10月25日　第1刷発行

　　編著者　　中村仁志夫
　　　　　　　井上　勝一

　　発行者　　吉田　克己

発行所　北海道大学出版会
札幌市北区北9条西8丁目 北海道大学構内（〒060-0809）
Tel. 011(747)2308・Fax. 011(736)8605

アイワード　　　　　　　　　　　Ⓒ 2009　中村仁志夫・井上勝一

ISBN978-4-8329-8188-1

細胞診の手引	井上勝一 編著 中村仁志夫	B5・264頁 価格7500円
環境生理学	本間研一 編著 彼末一之	B5・456頁 価格9000円
輸血学 ―理論と展望―	池田久實 監修 霜山龍志 編	B5・296頁 価格12000円
積雪寒冷地における 高齢者の生活と運動	須田　力 森谷　潔 著 中川　功哉	A5・134頁 価格3800円
雪国の生活と身体活動	須田　力 編著	A5・204頁 価格4500円
壊血病とビタミンCの歴史 ―「権威主義」と「思いこみ」の科学史―	K.J.カーペンター 著 北村　二朗 川上　倫子 訳	四六・396頁 価格2800円
21世紀・新しい「いのち」像 ―現代科学・技術とのかかわり―	馬渡峻輔 編著 木村　純	四六・292頁 価格1800円
指で聴く ―医工学への招待―	吉本千禎 著	B6・230頁 価格1200円
増補版 エキノコックス ―その正体と対策―	山下次郎 著 神谷正男 増補	四六・292頁 価格2800円

―――――北海道大学出版会―――――　　価格は税別